汉竹编著 • 健康爱家系列

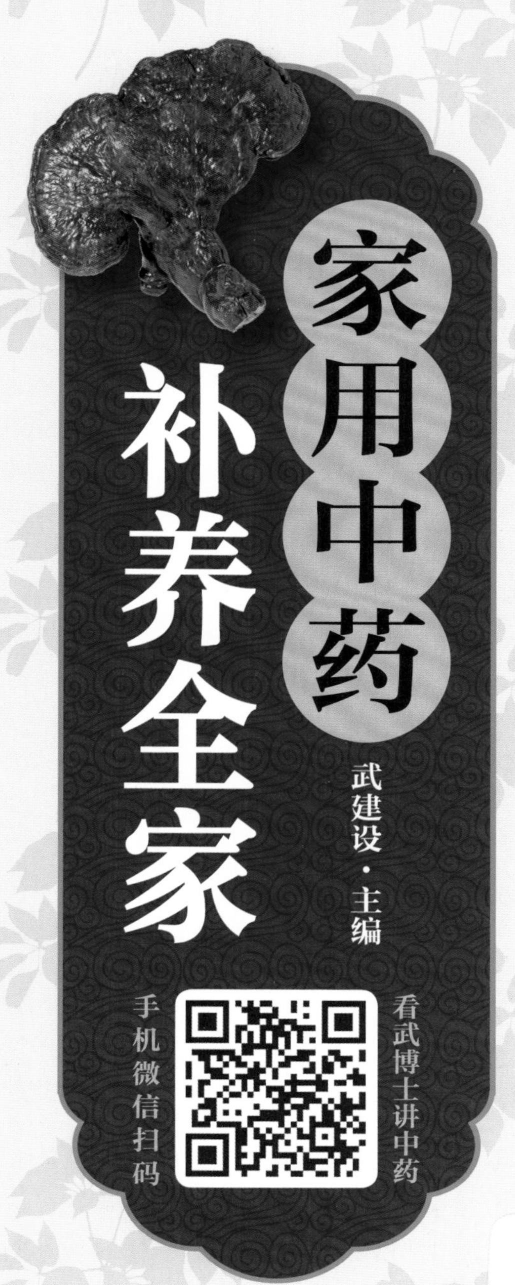

汉竹图书微博
http://weibo.com/hanzhutushu

江苏凤凰科学技术出版社
全国百佳图书出版单位
· 南京 ·

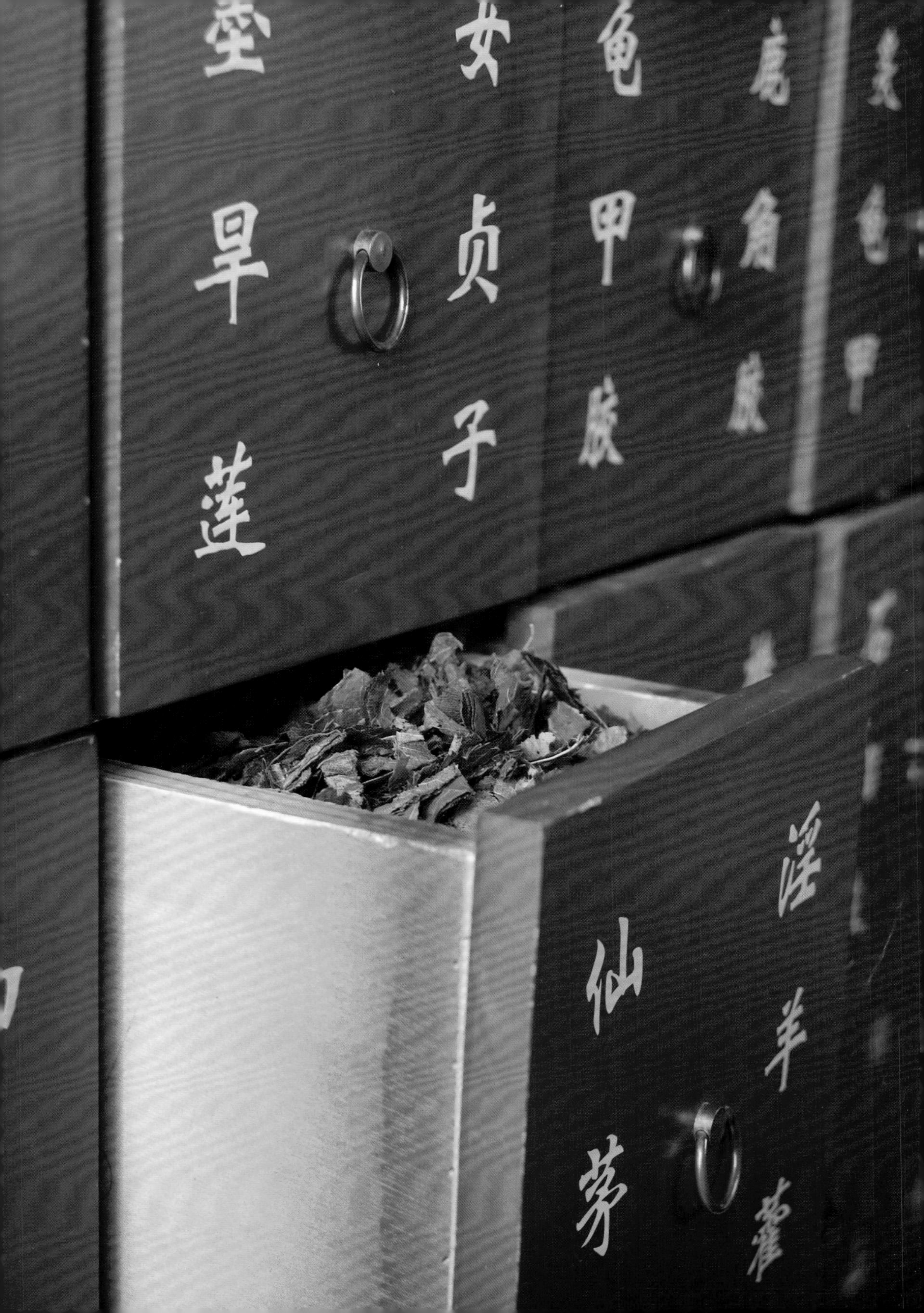
女贞子
旱莲
鹿角胶
龟甲胶
淫羊藿
仙茅

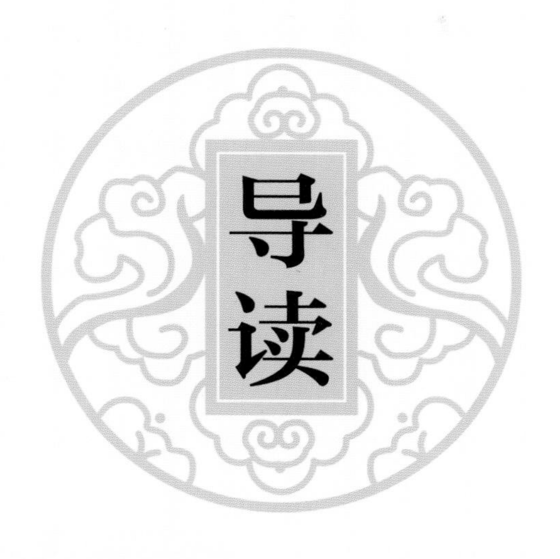

导读

金银花除了泡茶还能怎么用？

什么样的黄芪品质比较好？

哪些体质的人不适合喝板蓝根？

……

我们的生活或多或少都离不开中药材，中药材不仅可以减轻我们身体的病痛，还能帮助我们增强体质，使我们远离疾病的侵扰。所以，平时多了解学习一些中药知识很有益处。

中药是我国中医学不可分割的一部分，在中医理论指导下，可用于防治疾病，养生保健。中医诊断出患者的病症后，根据中药的功效开出治病的良方，因此了解中药就成为使用中药的前提。

本书精选家庭常用的140味中药，按照中药功效进行了分类，并对每味中药的功效、选购、宜忌、用法等做了详细全面的解析，并配有高清实物成品图，让你能轻松识别每味中药。书中还介绍了25种常见疾病的辨证用药，分证型选中药，通过调理身体而达到扶正祛邪、恢复健康的目的。

注：本书所列中药材并非所有皆为补药，例如祛湿药、通便药，甚至有些药材含有小毒，但因其使用效果较好，运用较为广泛，所以列入本书中供大家学习了解。

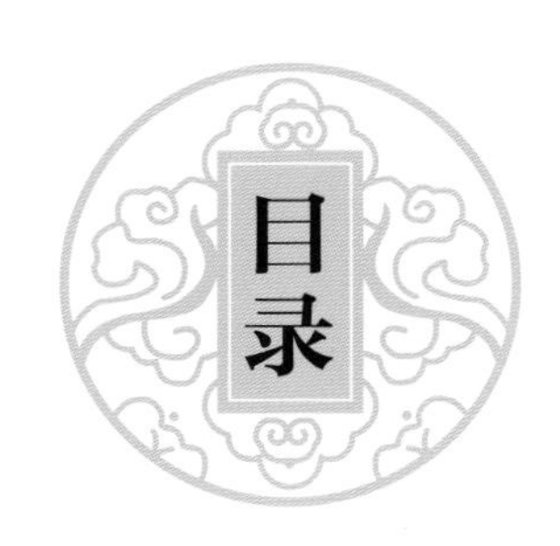

目录

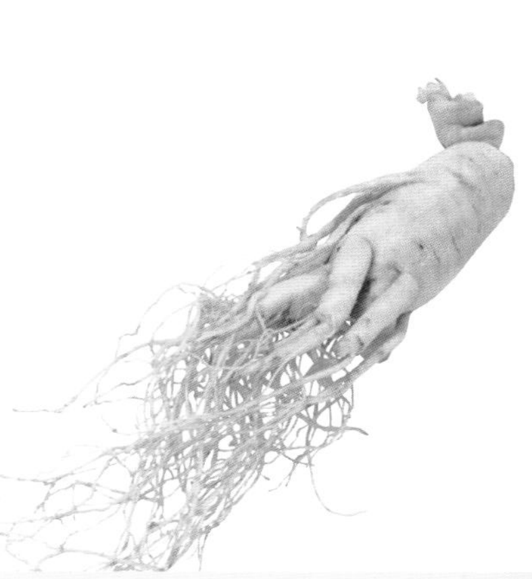

第三章

中药调和脏腑保健康

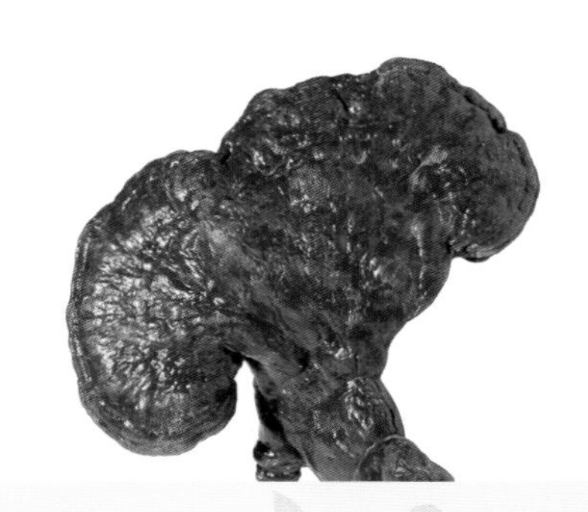

第四章

中药解表清热，防治感冒少生病

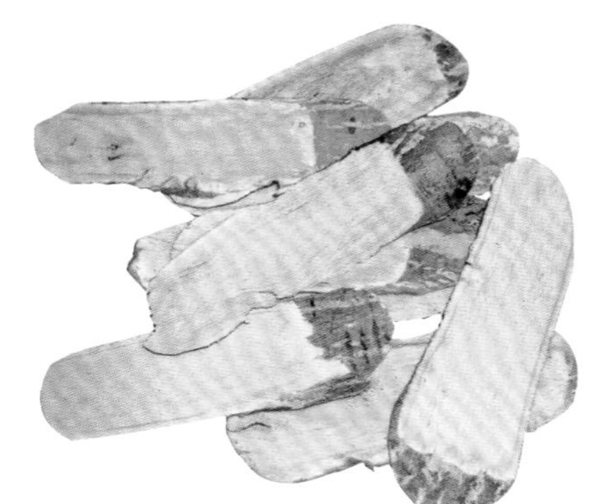

第五章

中药祛湿排毒化瘀血，美容瘦身

第六章

中药防治常见病效果好

附录

常见中药功效速查表

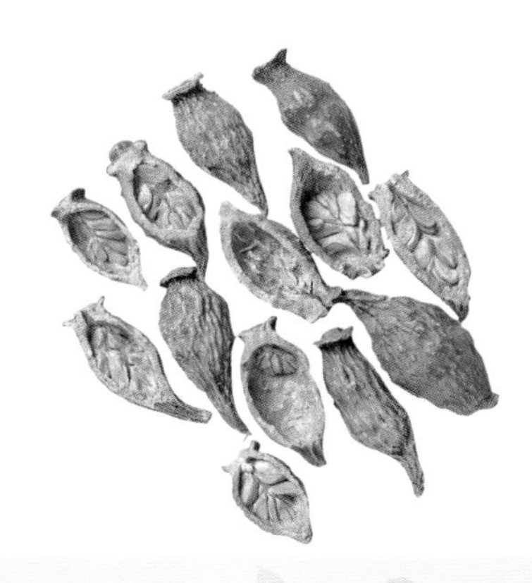

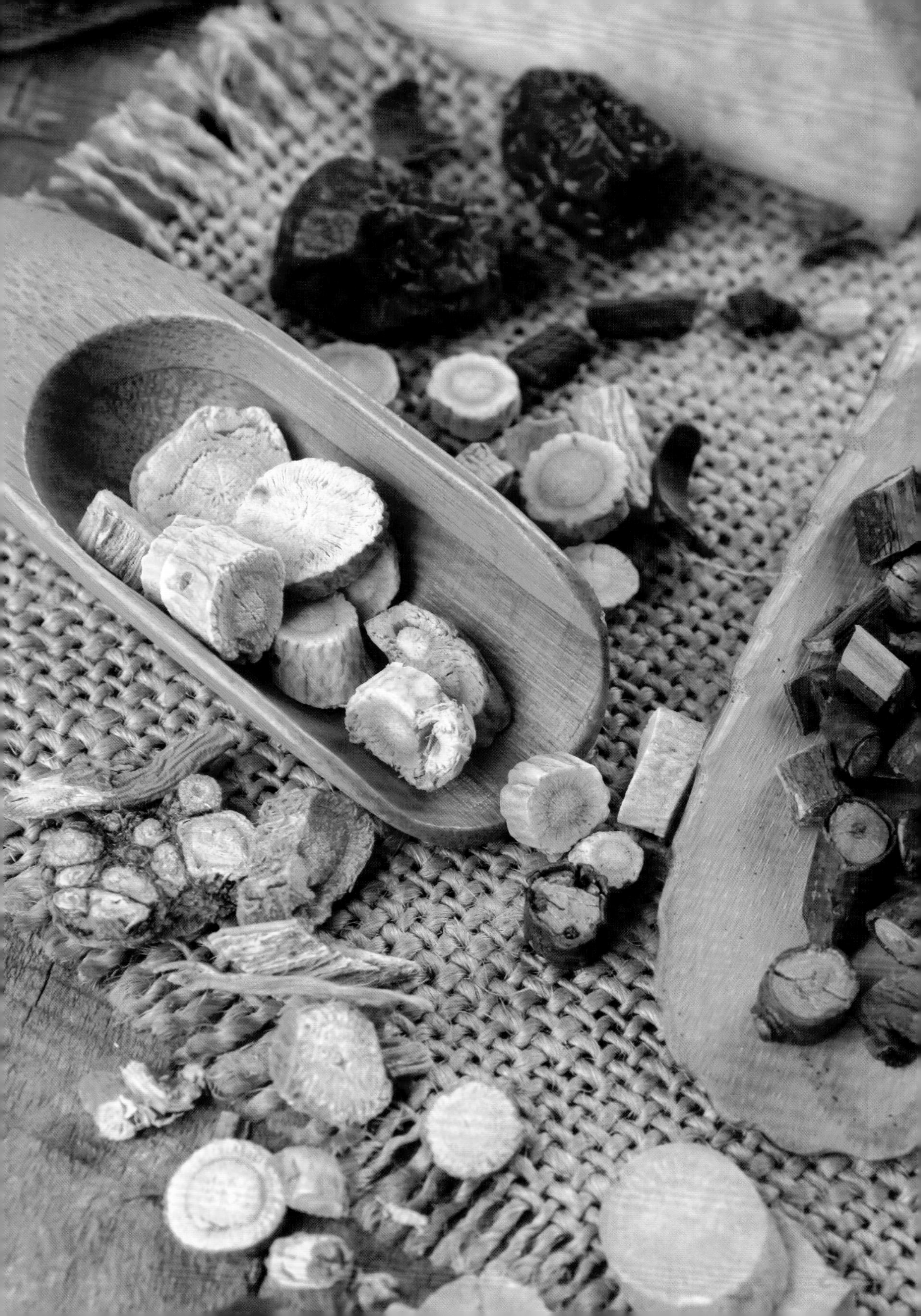

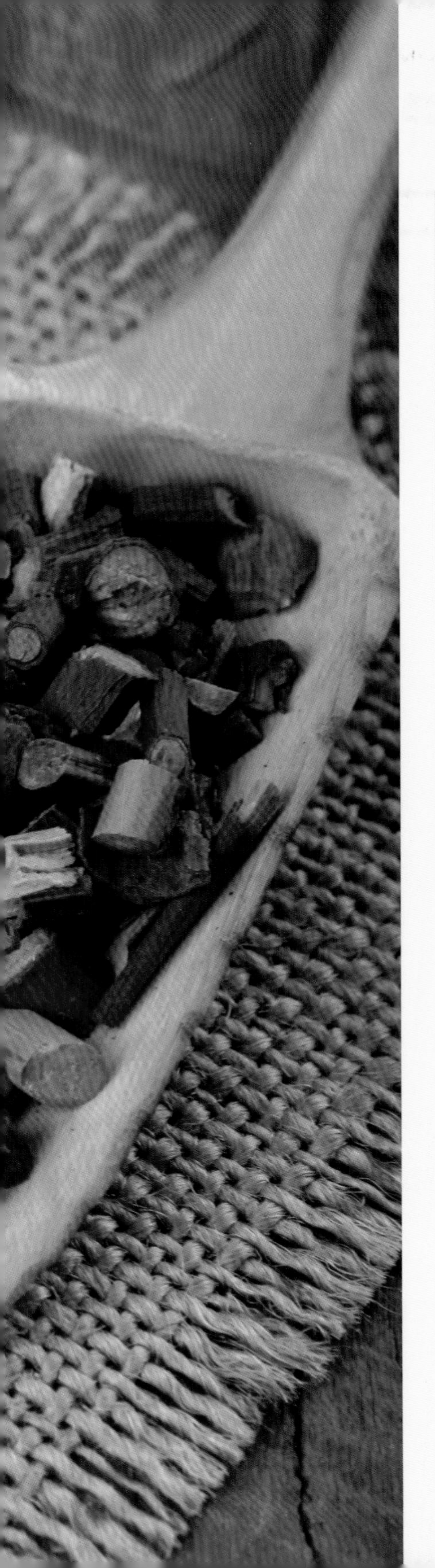

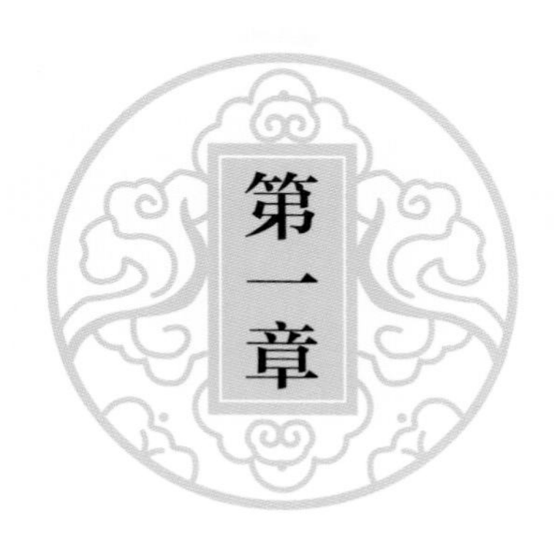

第一章

中药养生，先要了解这些

中药养生是中医养生的一种，指通过进补中药或药膳来达到祛除病痛、恢复健康、增强体质、预防疾病、颐养生命的一种医事活动。中药养生重在了解和学会如何使用中药，所以本章讲述了有关中药的一些基本知识，让你在认识每味中药之前了解更多的中药养生知识。

学会中药养生，延年益寿保健康

中药养生有其独特的规律，主要是以中医学的基本特点——整体观念为指导思想，通过辨证来达到调和气血、平衡阴阳、补益脏腑、增进健康之目的。只有先了解中药的药性，再进一步了解中药养生的相关知识，才能更好地应用中药。

中药可以治病

中医认为，疾病的发展过程都是由于致病因素作用于人体，引起机体阴阳偏盛偏衰，脏腑经络机能失常的结果。中药的治病原理在于中药材为天地所生，含天地之气，故能调节人体阴阳，补人五脏偏衰之气，泻五脏偏盛之气，以平衡五脏阴阳虚实，使其达到“阴平阳秘，精神乃治”的目的。

中医认为，人和万物都是得天地之气而生，但人得天地之全性，而草木得天地之偏性，人得病就是人体气机出现了偏盛偏衰的情形，所以要借药物之偏性来调整人体的盛衰。

中草药是中医预防治疗疾病所使用的独特药物，中医用药是根据草根、树皮、昆虫、土石的形、色、气、味来划分其阴阳五行归属的。比如，根茎的药可以钻土地，所以有通里的作用，如白芍；树枝、树梢则有生发之性，如桂枝；树皮有包裹、收敛的特性，如肉桂；果核也有收敛的特性，且其收敛性质大于皮类；花儿有宣散郁结的作用，如月季花、玫瑰花；果实生在高处却最终要下落，所以有使气下行的作用。

药膳养生功效大

许多食材即药材，它们之间并无绝对的分界线，比如山药、大枣等。药物是祛病救疾的，见效快，重在治病；药膳多用以养身防病，见效慢，重在养与防。中医以辨证论治理论为指导，将中药与食物搭配，或制作成简单的药茶，或加入调味料，制成色、香、味、形俱佳的药膳食疗，因其膳中有药，故兼具营养保健、防病治病的多重功效。

古代医学家将中药的“四性”“五味”理论运用到食物之中，认为每种食物也具有“四性”“五味”，因而药膳应用也讲究“因证施膳”“因人用膳”“顺应天时”“因地制宜”。此外，饮食有节是中医养生保健的一个重要原则，药膳食疗更应适量和节制，不可贪多或急于求成，少量长期食用，才是药膳调理的优势所在。

药材和食物的搭配也有讲究，搭配得好有助于药效的发挥，搭配得不好则会减弱药效，甚至引起中毒反应。比如川贝母和雪梨，前者祛痰止咳，后者润肺祛燥，两者搭配食用，功效相加，相互助益，是止咳化痰的良方。

了解中药才能用对中药

药物之所以能够针对病情，扶正祛邪，消除病因，恢复脏腑正常生理功能，纠正阴阳气血偏盛偏衰的病理现象，是因为药物本身各自具有若干特性和作用，只有真正了解了这些特性、作用，才能达到治病救人、养生强健的目的。

中药的“四性”“五味”

中药“四性”指的是什么？

“四性”又称四气，即寒、热、温、凉四种不同的药性。“四性”是从药物对机体作用所发生的反应中概括出来的，是与疾病的属性、寒证或热证相对而言，由药物本身的功能来决定的。

中国最早的药学专著《神农本草经》中指出“药有寒热温凉四性”“疗寒以热药，疗热以寒药”，指出了以病症寒热作为用药依据的基本治疗原则。中药中的寒凉与温热是绝对不同的两类药性，而寒与凉、温与热只是程度上的差异，寒性较小的即为凉性，热性较小的即为温性。其实，除了寒、热、温、凉四性之外，还有平性，即寒热之性不很明显，作用比较平和，既可用于热证，又可用于寒证。

治热证的药物性属寒凉，治寒证的药物性属温热。温热性的药物能升提阳气，增强人体机能活力，具有温里散寒、助阳益火、活血通络、行气解郁、芳香开窍等作用；寒凉性药物能减弱人体的机能活动，或降低人体病理性的机能亢进，具有疏散风热、清热泻火、凉血解毒、平肝潜阳等作用。

中药“五味”指的是什么？

中药的“五味”，是指其具有辛、酸、甘、苦、咸五种味道。中药的“五味”有两种意义，一是指药物本身的滋味，二是指药物的作用范围。实际上，中药的味道不止五种，有些中药还具有淡味和涩味，但“五味”是中药最基本的五种味道。所谓“五味入五脏”，即酸入肝，甘入脾，苦入心，辛入肺，咸入肾。

辛味药。“能散能行”是指其具有发散、行气、行血的作用，用于治疗外感表证、气血瘀滞等疾病。所谓“辛散”，指辛味药（如麻黄）具有发散表邪的作用，可用于治疗外感性疾病；“辛行”是指辛味药（如木香、川芎等）具有行气、行血的作用，用于治疗气滞血瘀型疾病。

酸味药。“能收能涩”是指其有收敛、固涩作用，可治疗虚汗、久泻、尿频及血证。另外，酸味药有生津、开胃、消食的作用，可用于食积、胃阴不足等。

甘味药。“能补能和能缓”是指其具有补益、和中、缓急等作用，用于治疗虚证、脾胃不和、拘急疼痛等。所谓“能补”，是指甘味药多具有补益作用，主要用于体质虚弱的疾病；所谓“能和”，是指甘味药具有调和脾胃及调和药性等作用；所谓“能缓”，是指甘味药具有缓和内脏及四肢拘急疼痛，缓和药性的作用。

苦味药。“能泻能燥能坚”是指其具有泻下、燥湿和坚阴等作用。所谓“能泻”，是指苦味药具有通泻、降泄、倾泻的作用，主要用于热结便秘、气逆咳喘、热盛心烦等疾病；所谓“能燥”，是指苦味药具有燥湿的作用，主要用于寒湿或湿热性疾病；所谓“能坚”，是指苦味药能泻火坚阴，即通过泻火而达到存阴的目的。另外，轻度的苦味还具有开胃作用。

咸味药。“能下能软”是指其具有润下和软坚散结的作用。所谓“能下”，是指咸味药有润下通便的作用，可以用于大便干结；所谓“能软”，是指咸味药有软坚散结的作用，用于治疗瘰核（指皮下肿起如核的结块）等疾病。

中药配伍宜忌有讲究

中药的配伍，是指将两种或两种以上的药物进行配合使用，使中药之间相互作用，或提高药效，或减少、消除毒副作用，以保证用药的安全。有些中药的配伍具有相互抵消甚至对抗的作用，会使中药的毒副作用增强，要尽量避免使用这些相反配伍。中药的相反配伍，主要包括中药学特别提出的“十八反”和“十九畏”。

配伍禁忌

中药“十八反”。有的中药共用会产生毒副作用，对人体造成损害，所以不能相互配伍应用。金代医家张子和《儒门事亲》将这些不宜配伍的中药编成了“十八反”歌诀：

本草明言十八反，半蒌贝蔹及攻乌，
藻戟遂芫俱战草，诸参辛芍叛藜芦。

歌诀的意思是：半夏、瓜蒌、贝母、白蔹、白及等中药反乌头；海藻、大戟、甘遂、芫花等中药反甘草；人参、丹参、玄参、沙参、细辛、芍药等中药反藜芦。

中药“十九畏”。“十九畏”是指某两种中药共用会产生毒副作用，“十九畏”最早见于明朝刘纯的《医经小学》，列述了九组十九味相反药。

“十九畏”歌诀为：

硫黄原是火中精，朴硝一见便相争；
水银莫与砒霜见，狼毒最怕密陀僧；
巴豆性烈最为上，偏与牵牛不顺情；
丁香莫与郁金见，牙硝难合京三棱；
川乌草乌不顺犀，人参最怕五灵脂；
官桂善能调冷气，若逢石脂便相欺；
大凡修合看顺逆，炮爁炙煿莫相依。

歌诀的意思是：硫黄和朴硝，水银和砒霜，狼毒和密陀僧，巴豆和牵牛，丁香和郁金，牙硝和三棱，川乌、草乌和犀角，人参和五灵脂，官桂和石脂，均不宜相互配伍应用，使用过程要特别注意。

中药的选购与保存

中药的选购

讲究地道药材。中药饮片来源于中药材，而中药材生长在大自然中，各地气候变化和土壤情况有差别，这就造成不同地方的中药材品质不同，药材有效成分和含量不同，药用价值就有很大不同。

最好选择没有杂质或异物的，或者是少带杂质的。含杂质多的药物有可能掺假，人为地掺入杂质，会影响药效，严重者非但不能治病，还可能产生副作用。

不要有霉变或者腐烂的中药。因为中药一旦发生霉变或者腐烂，就会严重影响其质量，甚至还会产生一些毒副作用，所以要多加注意。

炮制过的和不炮制的中药截然不同。炮制的目的是降低或消除毒性、改变药性、增强疗效等。未炮制的中药服用后有可能会产生某些副作用，如恶心、呕吐、腹泻等。

要选择有信誉的经营单位调剂处方。有信誉的单位会从正规渠道进货，有质量管理部门审核供货方的资质，药师验收，比较安全。

避免浪费。建议可以分少量多次购买，避免一次买太多用不完，储存不当影响药效，造成浪费。

中药的储存

通风。将药材放在通风良好的地方，根据气候状况调节室内的温度和湿度。

防潮。药材容易受潮，在储存的时候，可以用生石灰块、无水氯化钙等吸潮剂防潮。

密封。药材密封保存能有效隔绝外界的温度、湿度、光线等，防止受潮、发霉、虫蛀等。但是，药材在密封前，一定要确定药材本身没有受潮和虫蛀现象。

冷藏。有些药材易生虫、变色，但又不能日晒、烘焙，冷藏储存比较合适。

不同体质、不同季节、不同人群使用中药各不同

中医用药讲究因人而异、对证施治、顺应天时，所以不同体质、不同年龄、不同人群在不同的季节得病时所用的药也不是完全一致的。中医用药会根据患者的整体情况酌情加减，对症用药，快速有效解除患者的痛苦。

四季养生用药各不同

春季用药

春季和肝气相通。春天到来，万物复苏，肝气旺盛而生发。如果肝气生发太过或是肝气郁结，就容易损伤肝经，因此春季用药首先要考虑养肝。如果用药不当伤了肝气，就会降低人体适应夏季的能力；如果用药得当，能起到事半功倍的养肝效果。可见，春季用药以养护肝脏为重点。春季宜吃山药、大枣、枸杞子、菊花等养肝明目的中药。

夏季用药

夏季，万物繁茂，也是人体新陈代谢较旺盛的时期。夏季心气旺，人体通过调动心的气血运行来加强生长功能。所以，夏季是养心的最佳时期，此时调养、治疗心病的效果就比其他时候要好得多。然而，暑亦入心，夏季心神也易受扰，人容易出现心烦、失眠、汗多、烦躁等症状，要注意养心安神。否则，伤了心，秋季就易患呼吸系统方面的疾病。因此，夏季用药要以养心护心为重点。夏季宜吃乌梅、绿豆、莲子等清心火。

秋季用药

肺属金，与秋季相应，秋季肺当旺，所以应利用“肺当旺”的趋势养肺、调肺、治肺病。秋季，人们常感到口干舌燥，容易“上火”。这些燥象最先影响的就是肺，而肺又是一个很娇气的脏器，怕燥，一旦被燥邪所伤就易出现气逆、喘咳、口干鼻干、咳痰黏稠等病症。所以，秋季的用药原则是养肺生津，顺之则宜，逆之则忌。秋季宜吃沙参、麦冬、百合等以滋阴润肺。

冬季用药

冬季与肾气相通，养生应以养肾为主。冬季用药必须是养肾防寒助“火力”。人体能量和热量的总来源为肾，“火力”旺，反映肾脏功能强，生命力也强；反之，则生命力较弱。所以，冬季的用药宜忌，主要就是强肾为宜，伤肾为忌。冬季宜吃人参、阿胶、熟地黄等补肾气。

辨清体质，因人施养

使用中药很关键的一点是要“辨体施药”。根据中医理论，人的体质因遗传、饮食、生活环境、生活习惯等有所不同，在生理、病理、心理上会有不同的表现，如阴虚、阳虚、气虚、血虚或阴阳偏盛偏衰、气血两虚等。中药的属性分寒、凉、温、热，应根据药材的属性和功用选择中药。

气虚体质。容易疲劳，食欲缺乏，唇色少华，气短声怯（低弱），多汗懒言等。常用补气中药有人参、黄芪、山药、白术等。

阳虚体质。手脚冰凉，腹部、腰部、膝关节怕冷，不耐寒，喜欢吃热烫的食物，精神不振，睡眠较多，大便稀溏，小便清长。常用补阳中药有鹿茸、锁阳、肉苁蓉等。

阴虚体质。两颧、手脚心发热，皮肤干燥，眼睛干涩，面色发红，喜欢吃凉的食物，夜寐盗汗，大便经常干结，便秘，容易失眠。常用补阴中药有女贞子、银耳、枸杞子、百合、麦冬、石斛、龟甲、生地黄等。

血虚体质。头晕目眩，心慌，失眠多梦，劳累易头痛，手足麻木，冬季皮肤干燥瘙痒，指甲淡白变软、易裂，易便秘，面色淡白或萎黄，唇舌淡白，女性月经减少或延迟。常用补血中药有当归、白芍、阿胶、桂圆肉、桑葚、丹参等。

痰湿体质。面部皮肤多油脂，多汗且黏，面色暗黄，舌苔厚，痰多，身重困倦，易关节酸痛，肠胃不适，不适应潮湿的环境。常用的祛痰利湿中药有茯苓、薏苡仁、冬瓜皮、半夏、苍术、厚朴等。

湿热体质。面部和鼻尖总是油油的，易生痤疮、粉刺，常感到口干、口苦或有异味，身体一些部位易出现湿疹。常用的清热祛湿中药有黄芩、黄连、黄柏、龙胆草、车前子（草）等。

血瘀体质。皮肤粗糙、容易出现瘀青，脸色、口唇暗淡，眼眶暗黑，女子多有痛经或闭经症状。常用的活血化瘀中药有丹参、赤芍、桃仁、三七、益母草、红花等。

气郁体质。常感到情绪低沉，容易受惊吓，焦虑不安，胸胁胀满，叹气则舒，容易失眠、健忘。常用的疏肝理气中药有柴胡、郁金、香附、枳实、香橼、佛手、陈皮、玫瑰花等。

特禀体质。常见有遗传性疾病、胎传性疾病以及过敏体质等特殊情形，如容易对花粉过敏，容易患哮喘、荨麻疹、湿疹等。常用的益气固表抗过敏中药有黄芪、白术、乌梅、荆芥、防风等。

如何居家使用中药

在用药时，要根据病情慎重选择，而取得药方、煎药、服药都有一定的讲究和方法，一定要遵从医嘱，不要轻易以身试药。

中药到底有没有毒

正确认识中药毒性是安全用药的重要保证。有毒中药大多效强功捷，临床用之得当，可立起沉疴；用之失当，则可引起中毒。“是药三分毒”是指药物都具有寒、热、温、凉某种偏性，而不是说所有药物都含有毒性化学成分，服用后会对身体造成损害。中药的毒性认识可参考《神农本草经》“上、中、下”三品分类法，从以下三个方面加以阐释。

一是无毒中药。中药中的生姜、葱白、大枣、蜂蜜、龙眼、枸杞子、薏苡仁、黑芝麻、山药、桑葚等本身就是食物，不含有毒化学成分。一般情况下，这类中药即使经常服用也不会对身体产生毒副作用。

二是正常用法用量情况下一般不会产生毒副作用的中药。中药中绝大多数药物均属于此类，如党参、甘草、茯苓、金银花、板蓝根等。该类药物若药症相合，应用得当，一般不会对身体造成明显的不良影响。

三是含有较大毒性成分的中药。中医运用毒药治疗疾病由来已久，如附子、全蝎、蜈蚣、砒霜等，含有毒性化学成分甚至剧毒物质，使用必须慎重，要经过专业中医师配方并由专业中药师指导煎服方法。若应用不当则可能会导致患者中毒，甚至死亡。

如何掌握中药的用量

用药量称为剂量，一般是指每一味药的成人一日量；也指方剂中药与药之间的比较分量，即相对剂量。中药剂量的大小，一般与下列因素有关。

单复方。药物单味应用时，一般用量可较大；入复方应用，用量可略小。同一药在复方中做主药时，一般较之做辅药时为重。

剂型。多数药物做汤剂时，因需要水煎提取，故用量一般较之做丸剂、散剂时略重。

药材。药材质优者药力充足，用量无须过大；质次者药力不足，用量可大一些。从药材的质地来说，花叶类质轻的药，用量宜轻；金石、贝壳类质重的药用量宜重；鲜品一般用量也较大。从药物性味上讲，药性较弱、作用温和、药味较淡的药，用量可稍重；药性较强、作用强烈、药味较浓的药，用量则宜轻。无毒药材用量变化幅度可稍大；有毒药材应将剂量严格控制在安全范围内。

其他。患者年龄、性别、体质、病程、病势、自然环境等，皆会影响用药剂量。

掌握这些煎药方法，才能起效快

汤剂是中药最常用的剂型，所以煎药一般是指汤剂，也包括部分丸、散入煎者。汤剂的制作对煎具、用水、火候、煮法都有一定的要求。

煎药用具选砂锅

首选砂锅。砂锅性质稳定，不易与中药中的化学成分起反应，煎出汤剂质量可靠，加之砂锅传热性能好，受热均匀，价格低廉，是煎药用具的首选。

忌用铁锅、铝锅。虽然铁锅传热性能好，但化学性质不稳定，易氧化，如中药内的鞣质可与铁发生化学反应形成难溶的络合物，铁与有机酸发生化学反应产生盐，均影响中药的效果。此外，铁锅煎煮中药还会改变汤液颜色，如地榆、苏木等含酚羟基类化合物，与铁结合后会变成深紫色或黑绿色、紫黑色等。由铁锅煎出的中药有铁锈味，易使患者产生恶心、呕吐等不良反应。同样，用铝锅煎药，也可能会改变汤液颜色，影响药效。

煎药用水要清洁

古人常用泉水、井水、河水、露水、雨水、雪水煎煮中药，缘于其干净清洁。同一方剂的药量，在一定条件下，加水越多，浸出物含药量越高。一般平均每克药需加水 10 毫升左右，对于吸水性较强的中药，还可适当多加些水，反之可少加些水。总之，应根据药物性质，适当增减。

药物浸泡应重视

中药绝大部分为干品，有一定的体积和厚度，若煎煮前不予以浸泡，即以武火煎煮，会使药物表面蛋白凝固，淀粉糊化，影响有效成分的渗出。

煎药前浸泡，可使药物湿润变软，细胞膨胀或胀破，使其有效成分溶解到药材组织水分中，再扩散到浸泡和煎煮中药的水中。浸泡干药的时间，一般花、叶、根茎、种子、果实等宜浸泡 60 分钟左右，用凉水，不宜用温水或沸水，以防药物酶解。

一煎与二煎

中药含可溶性和难溶性成分，易煎出的成分有苷类、多糖类、挥发油等，这些成分在第一煎中出量较多，而难煎的苷元、树脂、树胶、脂肪油等，在第二煎中浸出较多，为使两煎的有效成分均匀一致，故常将一煎、二煎药液混合均匀，分 2~3 次服用。

煎药时间与温度

中药的煎煮时间不宜过长，温度不宜过高，故传统的煎药经验“武火急煎，文火缓煎”是有一定道理的。一般情况下，先用高温使药液煮沸，第一煎从煮沸开始计算时间，煎煮 20~30 分钟，均用文火使之微沸；第二煎时间一般在 15~20 分钟。解表药、理气药时间宜短，第一煎 10~15 分钟，第二煎 15~20 分钟；滋补药时间宜长，第一煎需 30~40 分钟，第二煎需 25~30 分钟。

先用武火再用文火

1. 先用急火煎煮，使锅内药汁温度急剧上升快煮，也就是武火。

2. 沸后再改慢火煎煮，使锅内药汁温度缓慢上升，也就是文火。这样既能防止药液溢出，又可减少水分蒸发，避免挥发成分的过多损耗和高温对有效成分的破坏。

3. 煎药过程应每隔 7~8 分钟搅拌 1 次，使煎出的药汁均匀一致，但不宜频频搅拌，以防挥发油耗损过多。

4. 过滤药液时，最好加压过滤，防止药渣中残留药液，可以提高煎出率。

质地坚硬的药物宜先煎

贝壳类、矿石类药物，如龟甲、鳖甲、代赭石、石决明、珍珠母、生牡蛎、生龙骨、磁石、生石膏等，因质地坚硬，难以煎出药味，应打碎先煎，煮沸后 10~20 分钟，再下其他药物，以使药物有效成分充分煎出。泥沙多的药物，如灶心土（伏龙肝）、糯稻根等，以及质轻量大的植物药，如芦根、白茅根、荔枝草、夏枯草、仙鹤草等，宜先煎取汁澄清，然后取其药汁代水煎其他药物。

易挥发的药物后下

气味芳香，借其挥发油取效的药物，如薄荷、砂仁、木香等，宜在一般药物即将煎好时放入，煎 5 分钟后即可，以防有效成分散失。有些中药有其特殊性，如生大黄所含蒽醌衍生物能刺激大肠，增加蠕动而促进排便，但久煎后有效成分大部分被破坏，泻下力大为减弱，应后下，煎煮 5 分钟即可。

包煎

某些对咽喉有不良刺激、易浮水面、易糊锅的药物，如旋覆花、蒲黄、车前子、苏子等，以及煎后药液混浊的药物，如赤石脂、滑石等，要用纱布袋包好，再放入锅内煎煮。

另炖或另煎

某些贵重药，为了尽量保存其有效成分，避免同煎时被其他药物所吸收，可将药物切成小薄片，放入加盖盅内，隔水炖 1~2 小时，或取锅加水另煎，取汁服用，如人参、冬虫夏草等。对于贵重而有效成分又难以煎出的药物，如犀角、鹿茸等，还可用磨汁或锉粉方法调服。

溶化（烊化）

胶性、黏性大而且容易溶解的药物，用时应另行加温溶化，再加入去渣的药汁趁热和匀，或微煮溶解后服用，以免同煎时在锅底煮焦，且黏附他药，而影响其有效成分的煎出，如阿胶、鹿角胶、龟甲胶、饴糖等。

冲服

散剂、丹剂、小丸、鲜汁，以及某些芳香或贵重药物，应放入碗内，然后将煎好的药汁冲入碗中，和匀后服，如沉香末、肉桂末、三七粉、紫雪丹、六神丸、生藕汁、生萝卜汁等。

服药的方法要得当

服药方法是否正确，与疗效密切相关，所以中药复方的服用方法，一定要遵从医嘱，或者按照一定的服药时间、服药方法来进行，并注意服药期间的饮食禁忌。

服药时间

一般情况	服药宜在饭前 1 小时左右
对胃肠有刺激的药物、病在胸膈以上所用的药物	宜在饭后服
滋补药	宜空腹服
治疟药物	宜在发作前 2 小时服
病在胸腹以下，如胃、肝、肾等脏疾患所用药	宜饭前服
安神药	宜睡前服
急病的药物	不拘时间
慢性病的药物	服丸、散、膏、酒者应定时服

服药方法

汤剂：一般宜温服。但解表药要偏热服，服后还须穿盖好衣被，或进热粥，以助汗出；寒证用热药宜热服，热证用寒药宜冷服。

丸剂：颗粒较小者，可直接用温开水送服；大蜜丸者，可以分成小粒吞服；若水丸质硬者，可用开水溶化后服。

散剂、粉剂：可用蜂蜜加以调和送服，或装入胶囊中吞服，避免直接吞服。

膏剂：宜用少量开水冲服，避免直接倒入口中吞咽，以免黏喉引起呕吐。

服药次数和剂量

服药次数：一般来讲，水煎方剂的剂量为每日 1 剂，分 2 次服用，早晚各服用 1 次，每次 180 毫升左右（儿童减半），饭后半个小时服用。

加水量的算法：加水量 =（每袋药容量 × 每日服几次 × 共煎几剂药）×1.2

例如：所煎药为 5 剂，每剂药 2 袋，每 180 毫升汤药的加水量 =（180×2×5）×1.2=2160 毫升。

使用药方时一定要遵医嘱

中国几千年的历史使得流传下来的各种药方、偏方不胜枚举，有些人会根据方子去抓药服用，殊不知并不是每个方子都适用于自己的病症及体质，所以选择方子使用时要慎重，若自己把握不好，一定要去找专业医师询问后再根据医嘱选用。

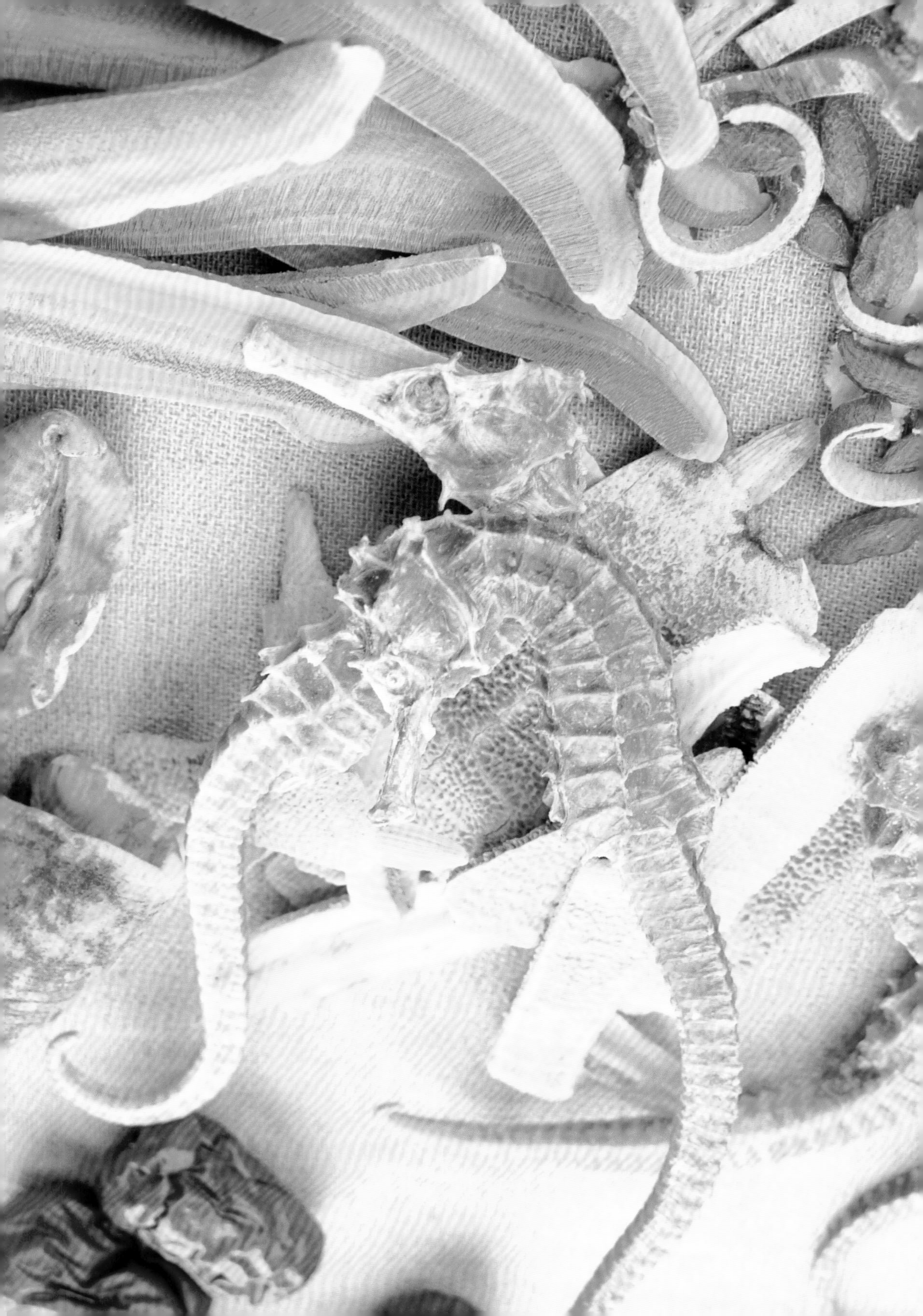

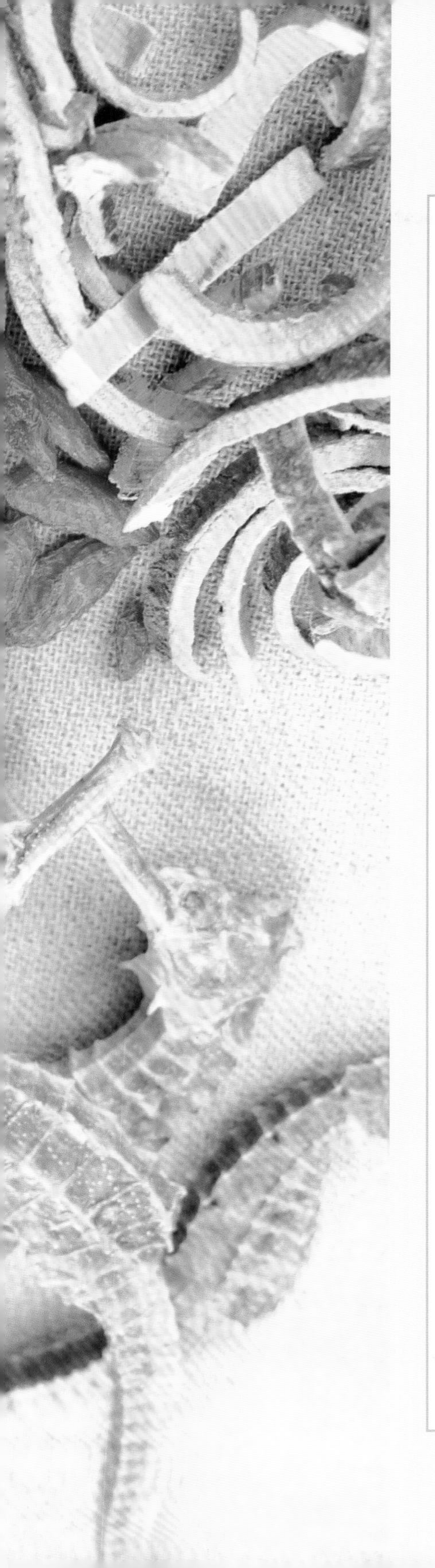

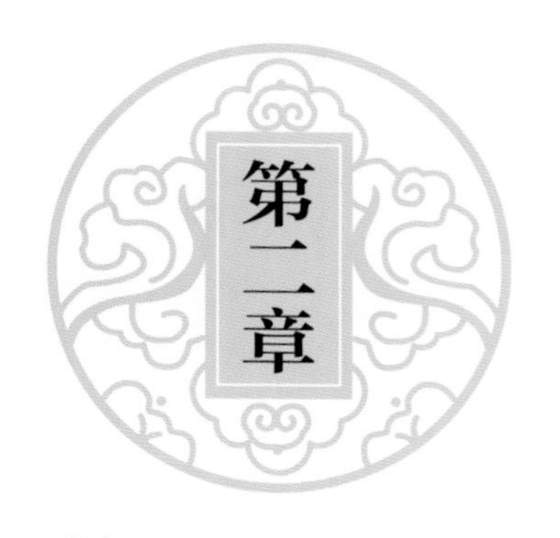

第二章

中药补气养血，抗衰老，气色好

气血为维护机体正常功能之物质基础，气可以推动血液运行，血可以运载气，气血相互滋生，气虚则血少、血少则气虚。久病伤气耗血，而致气血双亏。气血不足即中医学中的气虚和血虚，会导致脏腑功能的减退，引起早衰。治疗时要以补气养血的中药为主，比如人参、党参、黄芪、当归、何首乌、熟地黄等。

补气中药

人参 补气大王

人参别名鬼盖、土精，被列为东北“三宝”之首，是驰名中外、老幼皆知的名贵药材。主产于吉林、辽宁、黑龙江三省，以吉林抚松县所产的个头和质量最佳，称为吉林参。野生者名为“山参”，栽培者名为“园参”。《药性论》记载：人参补五脏六腑，保中守神。

养生功效

人参有大补元气、复脉固脱的作用，可治元气虚脱导致的四肢逆冷、大汗淋漓、脉微欲绝，人参还有补脾益肺的功效，可用于肺气虚衰导致的气短喘促，脾气虚衰导致的倦怠乏力、食少便溏等。人参含有各种皂苷、多种氨基酸、糖类和维生素等物质，对中枢神经、血糖、血压和血管的收缩和扩张都有调节作用，并可增强记忆力，消除疲劳，提高心肌收缩能力，提高免疫力。

使用宜忌

气虚体质者宜服。急性病或发热时不可服用。过敏者不可服用。高血压患者慎用人参。

人参作为补益药使用时，每次用量宜小，最好不要超过3克。

性味归经

性微温，味甘、微苦，归脾经、肺经、心经。

如何挑选

以身长、支粗大、浆足、纹细、芦头长、有圆芦及珍珠点，无霉变、虫蛀、折损者为佳。

含嚼

人参切片，每日3克，含口中至淡而无味时嚼食。可缓解疲劳。

泡酒

人参1支，灵芝30克，白酒750毫升。将2味药材浸泡在白酒中，7天后饮用，每次15毫升，每日1~2次。此酒有益智安神的作用。

水煎

胃下垂、子宫脱垂、脱肛：红参5克研粉，升麻10克，柴胡5克，葛根15克，用冷水浸泡30分钟后，加适量水煎煮30分钟，去渣取汁，拌入红参粉。分2次服，当日服完。

党参 补中益气

党参别名潞党参、防党参、上党参，是常用的补气中药。古时因人参出产稀少，价格昂贵，早在汉代就有很多人以党参取代人参服用，主产于山西、陕西、甘肃，以山西上党所产最为有名。《本草从新》记载：党参补中益气，和脾胃，除烦渴。

养生功效

党参可补脾肺之气，用于肺脾气虚引起的倦怠乏力、食少、大便溏稀、语声低微等症状；党参还能养血，对气血两虚所致的面色萎黄、短气懒言、头昏以及气津两伤导致的气短口渴有很好的疗效。党参含有多种氨基酸、皂苷等成分，可增强记忆力、助眠、提高机体耐受力和免疫力等。

使用宜忌

气虚、阳虚体质者宜服。有实证、热证者禁服。正虚邪实证者不宜单独服用。服用党参时忌饮茶。不宜与藜芦同用。

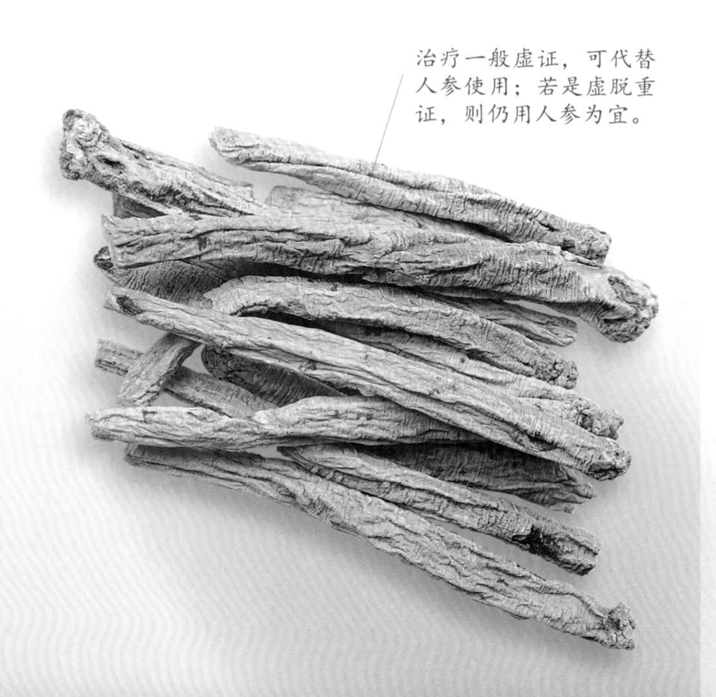

治疗一般虚证，可代替人参使用；若是虚脱重证，则仍用人参为宜。

性味归经

性平，味甘，归脾经、肺经。

如何挑选

以条大纹多、肉质坚实者为佳。根头集成球状，俗称“狮子盘头”。

泡茶

党参、炙黄芪各10克，白术5克，大枣10枚，水煎代茶饮。此茶有提高免疫力的作用。

煮粥

党参10克，山药、薏苡仁各30克，大枣10枚，粳米100克，煮粥食用。此粥可以健脾益气。

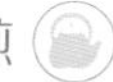

水煎

贫血：柴胡、党参、当归、白芍各10克，熟地黄15克，黄芪20克，生姜1克，大枣7枚。用水煎煮2次，合并药汁，分为2份，早晚服用。

西洋参 补气养阴

西洋参别名花旗参、洋参，有西方的人参的意思。清康熙年间（1714 年），法国牧师雅图斯在我国发现很多人都吃人参，自己试服后感觉也很好，在英国皇家协会会刊上发表论文详述其植物形态及药用价值，另一位牧师拉菲泰在此论文指导下，由印第安人帮助寻找这种植物，后在加拿大的魁北克省蒙特利尔地区找到了与人参相似的植物。

养生功效

西洋参有补气养阴、补肺气的作用，可用于热病或大汗、失血所致的神疲乏力、气短息促、自汗而黏和肺气不足所致的短气喘促、咳嗽痰少无力、痰中带血或咳声嘶哑等。西洋参还有清火生津的功效，对热病气虚津伤口渴和消渴均有效。西洋参含有人参皂苷与精氨酸、谷氨酸、天冬氨酸等多种氨基酸，有一定的镇静安神功效。

使用宜忌

气虚、阴虚体质者宜服。阳气不足、胃有寒湿者忌服。服用西洋参时不宜喝茶、喝咖啡。

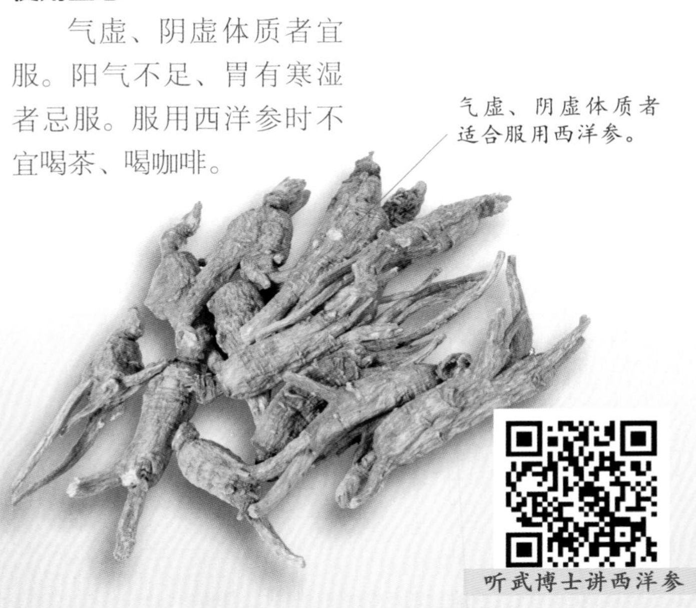

气虚、阴虚体质者适合服用西洋参。

性味归经

性凉，味甘、微苦，归肺经、心经、肾经。

如何挑选

以个头均匀、质坚、气味芳香者为佳。

含服

西洋参 1 根。将西洋参蒸过变软，切成薄片备用。每次含 2~3 克，每日 2~3 次。适用于体虚或易疲劳者。

煮粥

西洋参 3 克，枸杞子 15 克，大枣 10 枚，粳米 100 克。将枸杞子和大枣洗净切碎，和西洋参、粳米同煮为粥。每晚食用，可以滋补肝肾。

水煎

失眠（阴虚火旺型）： 西洋参、合欢皮各 5 克，远志 3 克，大枣 10 枚。水煎后早晚服用。

胃炎（脾胃阴虚型）： 西洋参 6 克，银耳、冰糖各 15 克。小火浓煎，取汁当茶饮。

太子参 益气健脾

太子参，别名童参、米参、孩儿参，适宜给小儿或年老体弱者滋补用，常用于小儿盗汗、夜间惊哭等症状。《本草再新》记载：太子参，治气虚肺燥，补脾土，消水肿，化痰止渴。

养生功效

太子参有补肺健脾的功效，可治肺虚咳嗽、脾虚食少、心悸自汗、精神疲劳。太子参还具有补气生津之功效，常用于脾胃虚弱、倦怠乏力、病后体虚、盗汗口渴、肺燥干咳等。研究表明，太子参可以提高免疫力，改善心肺功能。

使用宜忌

表实邪盛者不宜用。
不宜与藜芦同用。

小儿服用太子参用量宜小，一般以不超过10克为宜。

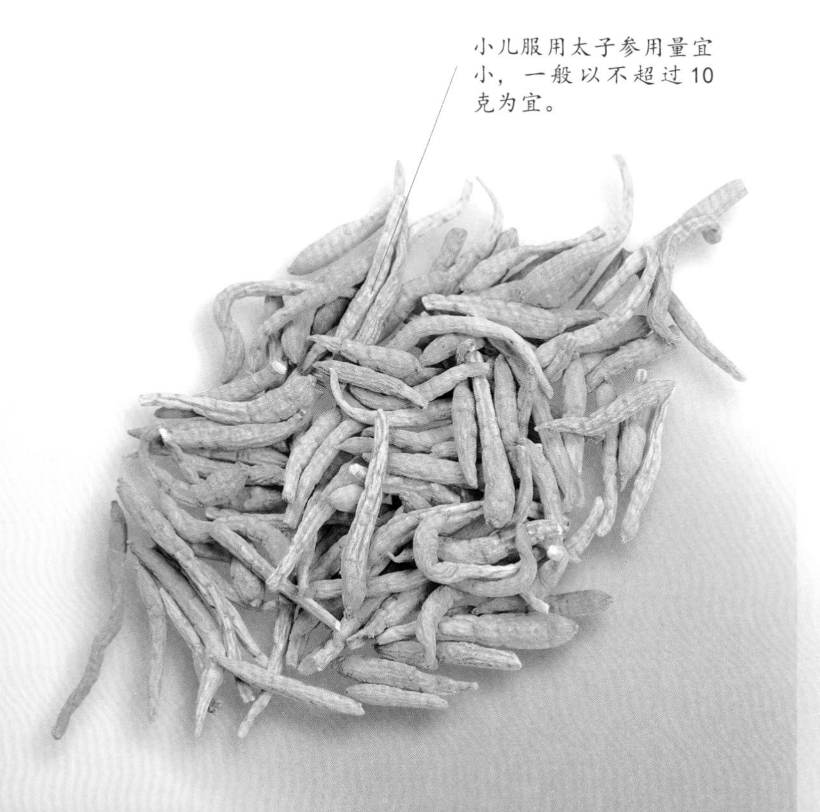

性味归经

性平，味甘、微苦，归脾经、肺经。

如何挑选

以肥润、黄白色、无须根者为佳。

泡茶 

太子参、乌梅各15克，甘草6克。将三者一同加水煎煮，去药渣，加冰糖搅匀，代茶饮。此饮有润燥补虚的功效。

煮汁 

太子参10克，先煮约40分钟，再放入麦冬、百合各12克，雪梨1个，莲藕（鲜品）200克，甘蔗汁50毫升，共煎煮后食用。此药汁可补气生津。

水煎 

小儿自汗：太子参9克，浮小麦15克，水煎服。
肺虚咳嗽：太子参15克（小儿用量不超过10克），麦冬12克，甘草6克。水煎服。

黄芪 补气升阳

黄芪，又名绵芪、箭芪，始载于《神农本草经》，古代写作“黄耆”。李时珍在《本草纲目》中释曰：耆，长也。黄耆色黄，为补药之长，故名。

养生功效

黄芪有补中益气的功效，可用于脾胃气虚引起的倦怠无力、食欲缺乏、大便溏薄等；还有升阳举陷和利尿的作用，可用于治疗脾虚中气下陷所致的久泻脱肛、内脏下垂和气虚导致的水肿、小便不利等。黄芪具有增强机体造血功能、促进蛋白质的合成、增强性腺功能、延缓衰老、调节血压以及保肝的作用。

使用宜忌

适合气虚体质者食用。实证及阴虚阳盛者忌服。

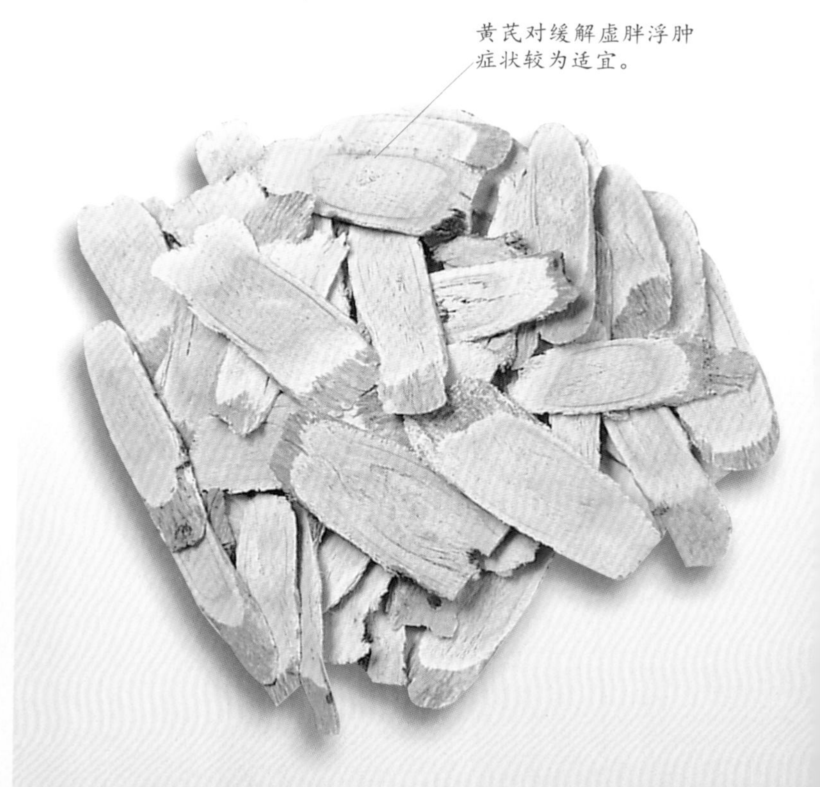

性味归经

性微温，味甘，归脾经、肺经。

如何挑选

以根条粗长、皱纹少、质坚而绵、粉性足、味甜者为佳。

生吃

直接取黄芪生嚼，偏于走表，多用于自汗、水肿等症状。

煮粥

炙黄芪30克，山药20克，莲子、芡实各10克，粳米100克。将炙黄芪水煎40分钟后取出，用药汁煮其余药材和粳米，煮成粥，分早、中、晚食用，能滋补肠胃。

水煎

慢性萎缩性胃炎：炙黄芪30克，茯苓、白术、白芍各10克，桂枝5克，甘草3克，大枣10枚。煎取药液，分早晚服用，每次适量。

慢性结肠炎：炙黄芪30克，党参、白术各10克，木香5克，甘草3克。水煎，分早晚服用，每次适量。

慢性肝炎：炙黄芪30克，茵陈10克，柴胡5克，大枣10枚。水煎服，每次适量饮用。

黄芪阿胶大枣汤

阿胶9克，黄芪18克，大枣5枚，白糖适量。将黄芪、大枣分别清洗干净；阿胶切成小块。锅内放入适量清水，大火煮沸后，放入黄芪、大枣，慢火煮1分钟，再放入阿胶，煮至溶化后，加白糖调味即可。

此汤有补中益气、养血生血的功效。

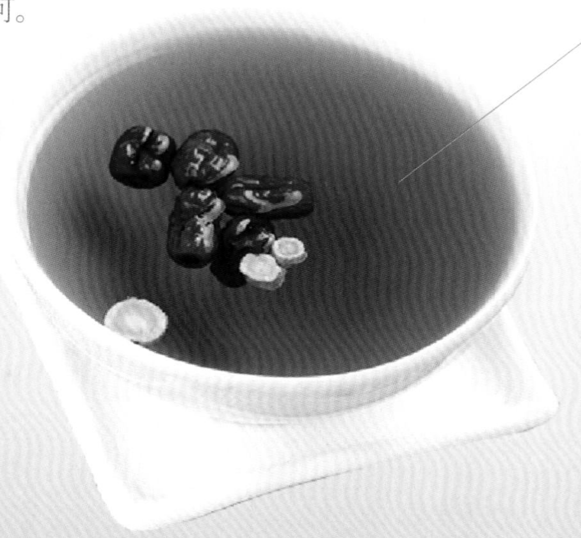

党参黄芪瘦肉汤

猪瘦肉500克，黄芪、党参各30克，升麻5克，盐适量。先将猪瘦肉切成大块，提前焯水；再将剩余材料全部洗净后，和猪瘦肉块一起放入电饭煲中，加适量水，盖上锅盖，选择慢炖功能，炖煮3小时，最后加盐调味即可。

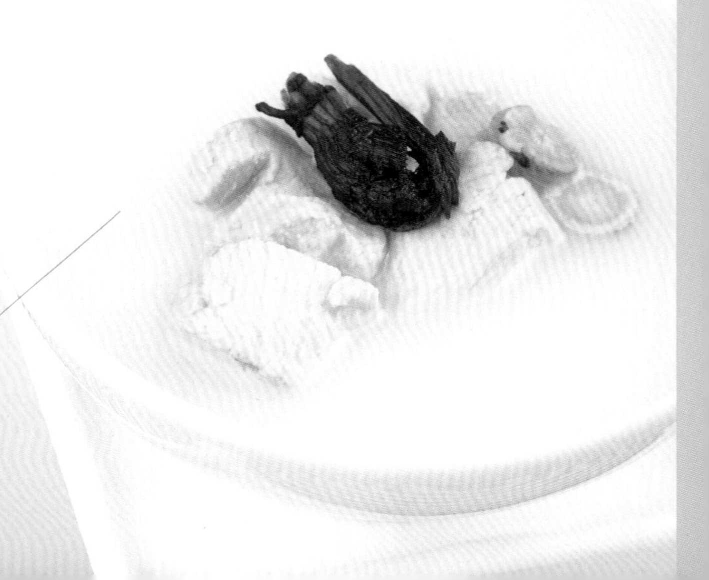

此汤有补中益气、生津健脾的功效，适用于四肢乏力、肠胃功能差、心脑血管功能差等人群。

蜂蜜 补脾润肺

《本草纲目》记载，蜂蜜有五功：清热、补中、解毒、润燥、止痛。现代医学也证明，蜂蜜对神经衰弱、高血压、冠状动脉硬化、肺病均有疗效。蜂蜜对女性、老人具有良好的保健作用，特别是老人，因而又被称为“老人的牛奶”。

养生功效

蜂蜜有补脾的作用，可用于脾胃虚弱引起的脘腹疼痛；还有润肺止咳的作用，用于燥邪伤肺引起的干咳、痰少而黏；还能润燥通便，用于肠燥便秘等症。蜂蜜含有各种糖类、酶类、有机酸类等成分，有抗菌通肠、提高免疫力、保护肝脏、促进发育的作用。蜂蜜还能缓和药性、解毒。外用可治疮疡不敛、水火烫伤。

使用宜忌

气虚体质者适宜服用。胃酸过多、体内痰湿、大便溏泄者不宜服用。1周岁以内的婴儿不宜服用。糖尿病患者慎服。

蜂蜜最好使用40°C以下的温开水稀释后服用。

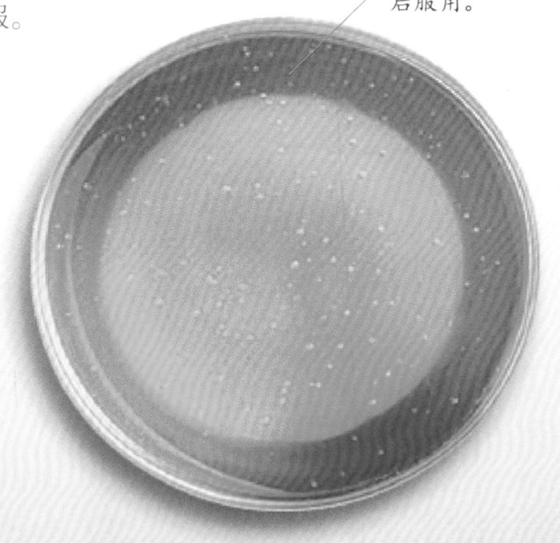

性味归经

性平，味甘，归肺经、脾经、大肠经。

如何挑选

以颜色呈透明的白色、黄色，液体黏稠，底层有少量结晶者为佳。

泡茶

柚子皮1块，冰糖、蜂蜜各适量。将柚子皮切丝，柚子肉用榨汁机搅碎，加水、冰糖各适量，小火煮2小时至黏稠。放凉，加入适量蜂蜜，密闭冷藏3日后即可，食用时用温水冲泡。此茶有美容、通便的作用。

蒸服

蜂蜜30克，鸡蛋1个，三七粉3克。鸡蛋打成蛋液，加三七粉拌匀，蒸熟后加蜂蜜调匀服食。对上腹疼痛、呕吐、恶心、嗳气等有较好的缓解作用。

调服

胃溃疡：每日早饭、午饭前1小时，晚饭后3小时取蜂蜜1~2汤匙，温水冲服，有健脾止痛、促进溃疡愈合的作用。

慢性咽喉炎：蜂蜜30克，白萝卜汁100毫升。搅拌均匀后服用。

白术 健脾良药

白术，别名冬白术、于术，是菊科植物白术的干燥根茎，主产于浙江、湖北、湖南等地，以浙江於潜所产品质为佳。《医学启源》记载：除湿益燥，和中益气，温中，去脾胃中湿，除胃热，强脾胃，进饮食……止渴，安胎。

养生功效

白术有健脾益气的作用，可用于体虚所致的自汗、恶风、感冒以及脾气虚弱所致的面色少华、体倦乏力、溏泄等；还有燥湿利水的作用，对水湿、痰饮、水肿以及小便不利有效。白术有调理肠胃、抗溃疡、抗凝血、保肝、降血糖、增强机体免疫力和造血等功能，并有利尿和延缓衰老的功效。

使用宜忌

气虚体质者适宜食用。阴虚燥渴及气滞胀闷者不宜用。

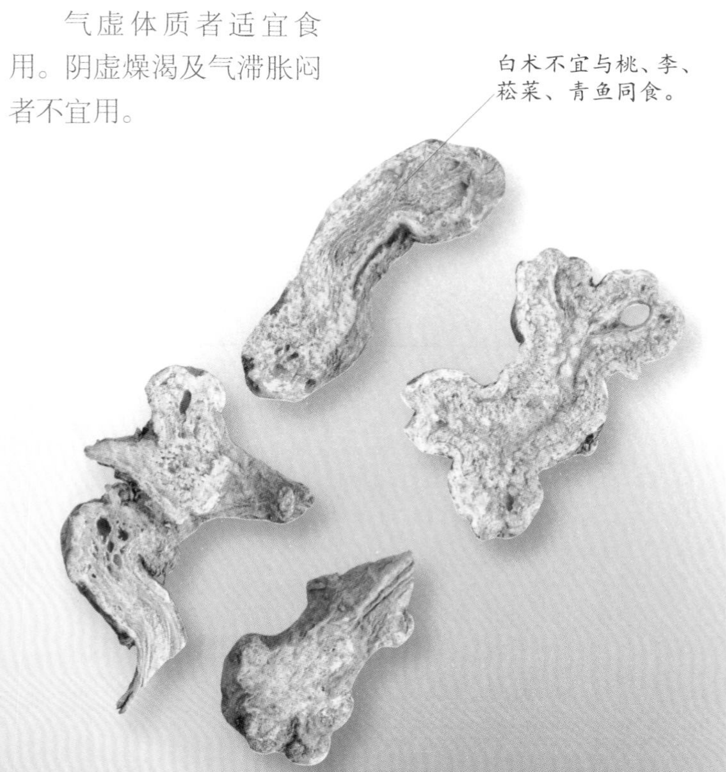

白术不宜与桃、李、菘菜、青鱼同食。

性味归经

性温，味苦、甘，归脾经、胃经。

如何挑选

以个大、肥壮、分支少、质坚实不空泡、断面黄白色、香气浓者为佳。

研末

白术适量，研成细末，每次服用10克，每日3次，一般用3~5日。适用于肠燥便秘。

煮汤

白术、黄芪各15克，丁香1克，猪骨500克，米醋、盐各适量。将所有材料清洗干净后，加适量水，一同放入锅中，大火煮沸后转小火煲2小时成汤，再加米醋、盐调味。此汤适用于因肾阳虚衰导致的骨质疏松。

水煎

术后便秘：白术60克，生地黄30克，升麻3克。每日1剂，水煎服，每日服2次。

老人自汗、气短、头晕：白术20克，参须10克，浮小麦15克。水煎服用，每日1剂，每日服2次。

山药 药食上品

山药又名薯蓣，既能补脾、养胃、生津润肺，又能补肾涩精，用于脾胃气阴两虚导致的消瘦乏力、饮食减少、大便溏稀以及肺气阴两虚引起的全身乏力、声音低微、动则气喘、口干不适等症状。山药含有多糖、氨基酸等成分，有健脾益胃、润肺止咳、降血糖、降血脂、增强肝肾功能、提高免疫力的作用。外用可治冻疮。

使用宜忌

气虚、阴虚体质者宜食用。胃溃疡患者宜食鲜品山药。山药为收涩之品，老年人大便干结者忌食。湿盛中满或有实邪、积滞者禁服。

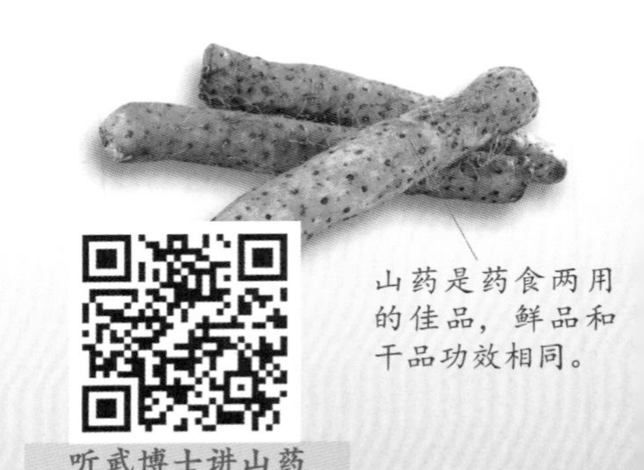

山药是药食两用的佳品，鲜品和干品功效相同。

性味归经

性平，味甘，归脾经、肺经、肾经。

如何挑选

干品以身干、坚实、粉性足、色洁白、味微酸者为佳；鲜品以较重、须毛多、色洁白、无异常斑点者为佳。

煮粥

干山药20克或新鲜山药50克，莲子、芡实、薏苡仁各10克，粳米100克。将上述食材和粳米洗净，加水适量，煮成粥食用。此粥可以缓解脾胃虚弱型腹泻。

甘草 补气养阴

甘草有补脾益气的作用，可用于治疗心气虚引起的心胸隐痛、面色淡白、胸闷气短和脾胃虚弱引起的腹胀、便溏，伴有气短、少气懒言、疲倦等；还能缓急止痛，用于脘腹隐痛、四肢挛急。甘草能减轻其他中药的毒副作用和烈性，调和诸药。

使用宜忌

适合气虚体质者服用。不宜与京大戟、芫花、甘遂同用。甘草虽好，但不宜长期大量服用，否则可引起水肿、血压升高、脘腹胀满等。

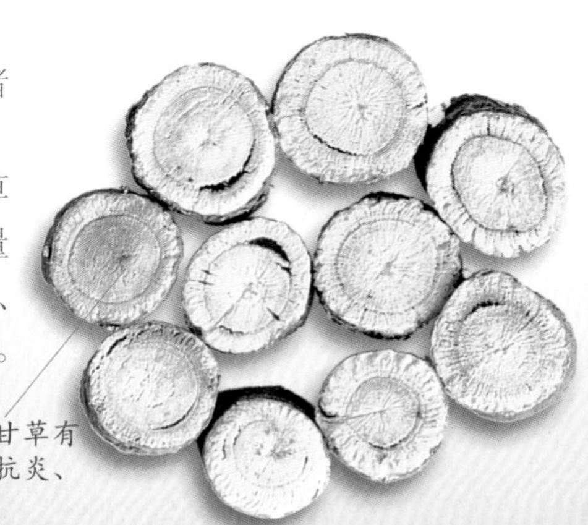

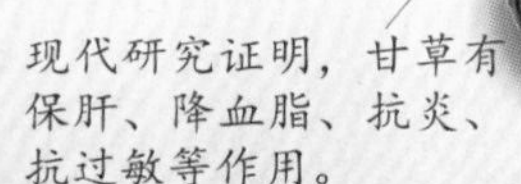

现代研究证明，甘草有保肝、降血脂、抗炎、抗过敏等作用。

性味归经

性平，味甘，归心经、肺经、脾经、胃经。

如何挑选

以质坚实、色红棕、皮细紧、断面色黄白、粉性足者为佳。

代茶饮

甘草、金银花各6克，冰糖适量。将金银花与甘草放入水中浸泡片刻，再放入锅中加水煎煮8分钟，用冰糖调味即可。此饮可补脾益气。

大枣 天然维生素丸

大枣又名良枣，有“天然维生素丸”的美称。《神农本草经》将其列为上品，称大枣有“主心腹邪气，安中养脾，助十二经。平胃气，通九窍，补少气、少津液、身中不足，大惊，四肢重，和百药”等功效。中医认为，大枣是脾胃虚弱患者的保健营养佳品，俗话说“日食三枣，长生不老”。

养生功效

大枣有补中益气、养血安神的作用，对脾虚、失眠有效，用于脾胃虚弱所致的气短懒言、神疲体倦、饮食减少、脘腹胀满以及心脾气血不足引起的失眠、健忘、惊悸、怔忡等。现代医学认为，大枣可抗肿瘤、降血压、降胆固醇、防治骨质疏松、预防贫血、抗过敏、保肝和提高免疫力等。

使用宜忌

气虚、血虚体质者宜食用。有湿热、痰热者不宜食用。用时不破开或去核。

大枣中糖含量较高，牙齿不好的人要少吃。

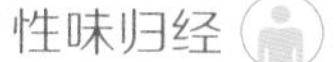

性味归经

性温，味甘，归脾经、胃经。

如何挑选

以色红、肉厚、核小、饱满、味甜者为佳。

生吃

每晚睡前 2 小时，嚼食大枣 5~10 枚，可以补虚益气、养血安神。

煮粥

大枣 10 枚，山药、莲子各 10 克，粳米 100 克。将大枣、山药及莲子洗净，与粳米同煮为粥，早晚食用。经常食用此粥，能缓解食欲缺乏。

水煎

慢性肝炎（肝郁脾虚型）： 大枣、花生、冰糖各 50 克。先煮花生，后下大枣、冰糖，水煎服用。

咳嗽（风寒型）： 大枣、红糖各 30 克，生姜 15 克。用 500 毫升水煎煮后当茶饮。

补血中药

当归 补血珍品

当归入药历史悠久，《神农本草经》将其列入草部上品。许多传统的中药方剂都离不了当归，有“十方九归”之说，被尊为“药王”“血中圣药”。《本草备要》中记载：血虚能补，血枯能润。

养生功效

当归有养血补血、调经止痛、润肠通便的作用，可用于血虚或气血亏虚引起的面色萎黄、头昏头晕、目眩、失眠，血虚或血瘀导致的月经不调、痛经、经闭、产后腹痛或崩漏下血以及血虚肠燥便秘等。当归有促进造血、增强心脏功能、调节血脂、提高免疫力、保护肝脏和抗辐射的作用。

使用宜忌

血虚、血瘀体质者适宜食用。湿阻中满及腹胀、腹泻者、体内火热所致出血者慎用。

贫血患者常用当归煲汤，可缓解贫血症状。

听武博士讲当归

性味归经

性温，味甘、辛，归心经、肝经、脾经。

如何挑选

以主根粗长、油润、外皮颜色黄棕、断面颜色黄白、气味浓郁者为佳。

煮粥

当归6克，粳米50克，大枣5枚。当归水煎，去渣取汁。粳米、大枣加当归药汁及适量水煮至米烂粥稠。每日早晚温热食，能活血调经。

炖汤

当归6克，黄芪20克，猪肝200克，盐、料酒各适量。将猪肝洗净切片，放入当归、黄芪，加水适量，炖煮约1小时至熟，加盐、料酒各少许调味。食肝喝汤，有益气补血的功效。

水煎

冠心病（气虚血瘀型）：当归10克，川芎、丹参各5克。加水适量，煎煮2次，每次半小时，合并药汁服用。

支气管炎：当归20克，白芍12克，炙麻黄、干姜各6克，五味子10克，甘草5克。水煎服，有温肺散寒、化痰止咳的功效。

白芍 养肝补血

古代男女交往，以芍药相赠，表达结情之约或惜别之情，故芍药又称“将离草”。根可入药，有赤芍和白芍之分。白芍又称白芍药，《药品化义》称：白芍药能补复能泻，专行血海，女人调经胎产，男子一切肝病，悉宜用之调和血气。

养生功效

白芍有养血敛阴、平抑肝阳、柔肝止痛的作用，可用于血虚所致面色苍白或萎黄，口唇、指甲淡白；肝阴不足引起的胁肋隐隐作痛，以及筋脉失养导致的手足挛急作痛；肝阳上亢导致的头痛头胀、眩晕耳鸣、情绪急躁等。现代医学研究证明，白芍有抗肿瘤、抗病毒、抗疲劳、抗溃疡、保肝消炎、改善记忆力等作用。

使用宜忌

血虚、阴虚体质者适宜食用。阳衰虚寒者不可单独服用。白芍与藜芦药性相畏，不可搭配应用。

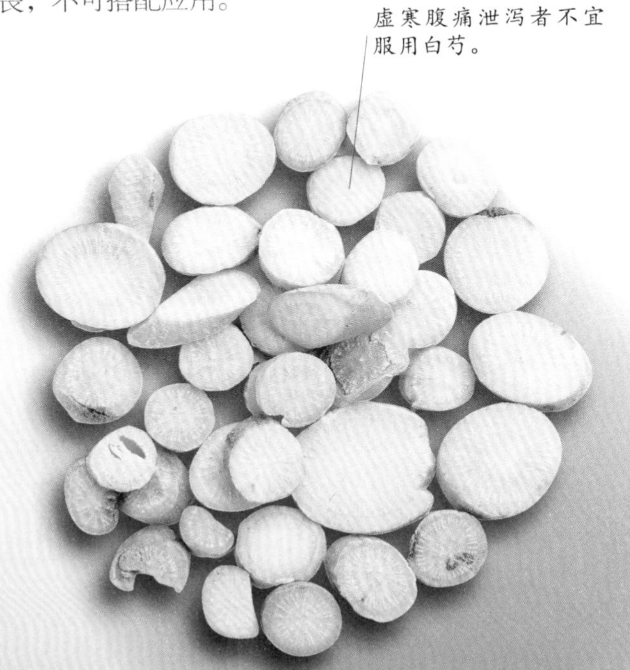

虚寒腹痛泄泻者不宜服用白芍。

性味归经 

性微寒，味苦、酸，归肝经、脾经。

如何挑选 

以根粗长、匀直，皮色光洁，质坚实，断面粉白色、粉性大、无白心或裂隙者为佳。白芍根据炮制方法不同可分为炒白芍、酒白芍、土炒白芍等。

生吃 

白芍适量，洗净生吃，有养阴、敛汗的作用。

代茶饮 

白芍、茯苓各10克，灵芝6克，酸枣仁15克，远志9克，蜂蜜适量。所有药材加水煎煮后取汁，加入适量蜂蜜拌匀之后饮用。每日1剂，连服7日，此茶有补心血、安心神的功效。

水煎 

慢性肝炎（肝肾阴虚型）：白芍、金银花各10克，柴胡、甘草各5克。水煎饮用。

便秘（血虚型）：白芍20~50克，甘草10克。水煎饮用。

类风湿性关节炎：白芍30克，五加皮、甘草各10克。水煎饮用。

熟地黄 滋阴补血

熟地黄，别名熟地，为玄参科植物地黄经蒸熟晒干的块根。《本草纲目》记载熟地黄：填骨髓，长肌肉，生精血，补五脏内伤不足，通血脉，利耳目，黑须发，男子五劳七伤，女子伤中胞漏、经候不调，胎产百病。

养生功效

熟地黄有养血滋阴、补精益髓的功效，用于血虚所致面色萎黄、头昏目眩、心慌、月经不调、崩漏，以及肝肾阴虚所致的目眩、耳鸣，糖尿病口渴、尿多、善饥欲食，以及腰膝酸软、须发早白等。熟地黄可促进造血，还有降血压、调节血脂、抗肿瘤等功效。

使用宜忌

气滞痰多、腹部胀满、食欲不佳、大便溏泄的人不宜服用。

熟地黄是生地黄的炮制加工品，两者功效不同，生地黄是清热凉血药。

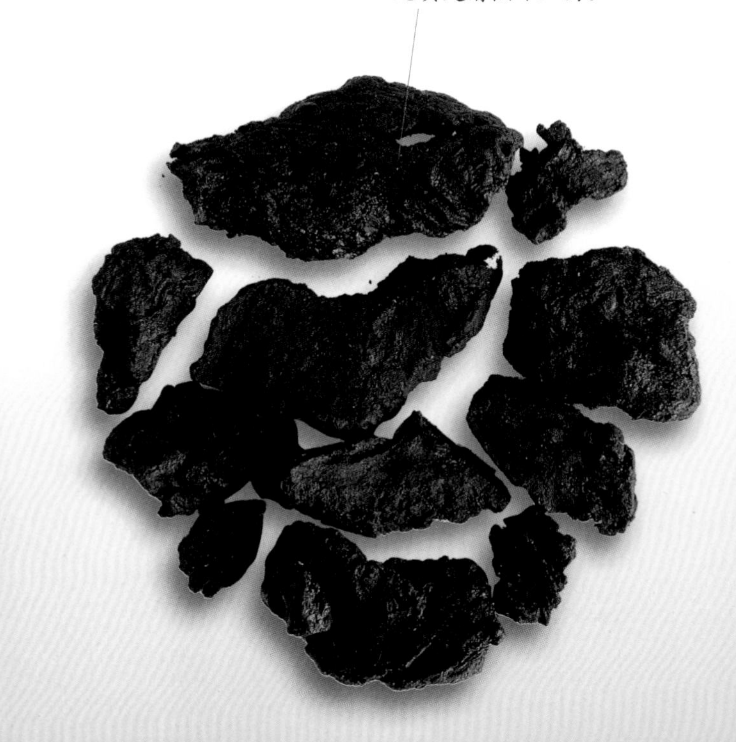

性味归经

性微温，味甘，归肝经、肾经。

如何挑选

以块根肥大、色黑如漆、质柔软、味甜、无霉蛀者为佳。

煮粥

粳米50克，熟地黄、何首乌、冰糖各适量。将两种药材入砂锅加适量水煎取浓汁。粳米加水煮粥，等粥快熟时，加药汁，煮至米烂粥稠，再加冰糖调味。早晚服用，适用于肝肾不足、阴血亏损所致的头晕目眩、头发早白、贫血等。

泡酒

熟地黄100克，人参20克，枸杞子350克，白酒2000毫升。将所有药材浸7日后饮用。此酒适用于病后体虚、贫血、营养不良、神经衰弱者。

水煎

糖尿病（气阴两虚型）：生地黄、熟地黄各15克，五味子5克，西洋参10克。水煎服，有滋阴补肾、生津止渴的功效。

月经不调：熟地黄20克，当归、白芍各10克，川芎5克。水煎服用。

何首乌 美容乌发

何首乌，又名山翁、铁秤砣、红内消。传说昔日何氏曾服用此草药后白发变黑，故称何首乌。李时珍在《本草纲目》中曰其：能养血益肝，固精益肾，健筋骨，乌发，为滋补良药。不寒不燥，功在地黄、天门冬诸药之上。

养生功效

何首乌有补肝肾、益精血的作用，可用于肝肾精亏所致的眩晕耳鸣、腰膝酸软、遗精、须发早白，久病、年老体弱者血虚肠燥便秘，以及血燥生风所致的皮肤瘙痒。何首乌有保肝、延缓衰老、调节血脂、提高免疫力的作用。

使用宜忌

血虚体质者适合食用。大便溏泄及湿热者慎用。何首乌忌与萝卜、猪肉、猪血、羊血同食。

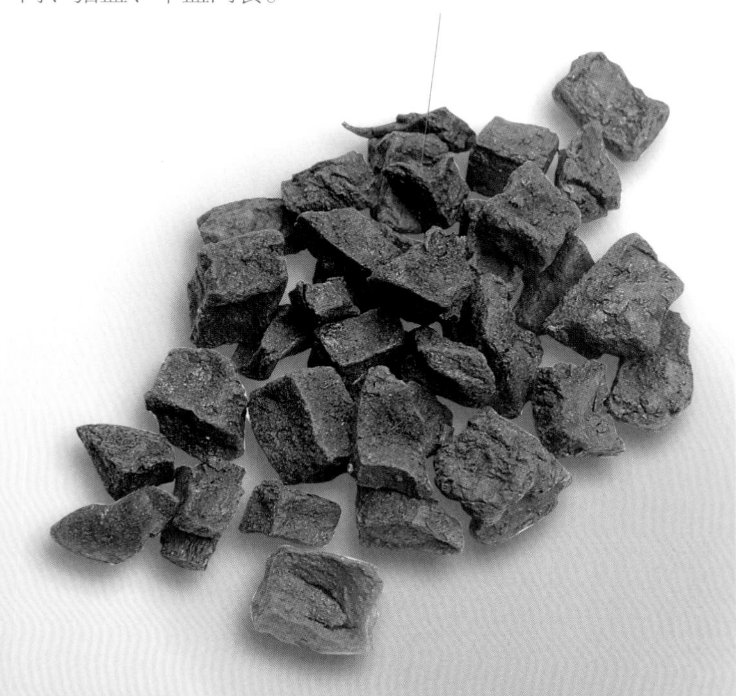

何首乌可分为生首乌和制首乌，制首乌是何首乌的加工品，生首乌有一定毒性，制首乌毒性小。

性味归经

性微温，味苦、甘、涩，归肝经、肾经、心经。

如何挑选

以质坚体重、粉性足者为佳。

代茶饮

何首乌适量，研粗末，沸水冲泡代茶饮。常饮有乌发作用。

煮粥

何首乌 30~60 克，粳米 100 克，大枣 3~5 枚，红糖适量。何首乌煎取浓汁，去渣后与粳米、大枣加水共煮成粥，加红糖调味。早晚温热后分服，可缓解心肾阴虚。

水煎

神经衰弱：制首乌 15 克，夜交藤、酸枣仁各 10 克，大枣 10 枚。用水煎煮后，分早晚服用，有补肾安神的功效。

气管炎：生首乌 15 克，灵芝、党参各 10 克，大枣 7 枚。用水煎煮 2 次，分早晚服用，有益气固本、补肾止咳的功效。

阿胶 补血润燥

阿胶，为驴皮熬成的胶块，主产于山东、浙江等地，因山东东阿的最为有名，故名阿胶，为补血佳品，《本草纲目》中称其为“圣药”，与人参、鹿茸并称“中药三宝”。阿胶含有多种蛋白质、氨基酸、钙等，可改善血钙平衡，促进红细胞生成，防止失血性休克。

养生功效

阿胶可补血滋阴，用于血虚所致的面色苍白或萎黄、头晕眼花、心悸、失眠；还能润燥止血。另对午后低热、咽干口燥或面色苍白等也有较好的调理功效；还可补虚，治疗肺燥阴虚所致的咽干、咳嗽痰少或痰中带血丝，虚风内动之痉厥抽搐等。阿胶含有蛋白质、氨基酸等成分，有促进造血、止血、抗休克、提高免疫力、防治骨质疏松的作用。

使用宜忌

血虚体质者适合食用。脾胃虚弱者慎用阿胶。

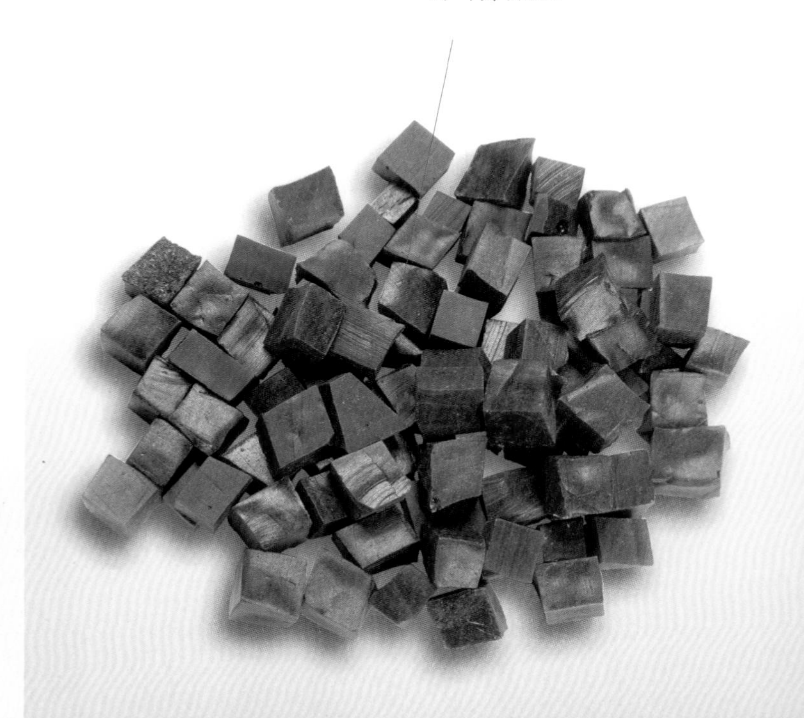

只有驴皮熬制成的才叫阿胶，牛皮熬制成的叫黄明胶。

性味归经

性平，味甘，归肺经、肝经、肾经。

如何挑选

好的阿胶平整光滑，表面闪光，透如琥珀，硬脆，不软化，微甜，无异味，大小厚薄均匀，溶于水中不产生显著混浊。

煮粥

阿胶、玫瑰花各10克，粳米适量。将阿胶打碎，玫瑰花煎煮，去渣取汁，加粳米煮粥，熟时调入阿胶。每日食用此粥，能活血养颜。

蒸服

阿胶、银耳各5克，冰糖适量。将银耳水发洗净后与打碎的阿胶一同放入碗中，隔水蒸约3小时，可加少许冰糖调味。经常饮用，能润肺止咳。

水煎

咳嗽（体虚型）：阿胶、贝母、杏仁各10克，百部、五味子、炙甘草各5克。除阿胶外，其余药用水煎2次，合并药汁。阿胶打碎，分为2份，用热药汁溶化，早晚服用。

咳嗽（燥火型）：阿胶、桑叶、麦冬、杏仁各10克。除阿胶外，其余药用水煎2次，合并药汁。阿胶打碎，分为2份，用热药汁溶化，早晚服用。

阿胶花生大枣汤

阿胶9克，花生仁20克，桂圆肉15克，大枣3枚，红糖适量。花生仁和桂圆肉分别洗净，沥干水分；大枣洗净去核。花生仁、桂圆肉和大枣放入砂锅中，加适量清水，大火煮沸后转小火煲1小时，再放入阿胶，煮至阿胶溶化，加红糖调味即可。

此汤有补气滋阴、养血生血的功效。

阿胶牛肉汤

阿胶10克，牛肉200克，米酒、姜、盐各适量。牛肉切块，用开水汆3分钟去血水，捞出洗净；姜洗净，切片。牛肉块和姜片放入砂锅中，加适量清水和米酒，大火煮沸转小火煲 2小时；放入阿胶，煮至阿胶溶化，再加盐调味即可。

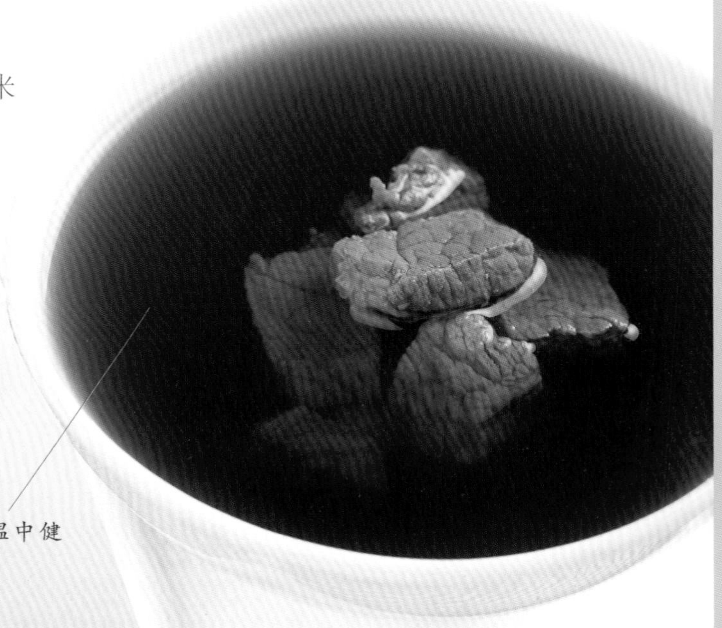

此汤有滋阴养血、温中健脾的功效。

桂圆肉 养血安神

桂圆肉有补益心脾、养血安神、补虚长智的功效，可用于心脾两虚所致的面色萎黄、头晕目眩、气短乏力，以及劳伤心脾导致的心悸、失眠、健忘等。桂圆肉有抗衰老、降血脂、提高免疫力的作用。

使用宜忌

血虚体质者适合食用。体内有火、气滞有痰者忌用，风寒感冒、风热感冒或发热等急症也忌用。

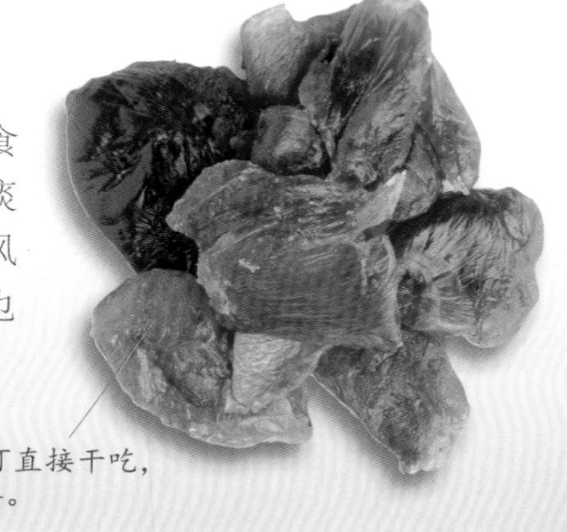

桂圆肉吃法简单，可直接干吃，也可泡茶或做成药膳。

性味归经

性温，味甘，归心经、脾经、胃经。

如何挑选

以个大、肉厚、质细软、色黄、半透明、味浓甜者为佳。

煮汤

桂圆肉 15 克，莲子、芡实各 20 克。将三者同煮汤食用。每日 1~2 次，可以补血安神。

桑葚 补血养阴

桑葚有补血滋阴的功效，可用于血虚所致的面色苍白或萎黄、唇甲苍白、眩晕耳鸣、失眠健忘等，或肝肾阴虚导致的头晕耳鸣、目暗昏花、关节不利等。桑葚还能养肝，可用于肝肾亏虚导致的头晕目眩、腰膝酸软等。

使用宜忌

阴虚体质者适合食用。脾胃虚寒、大便稀溏者及糖尿病患者忌服。

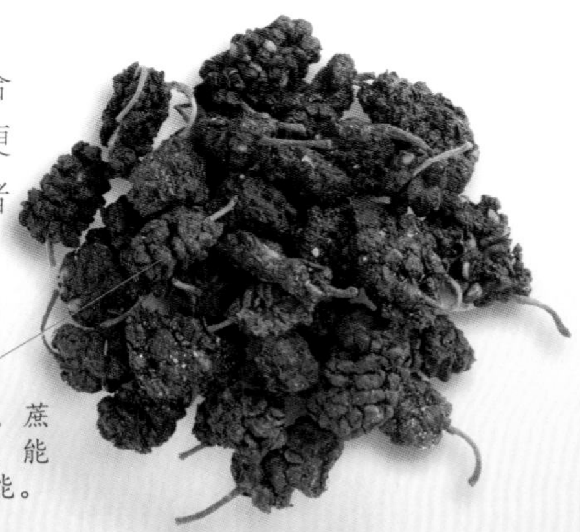

桑葚中含有丰富的葡萄糖、蔗糖、果糖、维生素等成分，能补血抗衰老，增强免疫功能。

性味归经

性寒，味甘、酸，归肝经、肾经。

如何挑选

以颗粒饱满、个大、质坚实、外表呈紫红色者为佳。

泡酒

鲜桑葚 500克，米酒 1000 毫升。桑葚洗净浸泡白酒中，1~2 个月后即可饮用。每次 1 小杯，每日 2 次，能缓解神经衰弱导致的头晕目眩、失眠健忘等症状。

大血藤 活血止痛

大血藤，又叫红藤。传说红藤红色鲜艳，心是五花心，能采五方天之灵气，所以古人称它为“藤中之王”，是吉祥上品。

养生功效

大血藤有清热解毒、活血散瘀的作用，对跌打损伤和风湿痹痛均有效，可用于辅助治疗急、慢性阑尾炎，缓解关节疼痛、风湿性关节炎、跌打损伤以及血淋、月经不调。

使用宜忌

血虚体质者适合食用。
孕妇不宜多服。

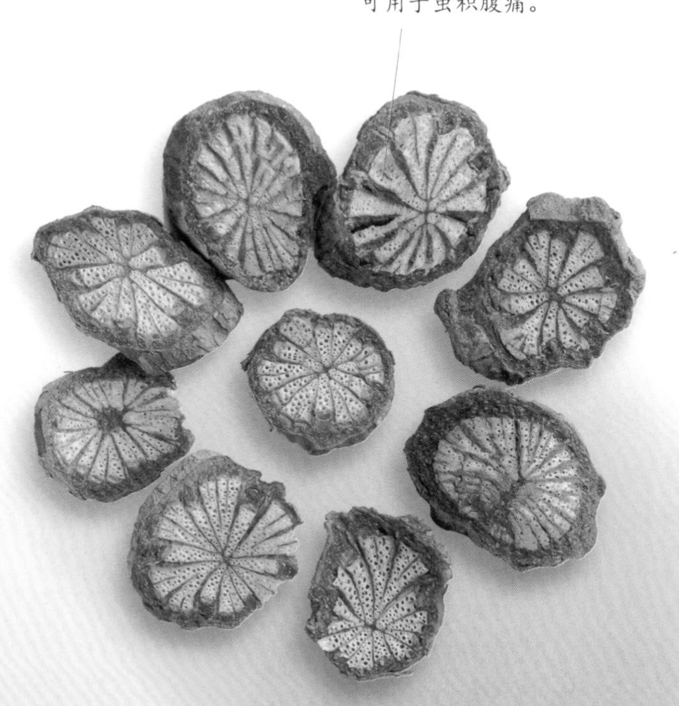
大血藤还有杀虫的功效，可用于虫积腹痛。

性味归经 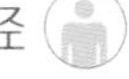

性平，味苦，归胃经、大肠经。

如何挑选 

以条匀、茎粗、气味异香、味淡微涩者为佳。

代茶饮

大血藤60克，紫花地丁30克。将两种药材研成粗末，放在保温瓶中，倒入沸水冲泡20分钟，代茶饮。能清热解毒、活血消肿。

煮粥 

大血藤30克，生山楂20克，薏苡仁100克，三七粉3克。将大血藤、生山楂放入砂锅水煎，去渣取汁，再加入薏苡仁煮成粥。食用时，冲服三七粉1.5克，早晚2次。此粥能散瘀止血、消肿止痛。

水煎 

脂溢性脱发：大血藤60克，当归、黑芝麻各30克，熟地黄、侧柏叶各25克，墨旱莲、生地黄各20克。水煎，每次适量服用。服30剂，可滋阴补肝、活血生发。

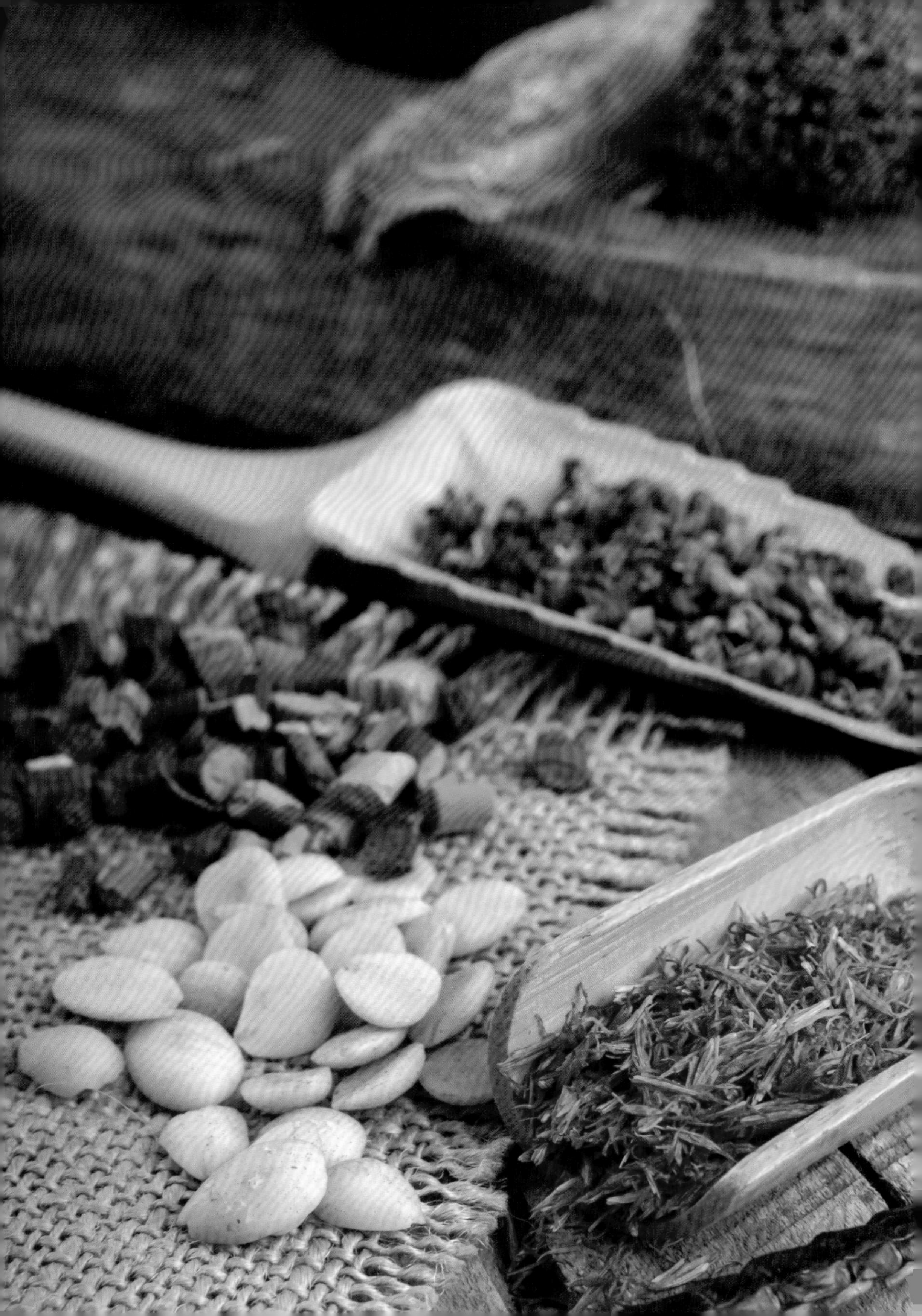

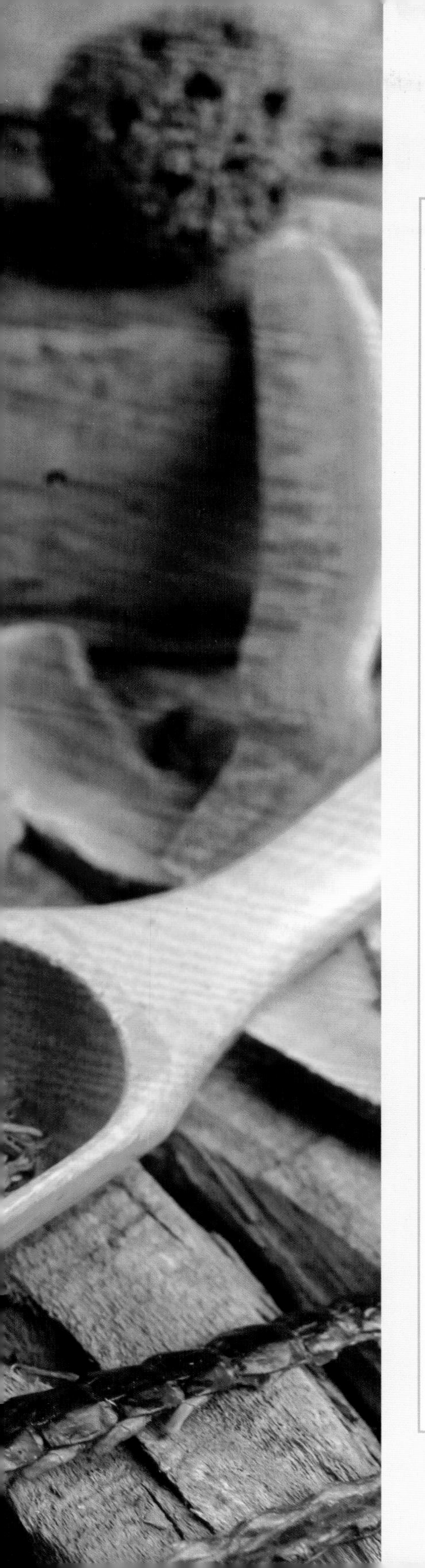

第三章

中药调和脏腑保健康

脏和腑是根据内脏器官的功能不同而加以区分的。中医学认为，人体是由五脏为主，配合六腑，以经络作为连接，联系各躯体组织器官等组成的有机整体。

五脏分别为心、肝、脾、肺、肾，六腑分别是小肠、胆、胃、大肠、膀胱、三焦，当其中一种器官出现问题，都会直接或间接影响其他器官，乃至整体健康。因此，五脏六腑调和平衡，身体才能保持健康状态。

中药具有保养五脏的功效，如桂圆肉可养心安神，决明子可养肝明目，麦冬可滋阴润肺等，了解这些中药的功效，对于我们防治疾病，养生保健大有益处。

养心安神中药

酸枣仁 养心安神

酸枣仁，别名山枣仁、酸枣核、枣仁，是鼠李科植物酸枣的干燥成熟种子。酸枣仁安神助眠的功效在《名医别录》里有明确记载：“主烦心不得眠。”

养生功效

酸枣仁有镇静安神的作用，可用于虚烦不眠、惊悸怔忡；还有敛汗生津的功效，可用于口渴、虚汗。现代医学研究证明，酸枣仁所含的特有成分，有镇静、催眠、镇痛、抗惊厥、降温、降血压等作用。

使用宜忌

心肝血虚者适合食用。内有实邪郁火者及患滑泄者慎服。孕妇忌食。

酸枣仁不宜久炒至油枯，以免失效。

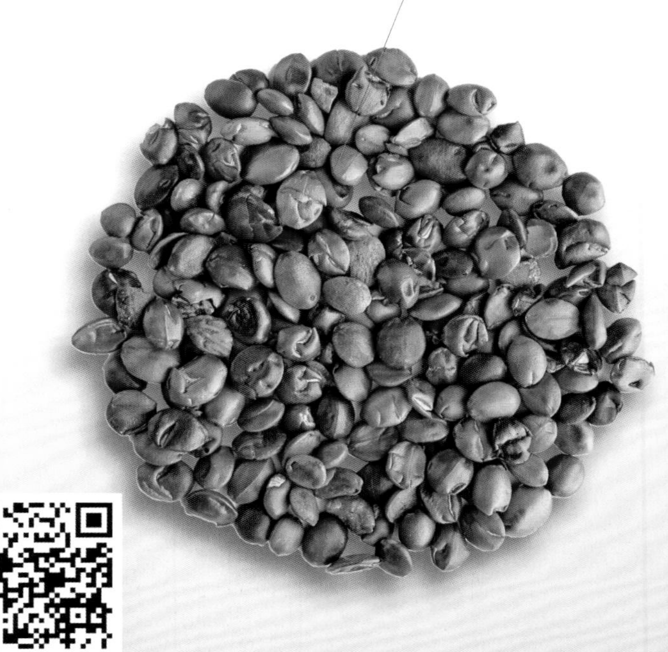

听武博士讲酸枣仁

性味归经

性平，味甘、酸，归心经、肝经、胆经。

如何挑选

以粒大、饱满、有光泽、外皮红棕色、种仁色黄白者为佳。

代茶饮

百合5克，酸枣仁、合欢花各1克，一起用沸水冲泡饮用。此茶可养心除烦。

煮粥

酸枣仁、玉竹、桂圆肉各15克，茯苓9克，粳米100克，冰糖适量。将酸枣仁、玉竹、桂圆肉洗净，与茯苓一起放入锅中，加水煎取浓汁，去渣。粳米淘净后放入锅内，加适量水，煮为稀粥，加入冰糖，调入药汁，煮沸片刻即可。食此粥能养心安神。

水煎

失眠（肝郁化火型）： 酸枣仁、柏子仁各9克，麦冬、党参各12克，五味子6克。用水煎煮2次，合并药汁服用。

产后失眠： 酸枣仁、当归各5克，大枣10枚。用水煎煮，分为早晚服用。

柏子仁 安神通便

柏子仁能宁心定志、补肾滋阴、润肠通便。其含大量挥发油，能滋润皮肤。明朝李时珍评："柏子仁，性平而不寒不燥，味甘而补，辛而能润，其气能透心肾，益脾胃，宜乎滋养之剂用之。"《神农本草经》曰："柏子仁令人润泽，美色。"

养生功效

柏子仁有养心安神的作用，可用于虚烦失眠、心悸怔忡、阴虚盗汗。柏子仁还有润肠通便、改善睡眠等作用，可用于缓解阴虚肠燥便秘，性质和缓而无副作用。

使用宜忌

阴虚体质者、盗汗者、老年慢性便秘者适合食用。大便溏薄者、痰多者忌食。

现代还用柏子仁治疗神经衰弱、梦游症、脏躁症、血管神经性头痛。

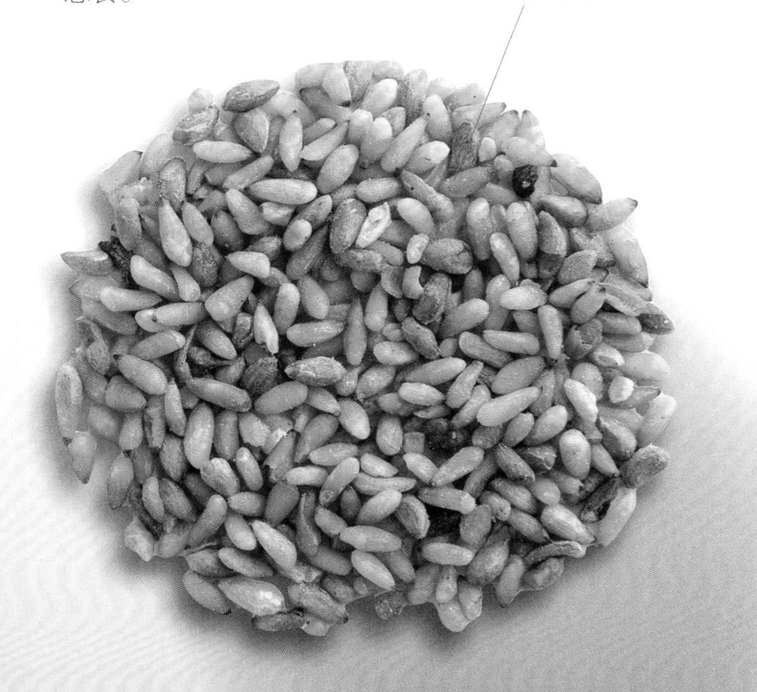

性味归经 

性平，味甘，归心经、肾经、大肠经。

如何挑选 

以粒大饱满、颜色黄白、油润肥厚、无皮壳杂质者为佳。

代茶饮 

柏子仁、杏仁、松子仁、火麻仁各9克。将以上4味中药一同捣烂，放入杯内用开水冲泡，加盖闷片刻即可，当茶饮用。此茶有滋阴润肠、通便之功效。

煮粥 

柏子仁20克，粳米100克，蜂蜜适量。柏子仁去除皮壳杂质，捣烂后，与粳米一起下锅煮粥。待粥将成时，加入适量蜂蜜拌匀即可。此粥适用于慢性便秘、心悸、失眠和健忘者，能养心安神。

水煎 

失眠（肝郁化火型）：柏子仁、酸枣仁各9克，麦冬、党参各12克，五味子6克。用水煎煮2次，合并药汁服用。

灵芝 养心抗衰老

灵芝有“仙草”“瑞草”之称，中华传统医学长期以来一直将其视为滋补强壮、固本扶正的珍贵中草药。《神农本草经》将灵芝作为上品药收录于书中，认为“久服，轻身不老，延年”。灵芝入药最早载于《神农本草经》，是传统的补益药。

养生功效

灵芝有补气养血、养心安神的作用，可用于气血不足、心神失养所致的心神不宁、失眠、惊悸、多梦、健忘、体倦神疲、食少、虚劳短气等症状。灵芝还有抗肿瘤、保肝解毒、降低血胆固醇、改善局部微循环、抗衰老、抗神经衰弱、提高免疫力等作用。

使用宜忌

气虚、血虚体质者宜服。实证者慎用。

灵芝主要有紫芝与赤芝两种，形状基本相似。

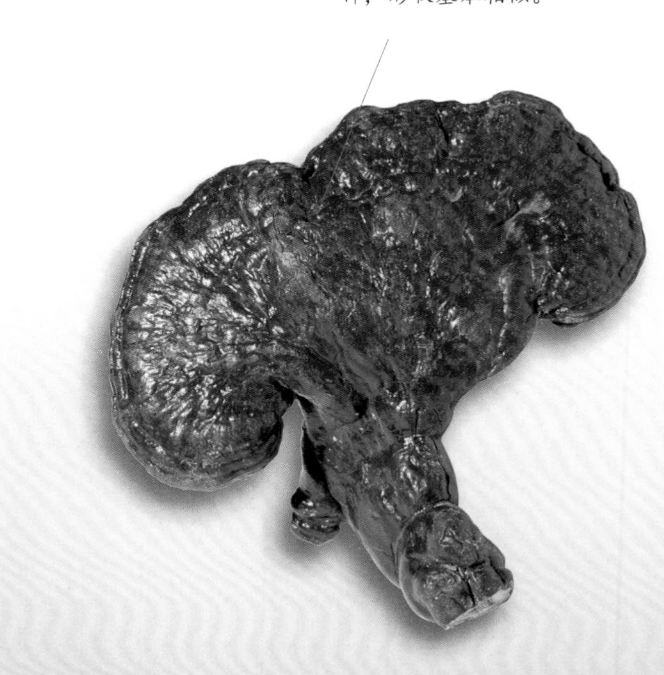

性味归经

性平，味甘，归心经、肝经、肺经、肾经。

如何挑选

以菌盖个大、菌柄长、质坚实、光泽如漆者为佳。

煮粥

灵芝、枸杞子各30克，粳米100克，白糖适量。灵芝碾成粉末，和洗净的枸杞子、粳米加适量水小火熬粥，最后加入少量白糖即可。中老年体虚者，可用此粥补益肝肾、延年益寿。

煮羹

灵芝9克，银耳6克，冰糖15克。将所有材料用小火煮2~3个小时，煮至银耳成稠汁，取出灵芝残渣，每日分3次服用。此羹能养心安眠。

水煎

气管炎：灵芝、陈皮各10克，川贝5克，大枣7枚。用水煎煮，早晚服用。

肝炎（肝胆湿热型）：灵芝6克，垂盆草4克。水煎服，频饮。

失眠（心脾两虚型）：灵芝15克，西洋参3克。水煎服，频饮。

灵芝大枣猪心汤

猪心 1 颗， 灵芝 25 克，大枣 2 枚，盐适量。将猪心切片，用开水氽 3 分钟，去血水，捞出洗净。灵芝洗净；大枣洗净去核。猪心、灵芝和大枣放入砂锅中，加适量清水，大火煮沸转小火煲 1 小时，加盐调味即可。

此汤有安神定惊、养心补血的功效，适用于气血亏虚者。

灵芝花生粥

灵芝15 克，花生仁 10 克，粳米 100 克，白糖适量。灵芝切碎；粳米洗净。将花生仁、粳米、灵芝放入锅中，煨煮成稠粥，加入白糖调味即可。

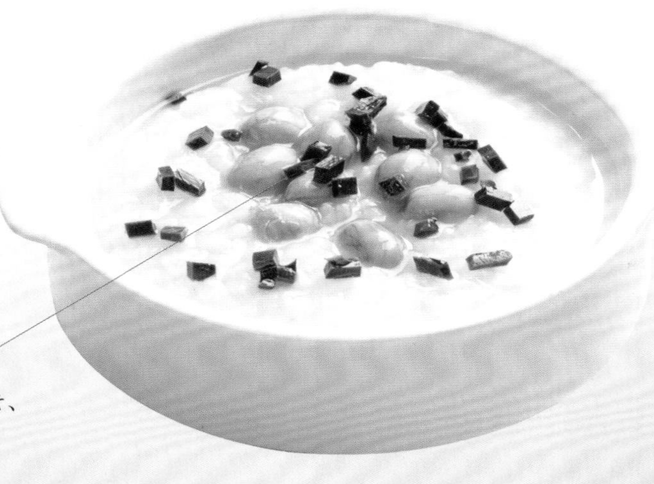

花生可止血造血、抗衰老、促生长。

合欢皮 解郁安神

合欢皮善于解肝郁而安神，适用于愤怒忧郁、虚烦失眠等；还有活血消肿的作用，适用于肺痈疮肿、跌打伤痛。合欢皮还具有抗过敏、抗肿瘤等作用。

使用宜忌

孕妇慎用或忌用。

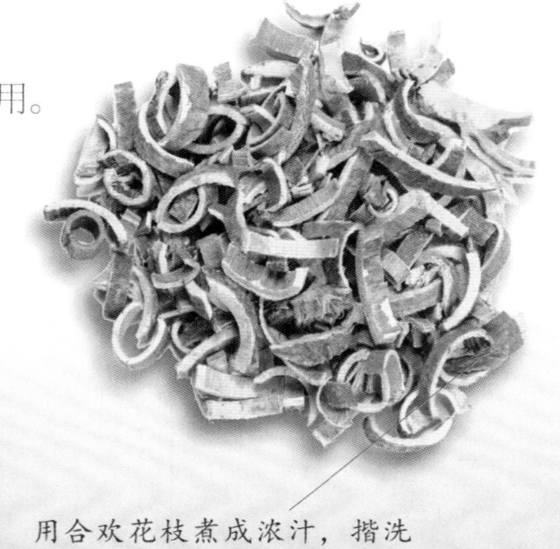

用合欢花枝煮成浓汁，揩洗口腔，能治小儿撮口风。

听武博士讲合欢皮

性味归经

性平，味甘，归心经、肝经、肺经。

如何挑选

以树皮粗壮，质地坚实，内表面淡黄白色，断面颗粒状，气微香，味淡，微涩，稍刺舌而后喉头有不适感为佳。

代茶饮

合欢皮、生晒参各 5 克，淫羊藿 15 克。用水煎煮以上药材，每日代茶饮。此茶适用于脾胃虚寒失眠者。

远志 安神益智

远志有安神益智的作用，可用于心肾不交所致的心神不宁、失眠、惊悸，以及痰阻心窍所致的癫痫抽搐、惊风发狂等；还有祛痰、消肿的作用，用于痰多黏稠、咳吐不爽及外感风寒、咳嗽痰多等。

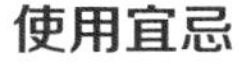

使用宜忌

心肾不交体质者宜用。有实火或痰热者、阴虚阳亢者忌用。

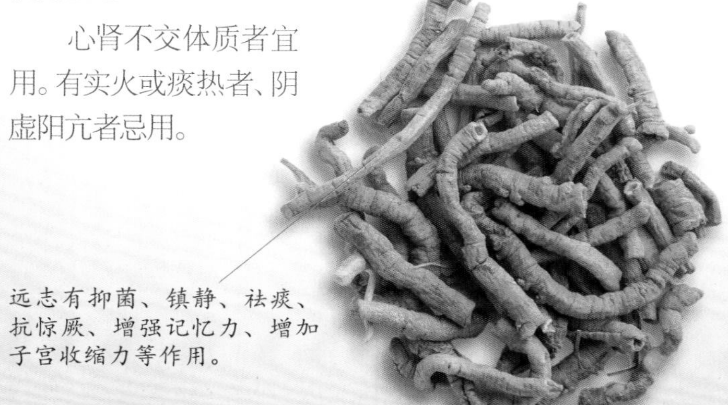

远志有抑菌、镇静、祛痰、抗惊厥、增强记忆力、增加子宫收缩力等作用。

性味归经

性温，味辛、苦，归心经、肾经、肺经。

如何挑选

以根粗壮、皮厚者为佳。

煮汤

桂圆肉、枸杞子各 10 克，远志、枣仁各 3 克，当归 6 克，白糖适量。将除白糖外的所有材料洗净放入锅中，加入适量水，小火煮至汤汁收浓，再放入白糖即可。此汤能补肾、养心、安神。

夜交藤 养阴安神

夜交藤别名首乌藤，是蓼科植物何首乌的藤茎或带叶的藤茎。具有养心安神、祛风通络的作用，《本草正义》中记载夜交藤可“治夜少安寐”。其缓解失眠疗效显著，若与其他中药材搭配，效果更佳。

养生功效

夜交藤有补养阴血、养心安神的作用，可用于阴虚血少导致的失眠多梦、心神不宁等；还有通络祛风的作用，可用于风湿痹痛、瘰疬等。夜交藤有降血脂、抗脂肪肝、抗肿瘤、利尿、抗菌等作用。

使用宜忌

躁狂属实火者慎服。

夜交藤的现代用法主要有镇静、催眠、降血脂。

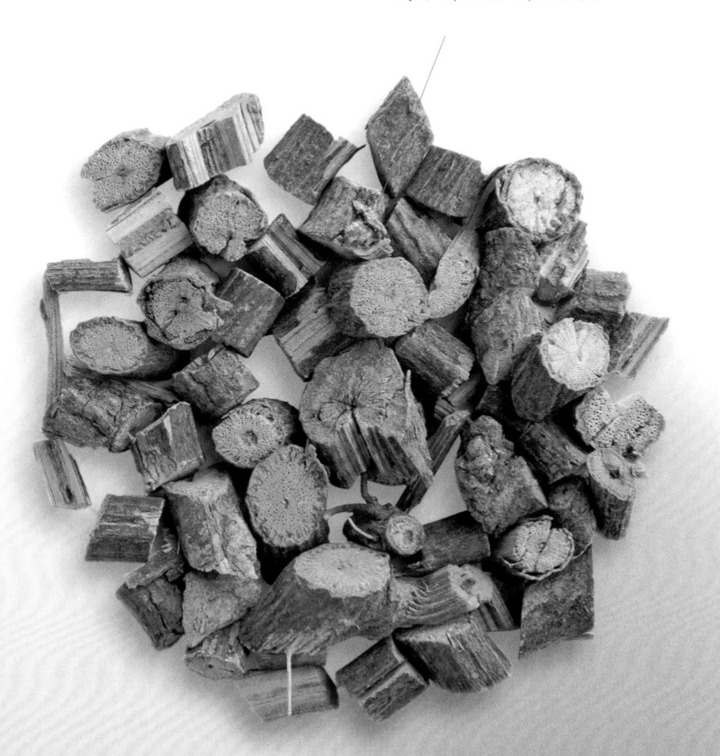

性味归经 

性平，味甘、微苦，归心经、肝经。

如何挑选 

以枝条粗壮、均匀、外皮棕红色者为佳。

煮汤 

小麦45克，黑豆30克，夜交藤10克。将以上3种材料和适量水一起煎煮成汤，去渣取汁，分2次服用。此汤适用于心肾不交之失眠、心烦者。

煮粥 

夜交藤15克，粳米50克，大枣2枚，白糖适量。将夜交藤用温水浸泡片刻，加清水500毫升，煎取药汁300毫升，加粳米、白糖、大枣和适量水煮至粥稠即可。此粥有养血安神的作用。

外用 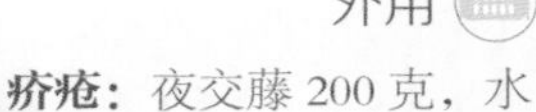

疥疮：夜交藤200克，水煎。早晚各洗1次患处。

腋疽：夜交藤、鸡矢藤叶各适量，捣烂，敷患处。

养肝疏肝中药

女贞子 补益肝肾

《神农本草经》记载：女贞子主补中，安五脏，养精神，除百病，久服肥健，轻身不老。《本草蒙筌》称其有黑发黑须，强筋强力，补血祛风的良效。

养生功效

女贞子有补肝滋肾、清热明目的功效，可用于肝肾阴虚导致的目暗不明、视力减退、须发早白、腰酸耳鸣、发热及老年人大便虚秘；还可退热除蒸，用于肝肾亏损导致的发热、盗汗、遗精。女贞子还有抗肿瘤、抗衰老、降血脂、降血糖、保肝抗菌和增强免疫功能等作用。

使用宜忌

适合阴虚体质者食用。脾胃虚寒泄泻、阳虚者忌服。

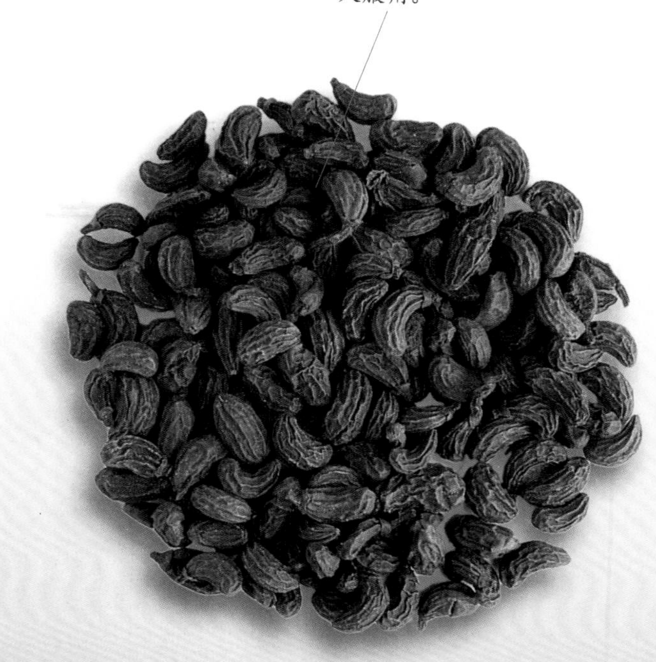

女贞子为清补之品，适宜需要补肾又怕上火的人服用。

性味归经

性凉，味甘、苦，归肝经、肾经。

如何挑选

以外形呈椭圆形、倒卵形或肾形，表面灰黑或紫黑色、皱缩不平，粒大、饱满、质坚实者为佳。

代茶饮

女贞子 15 克，枸杞子、熟地黄、黄精各 10 克。所有药材用水煎煮，早晚饮用，有滋阴补肾、强腰明目的功效。

煮汤

女贞子、猪肉各 60 克，桂圆肉 20 克。所有材料加水，大火煮沸后，小火煲 2 小时即可。此汤能补肝肾、益心脾。

水煎

高血压（肝阳上亢型）：女贞子、夏枯草各 10 克，白菊花 5 克。水煎服。

高脂血症（肝肾阴虚型）：女贞子 15 克，制首乌、枸杞子各 10 克。水煎服。

决明子 清热明目

决明子别名草决明、马蹄决明，为豆科一年生草本植物的干燥成熟种子，因其有明目之功效而命名之。《神农本草经》谓其：治青盲、目淫、肤赤、白膜、眼赤痛、泪出。久服可益精光，轻身。

养生功效

决明子有清热明目、润肠通便的作用，可用于肝热或风热上攻所致目赤肿痛或热结肠内所致的大便干结、习惯性便秘；还有祛风清热、解毒除湿的功效，用于风热感冒、流感、急性结膜炎、湿热黄疸、急慢性肾炎等。现代医学研究证明，决明子有保护视神经、降血压、抗菌、降胆固醇、滑肠、催产的作用。

使用宜忌

适合阴虚阳亢者食用。脾胃虚寒、脾虚泄泻及低血压者慎服。

上班族经常用电脑办公，容易造成眼睛疲劳，可经常泡一些决明子茶喝。

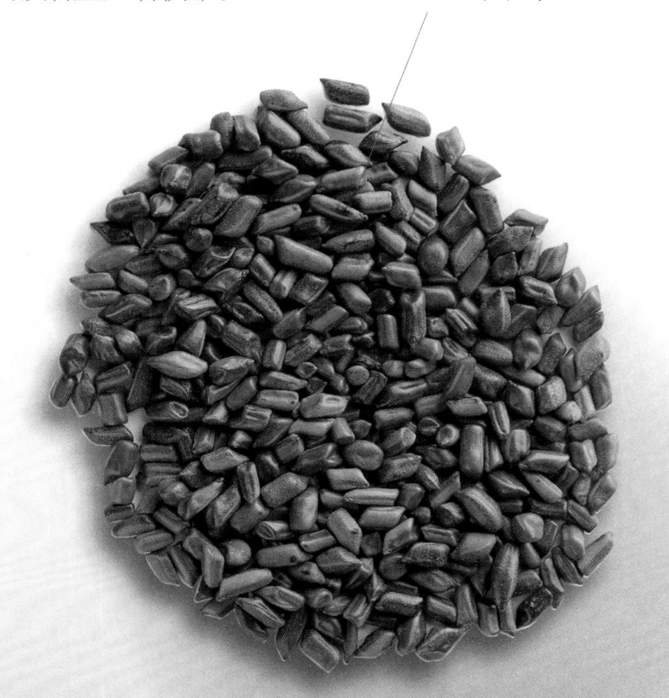

性味归经 

性微寒，味甘、苦、咸，归肝经、大肠经。

如何挑选 

以颗粒饱满均匀、呈黄褐色者为佳。

代茶饮 

决明子、山楂各 10 克，槐花 5 克，荷叶 3 克。所有药材用沸水冲泡 15 分钟，即可代茶饮，能清肝泻火。

煮粥 

决明子15 克，粳米100 克，冰糖适量。先将决明子放入锅内炒至微有香气时取出，待冷后煎汁，去渣取汁，加入粳米，煮至粥将熟时加入冰糖，再煮 5 分钟即成。每日食用 1 次。便秘者可用此粥来调理。

水煎 

肥胖：决明子、泽泻、薤白各 20 克。用水煎煮，取汁，每日 1 剂，早晚分 2 次服用。

气管炎：决明子 25 克，紫菜 30 克。加水适量，煎煮 20 分钟，取汁饮用。

车前子 清肝明目

车前子，又名车前实、虾蟆衣子，为车前科植物车前的干燥成熟种子。《医林纂要》记载：车前子，功用似泽泻，但彼专去肾之邪水，此则兼去脾之积湿；彼用根，专下部，此用子，兼润心肾。又甘能补，故古人谓其强阴益精。

养生功效

车前子有渗湿止泻、利水通淋的作用，用于湿热下注所致小便淋漓涩痛；还有清肝明目的功效，用于肝火上炎所致目赤肿痛，肝肾不足所致的眼目昏花、迎风流泪；还能清肺化痰，用于肺热咳嗽。车前子还有止泻、护肝、降血压、抑菌、降低血清胆固醇等作用。

使用宜忌

凡内伤劳倦、阳气下陷、肾虚精滑及内无湿热者慎服。

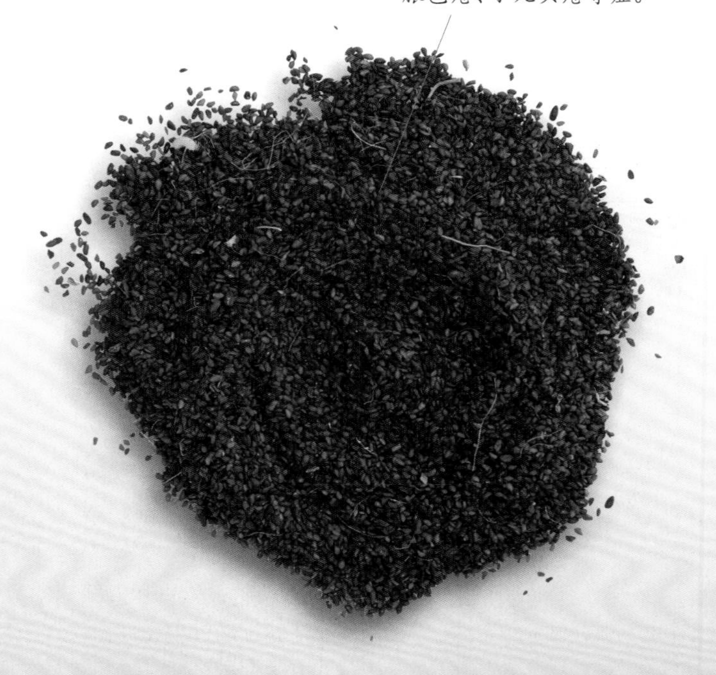

车前子外敷可治湿疮、脓包疮、小儿头疮等症。

性味归经

性微寒，味甘，归肾经、肝经、肺经、小肠经。

如何挑选

以粒大、色黑、饱满者为佳。

代茶饮

车前子 10 克，红茶 3 克。以上 2 味用沸水冲泡浓汁，加盖闷 10 分钟即可，分 2 次趁温当茶饮用，每日 1~2 剂。此茶有健脾利水、化湿止泻的作用。

煮粥

车前子 20 克，粳米 100 克。车前子放入纱布袋，加水煎煮，取汁。粳米放入车前子药汁内，同煮为粥。此粥能祛痰止咳。

水煎

肾炎：车前子、茯苓、猪苓、黄芪各 10 克，大枣 5 枚。水煎服。

糖尿病（气阴两虚型）：车前子 15 克，熟地黄 90 克，山萸肉、麦冬各 60 克，玄参 30 克。水煎服。

陈皮 健脾理气

陈皮，别名苏红皮、广陈皮、广皮、新陈皮，为芸香科常绿小乔木植物橘以及其同属多种植物的成熟果实之果皮，因以贮藏的时间越久越好，故称“陈皮”。以广东所产为佳。

养生功效

陈皮有理气健脾的作用，可以缓解肠胃不适，用于脾肺气滞引起的胸膈痞满、消化不良、恶心呕吐、脘腹胀满等症状；还有燥湿化痰的功效，用于痰湿壅肺引起的咳嗽、咳痰等。陈皮含有挥发油等成分，有促进消化、排除肠道内积气、增加食欲等作用。

使用宜忌

适宜痰湿体质者服用。阴虚燥咳、吐血及内有实热者慎服。

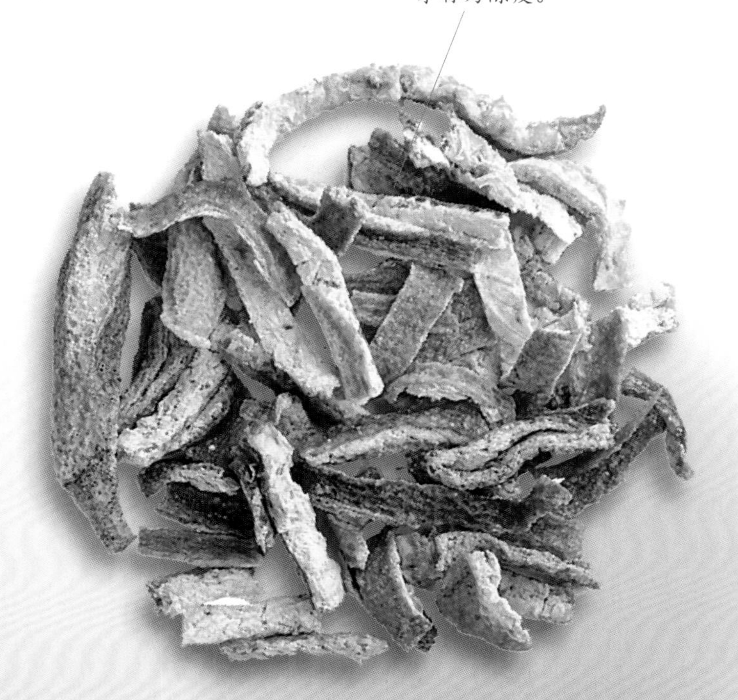

贮藏时间越久越好，存期不足3年的称果皮或柑皮，存期足3年或以上的才称为陈皮。

性味归经 

性温，味辛、苦，归脾经、肺经。

如何挑选 

以皮薄而大、色红、香气浓郁者为佳。

代茶饮

陈皮、荷叶各15克，新鲜山楂30克（或干山楂15克），生槐花5克。上述药材装入小纱布袋里，加适量水，先大火煮开，再中火熬煮半小时即可。取汁代茶饮，能消脂化积。

煮粥 

陈皮6克，生麦芽30克，鸡内金、槟榔各10克。鸡内金、槟榔、陈皮煎煮半小时，去渣，加生麦芽煮成粥，再加适量糖或盐调味即可。此粥能消导积滞。

水煎 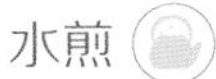

虚寒呕吐：陈皮1块，大枣3枚。大枣去核与陈皮共煎水饮服。每日2次。

肠胃不适、口臭：陈皮30克。水煎服，每日2次，15天为1个疗程。

玫瑰花 行气解郁

玫瑰花别名徘徊花、湖花，为蔷薇科植物玫瑰的干燥花蕾，主产于山东、江苏、浙江、广东等地。传说杨贵妃肌肤柔嫩光泽的秘诀就是经常用长年浸泡着鲜嫩的玫瑰花蕾水进行沐浴，所以玫瑰花美肤的功效自古有之。

养生功效

玫瑰花有疏肝解郁的功效，用于肝胃气滞引起的疼痛、食少呕恶；还有和血调经的功效，用于月经不调、赤白带下以及跌仆伤痛。现代医学认为，玫瑰花有促进新陈代谢、修复细胞、抗病毒等作用。

使用宜忌

气郁体质者适合食用。阴虚火旺者慎用。

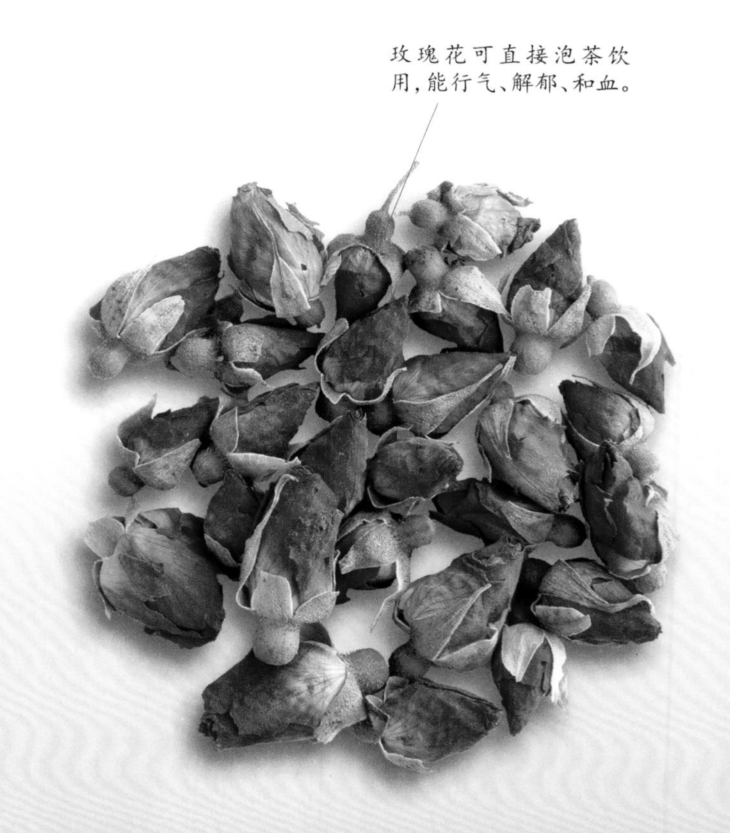

玫瑰花可直接泡茶饮用，能行气、解郁、和血。

性味归经

性温，味甘、微苦，归肝经、脾经。

如何挑选

花以花蕾大、完整，瓣厚，色紫鲜，不露蕊，香气浓者为佳。

煮汤

玫瑰花6克，海带50克，绿豆30克，杏仁9克，红糖适量。绿豆洗净沥干，用搅拌机搅成粉；海带洗净，切丝；杏仁、玫瑰花洗净。锅里加水，放入杏仁、玫瑰花、绿豆粉，大火煮开后转小火煮20分钟，再放入海带丝煮5分钟，加红糖调味即可。此汤可清热解毒。

煮粥

玫瑰花15克，粳米100克，红糖适量。粳米淘洗干净，玫瑰花瓣洗净。将粳米放入锅中，加适量水煮粥，粥将熟时加入玫瑰花瓣、红糖，再煮沸片刻即可。此粥能活血调经。

水煎

青春痘：玫瑰花、槐花、月季花、金银花、鸡冠花各10克，石膏30克(先煎半小时)，蜂蜜适量。用水煎煮所有材料，再放入蜂蜜适量，放凉、装瓶，每次1汤匙，温水冲服，每日2~3次。

玫瑰茯苓山药糕

玫瑰花10克，大枣30枚，茯苓200克，核桃仁50克，瓜子仁30克，山药300克，白糖、猪油各适量。将玫瑰花洗净，切成细丝；茯苓洗净，研成细粉；大枣洗净煮熟，去核，碾成细泥；核桃仁用沸水泡后去皮，下油锅稍炸至色变黄后捞出，与瓜子仁一起剁碎；山药洗净，煮熟后去皮压成泥。将山药泥与枣泥、核桃仁、瓜子仁、白糖、玫瑰花丝、茯苓粉拌匀。将碗底抹匀一层猪油，装入拌好的玫瑰茯苓枣泥，用棉纸密封，上笼蒸40分钟后出笼，揭去棉纸，倒扣于另一盘内即成。

此糕点能补脾益胃、行气消胀、润肠通便，适用于脾胃虚弱、气机不畅导致的慢性胃胀。

玫瑰花海带汤

玫瑰花15克，海带100克，陈皮5克，盐适量。海带切丝；陈皮用温水浸泡5分钟，撕条。将上述材料放入砂锅中，加入适量清水，大火煮沸转小火煲40分钟，再加盐即可。

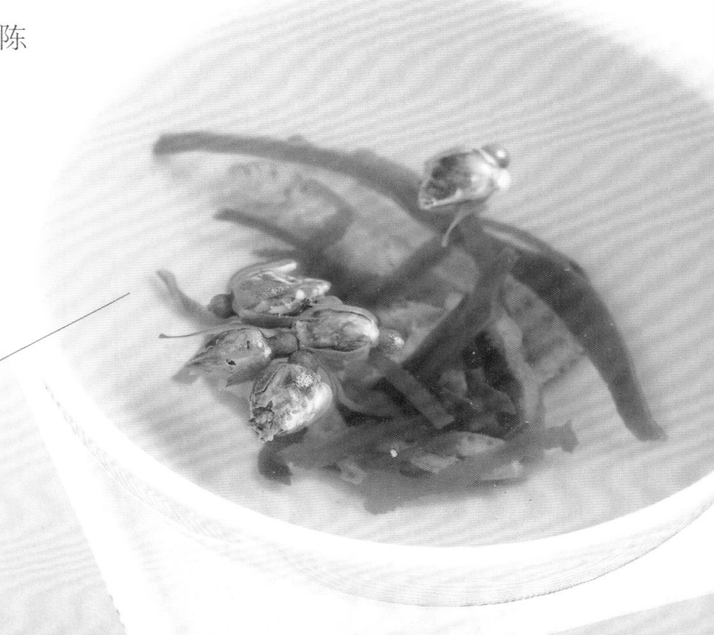

此汤能行气、和胃、疏肝。

柴胡 解表疏肝

柴胡有透表退热的作用，可用于感冒发热、寒热往来、疟疾；还有疏肝解郁、升举阳气的功效，用于肝气不舒、阳气不升引起的胸胁胀痛、月经不调、子宫脱垂、脱肛等。柴胡还有解热、镇静、镇痛、镇咳、抗菌、抗病毒、抗炎、促进免疫功能、降血脂、降胆固醇、保肝等多种功效。

使用宜忌

适合湿热、气郁体质者食用。真阴亏损、肝阳上亢及阴虚火旺者忌用。

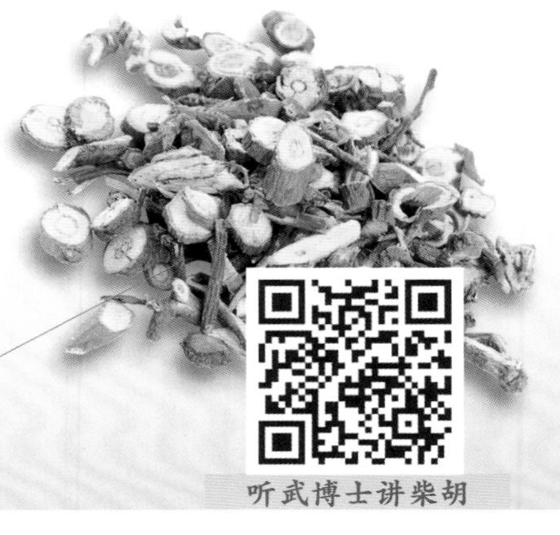

柴胡是伞形科植物柴胡或狭叶柴胡的干燥根。

性味归经

性微寒，味辛、苦，归肝经、胆经、肺经。

如何挑选

以根条粗长、质坚实、无茎苗、须根少、气微香者为佳。

代茶饮

柴胡、丹参各 5 克，五味子、灵芝各 10 克，大枣 5 枚。所有药材水煎，代茶饮，可防治慢性肝炎。

薄荷 疏肝行气

薄荷有疏散风热的功效，可用于风热感冒；还有清利头目、利咽透疹的作用，可用于头痛目赤、咽喉肿痛、麻疹不透、风疹瘙痒等；还能疏肝行气，可用于肝郁气滞、胸闷胁痛。薄荷含有薄荷醇、薄荷酮等成分，有消炎抗菌、抗过敏、止痒、镇痛、健胃、祛风等作用。

使用宜忌

湿热体质者适合食用。阴虚血燥、表虚汗多、脾胃虚寒、腹泻便溏者忌用。

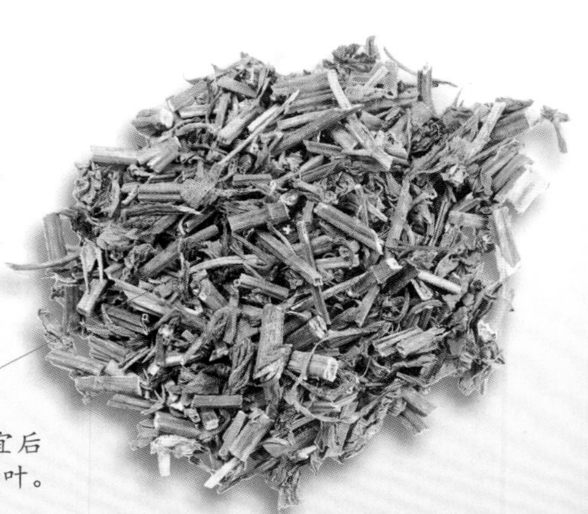

薄荷全草入药，入煎剂宜后下，主要食用部位为茎和叶。

性味归经

性凉，味辛，归肺经、肝经。

如何挑选

以叶多而肥、色绿、无根、干燥、香气浓者为佳。

凉拌

鲜薄荷叶 200 克，酱油、辣椒油、醋、彩椒碎各适量。薄荷洗净，备用。薄荷焯水，过凉，控干水分，装盘待用。将酱油、辣椒油、醋、彩椒碎拌匀，浇在薄荷上即可。此菜能开胃解乏。

佛手 疏肝理气

佛手为芸香科常绿小乔木或灌木植物佛手的果实，主产于广东、福建、云南、四川等地。饮片多为加工后的佛手片，有川佛手与广佛手之分，均同等入药。佛手不仅能药用，还可用来观赏，颜色金黄，并能时时溢出芳香，消除异味，净化室内空气。

养生功效

佛手有疏肝理气、和胃止痛的功效，可用于肝郁气滞引起的胸胁胀痛，脾胃气滞引起的脘腹胀痛、呕逆少食等；还有燥湿化痰的作用，用于久咳、痰多、胸闷痛。现代医学认为佛手可解痉挛、抑制中枢、增加冠状动脉血流量，并有抗心律失常、降血压、抗过敏、抗炎、抗病毒等作用。

使用宜忌

气郁体质者适合食用。阴虚血燥、气无郁滞者慎用。

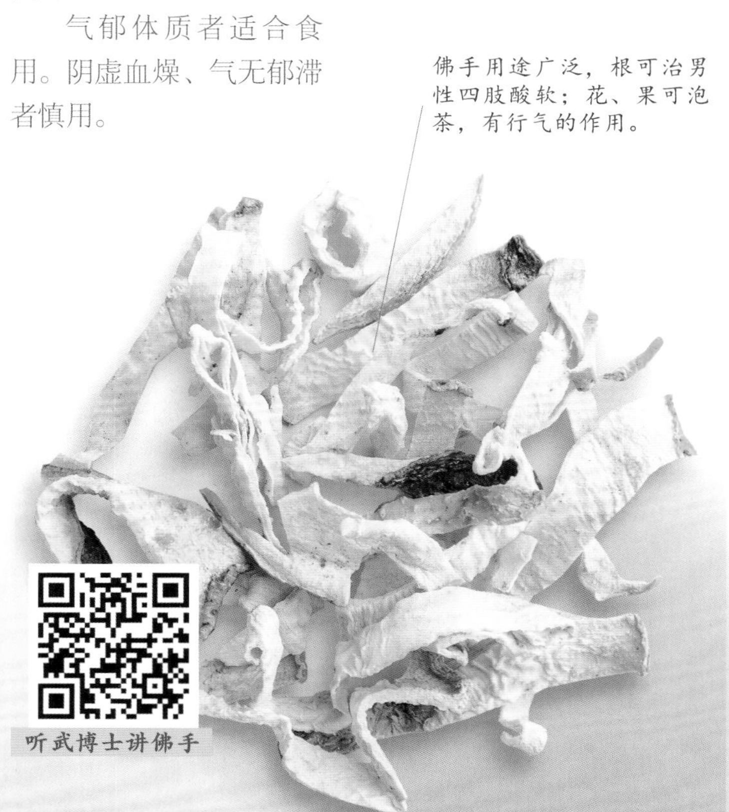

佛手用途广泛，根可治男性四肢酸软；花、果可泡茶，有行气的作用。

性味归经 

性温，味辛、苦、酸，归肝经、脾经、胃经、肺经。

如何挑选 

以片状均匀、平整、不破碎、肉白、香味浓者为佳。

炒菜 

佛手20克，韭菜25克，料酒、盐各适量。韭菜切段，佛手切片，加料酒同炒，熟时加盐调味即可。此菜能行气止痛，适用于关节脱位复位中期，关节仍肿胀，活动不便者。

煮粥 

佛手9克，海藻15克，粳米60克，红糖适量。佛手、海藻用适量水煎汁去渣后，再加入粳米、红糖煮成粥即成。此粥能调节情绪、改善抑郁、疏肝清热。

水煎 

冠心病（气虚血瘀型）： 佛手、山楂各10克。水煎服，每日2次，早晚各1次。

咳嗽（痰湿型）： 鲜佛手10克，生姜6克。用水煎煮后去渣，加白糖趁温服用，每日2次，早晚各1次。

香附 理气解郁

香附又名雀头香、香附子、香附米、雷公头。中医认为其具有治疗痛经、月经不调、闭经、崩漏之功效。因此，历代许多医家均称香附为妇科良药。《本草纲目》称其：乃全病之总司，女科主帅也。

养生功效

香附有理气解郁、调经止痛的功效，可用于肝郁气滞引起的胸、胁、脘腹胀痛，消化不良，月经不调，经闭，痛经，寒疝腹痛，乳房胀痛，胎动不安等。香附还具有强心保肝、利胆抗炎、抗菌等作用。

使用宜忌

气郁体质者适合食用。气虚无滞者、阴虚血热者禁服。

香附不可独用、久用、多用，否则会耗气损血。

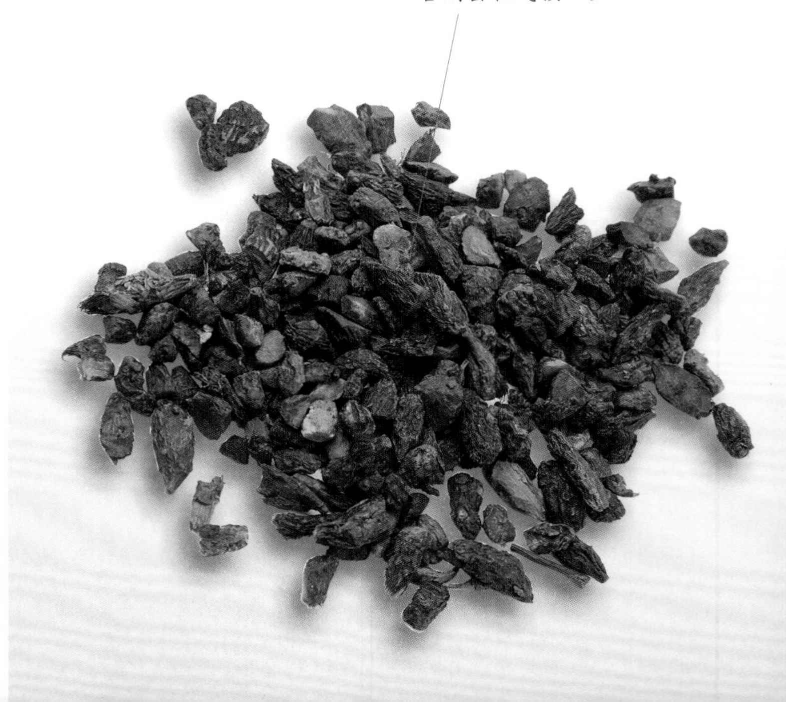

性味归经

性平，味微苦、微甘、辛，归肝经、脾经、三焦经。

如何挑选

以个大、质坚实、色棕褐、香气浓者为佳。

蒸服

醋香附 9 克，陈皮 6 克，乳鸽 1 只，生姜、葱、料酒、盐各适量。乳鸽处理干净，切块。将陈皮、醋香附、乳鸽、生姜、葱、料酒一同放入锅内，加水适量，大火蒸 40 分钟，加盐调味即可。本品能疏肝解郁。

煮汤

香附 9 克，豆腐 200 克，盐、生姜、葱各适量。香附洗净，去杂质。豆腐洗净，切成块。生姜切片，葱切段。炒锅烧热，加入油烧至六成热时，放入葱、生姜爆香，加水 600 毫升，放入香附，煮沸，下入豆腐块和盐，煮 5 分钟即可。此汤能行气健脾。

水煎

痛经（气滞血瘀型）：香附、益母草各 12 克，丹参 15 克，白芍 10 克。水煎服，行经前 3~5 日开始，每日 1 剂，早晚各 1 次。

郁金 活血止痛

郁金为姜科植物温郁金、姜黄、广西莪术、蓬莪术及川郁金的块根。《本草纲目》记载：治血气心腹痛，产后败血冲心欲死，失心颠狂。

养生功效

郁金有活血止痛、清心凉血的功效，可用于胸胁脘腹疼痛、月经不调、痛经、经闭、血热吐衄、血淋、砂淋；还有利胆退黄的作用，对于黄疸、胆石症有效。郁金有保护肝脏、促进胆汁分泌和排泄、降血脂、抗肿瘤等作用。

使用宜忌

阴虚失血者及无气滞血瘀者忌服。孕妇慎用。

郁金既入血分，又入气分，所以既能活血止痛，又能行气解郁。

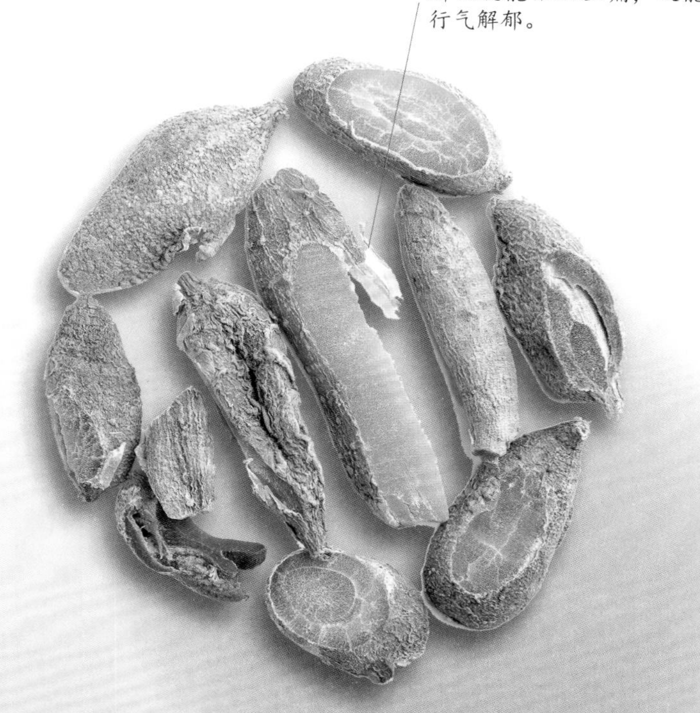

性味归经

性寒，味辛、苦，归肝经、心经、胆经。

如何挑选

以个大、肥满、外皮皱纹细、断面橙黄色者为佳。

煮汤

郁金 9 克，水鸭 1 只，车前草 20 克，生姜、葱、料酒、盐各适量。车前草、郁金用纱布包好装入鸭腹，加入适量水和调料，大火煮沸，再改用小火炖煮 1 小时即可。此汤能疏肝解郁。

代茶饮

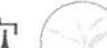

郁金 3 克（切小块），黄连 1 克，合欢花、夜交藤（切小块）各 5 克。用沸水冲泡以上药材 15 分钟，当茶饮，每日睡前服，有清心安神的作用。

水煎

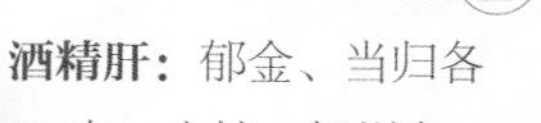

酒精肝：郁金、当归各 12 克，山楂、橘饼各 25 克。将 4 味药材一同加水煎煮取汁，分 2~3 次饮服。

健脾消食中药

山楂 行气散瘀

山楂又名山里红，红果。古人称它为“酸楂”。山楂是人们喜食的水果，也是一味常用中药，有助消化、降血脂、降血压、治月经不调、祛斑等作用。柳宗元诗中就有“伧父（指乡民）馈酸楂”的诗句。《本草纲目》中有将山楂“去皮、核，捣和糖、蜜作为楂糕”的记载。

养生功效

山楂有生津开胃、行气散瘀的功效，可用于肉食积滞不消化，脘腹胀满，嗳气吞酸，腹痛便秘；还可用于气滞所致的脘腹胀痛，以及产后瘀滞疼痛。另外，山楂可调理月经、祛斑。山楂含多种有机酸以及黄酮类等成分，具有提升肠胃消化功能、扩张血管、降血压、增强心肌、抗心律不齐、调节血脂、降低胆固醇等作用。

使用宜忌

食积、血瘀者适合食用。消化性溃疡、龋齿、气虚便溏、脾虚者忌用。孕妇慎用，体虚者少吃。

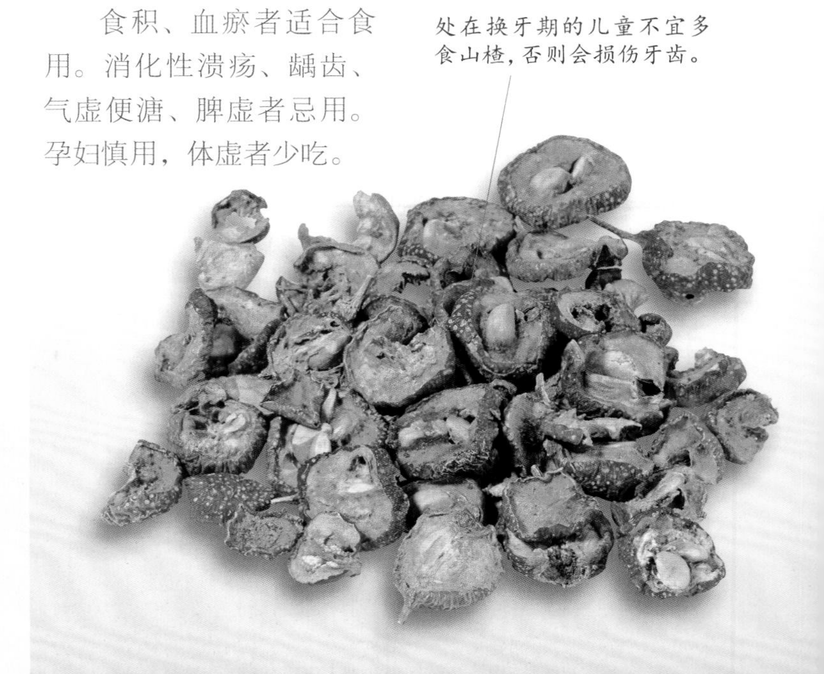

处在换牙期的儿童不宜多食山楂，否则会损伤牙齿。

性味归经

性微温，味酸、甘，归脾经、胃经、肝经。

如何挑选

以个圆、色润、无虫蛀者为佳。

代茶饮

鲜山楂、鲜橘皮各15克，鲜白萝卜100克。将三者加水煎取汁300毫升，代茶饮用。此饮能化痰降浊。

煮粥

山楂10克，大枣10枚，粳米适量。大枣掰碎，与山楂、粳米一同放入锅中，加适量水煮至米熟即可。此粥能补血养颜。

水煎

消化不良：山楂、炒麦芽各9克。水煎服，每日1剂。

高脂血症（气滞血瘀型）：山楂、决明子各15克，荷叶8克。将3味药材洗净后用小纱布袋包好放到锅里，加适量水，先大火煮开，再改小火继续熬煮半小时即可。

神曲 健脾和胃

神曲为辣蓼、青蒿、杏仁泥、赤小豆、鲜苍耳加入面粉或麸皮后发酵而成的曲剂。全国各地均产。《本草经疏》记载：古人用曲，即造酒之曲，其气味甘温，性专消导，行脾胃滞气，散脏腑之冷。神曲乃后人专造，以供药用，加倍于酒曲。

养生功效

神曲有健脾和胃、消食化积的功效，用于饮食停滞、消化不良、脘腹胀满、食欲不振、呕吐泻痢。神曲含酵母菌、淀粉酶等成分，有增进食欲，维持正常消化机能等作用。

使用宜忌

脾阴虚、胃火盛者不宜食用。孕妇慎用。

神曲略有解表退热的作用，尤宜适用于外感表证兼食滞者。

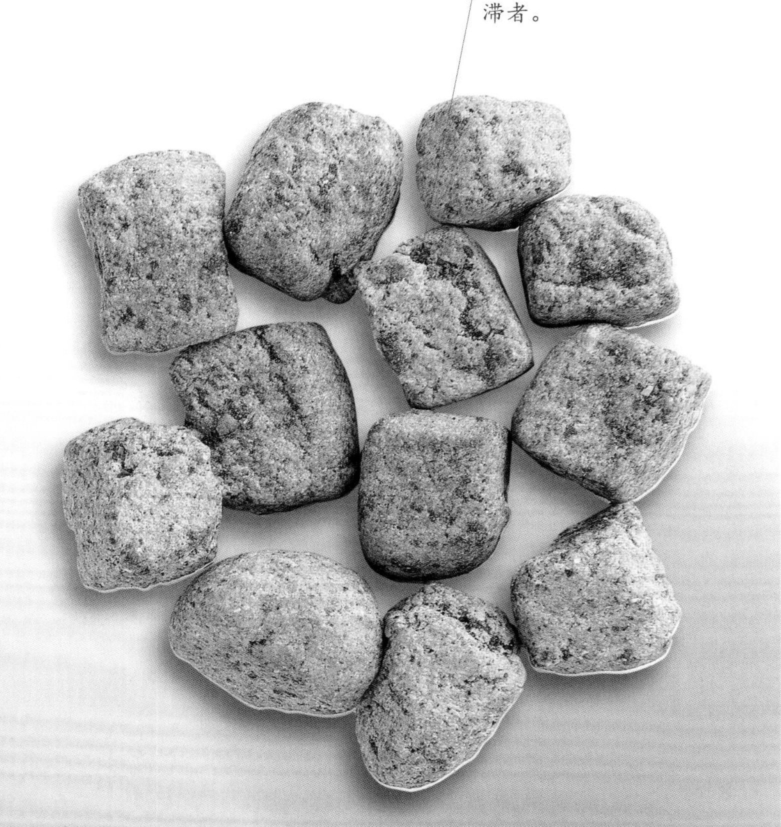

性味归经

性温，味甘、辛，归脾经、胃经。

如何挑选

以陈久、无虫蛀者为佳。

代茶饮

生姜2片，神曲半块，白糖适量。将三者一同放入罐中，加水煮沸，每日代茶饮用2~3次，适用于小儿流涎。

煮粥

神曲10~15克，粳米适量。将神曲捣碎，煎取药汁后去渣，放入粳米，一同煮成稀粥。此粥可健脾暖胃。

水煎

厌食症：神曲18克，丁香2克，水煎当茶饮。

肥胖（脾虚湿阻型）：神曲18克，荷叶、陈皮、白术、山楂各6克。将所有材料加3碗水，用小火煮25分钟，饭后30~60分钟饮用。

麦芽 消食回乳

麦芽又名大麦毛、麦蘖、大麦芽，系禾本科一年生草本植物大麦的成熟果实干燥而成。近代名医张锡纯曾评价说：麦芽虽为脾胃之药，而实善舒肝气。

养生功效

麦芽有消食、消胀、回乳的作用，用于消化不良、饮食停滞、胸膈满胀、嗳气、不思饮食，以及用于妇女断乳，使其乳汁分泌减少直至停止。麦芽含有丰富的维生素、麦芽糖、卵磷脂、多种酶类等成分，有助消化、降血糖、抗菌等作用。

使用宜忌

食积不消、乳胀不消者适宜服用。痰火哮喘者忌用。哺乳期妇女不可服用。

生麦芽主要用于消食、通乳，炒麦芽主要用于食积、回乳，焦麦芽主要用于食积。

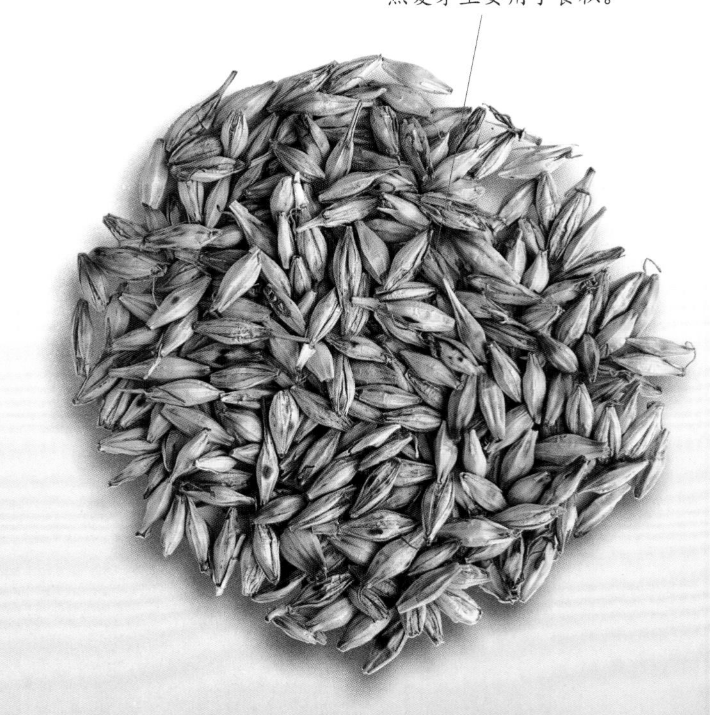

性味归经

性平，味甘，归脾经、胃经。

如何挑选

以色淡黄、有胚芽者为佳。

泡茶

麦芽30克，茶叶2克。用小火将麦芽炒焦，再炒焦茶叶，用沸水浸泡，闷10分钟。放温后饮用，每日1次，可治疗小儿腹泻。

煮汤

麦芽200克，猪瘦肉300克，蜜枣4枚，料酒、盐各适量。麦芽炒至微黄，猪瘦肉洗干净，切成薄片，加料酒腌渍。锅内加水煮沸，放入蜜枣、麦芽煮45分钟，再放入猪瘦肉片，煮至熟透，加盐调味即可。本汤有消积和胃的作用。

水煎

乳腺增生：麦芽50克，山楂、五味子各15克，水煎服，每次适量。每日1剂，10日为1个疗程。

断乳：炒麦芽60~90克，水煎服用，每日1剂，连服7日。

谷芽 健脾消导

谷芽又名稻芽，其富含蛋白酶、B 族维生素、淀粉等多种营养物质。其中所含的蛋白酶有助于蛋白质消化，能消食开胃、增加食欲。此外，谷芽还可行气、和中、消胀。《本草纲目》载：快脾开胃，下气和中，消食化积。

养生功效

谷芽有健脾开胃、消食下气的功效，可用于治疗脾虚少食、消化不良等。生谷芽主要用于消食，还可以回乳；炒谷芽主要用于健胃；焦谷芽消食作用更强。

使用宜忌

食积体质者适合服用。胃下垂者忌用。

谷芽是禾本科植物粟的成熟果实经发芽干燥的炮制加工品。

性味归经

性温，味甘，归脾经、胃经。

如何挑选

以南方早稻谷加工的谷芽为佳。

做饼

取谷芽 120 克，研为细末；姜绞碎取姜汁。将谷芽末、姜汁加入盐少许拌匀，做成饼，小火烤脆即可食用。此饼可健脾消食、宽中消胀。

煮粥

焦山楂、焦神曲、焦麦芽、焦谷芽各 10 克，粳米 50 克。粳米洗净，和以上 4 味药材一起放入砂锅中，加适量水煮成粥。长期服用可治疗消化不良、食欲不振。

冲服

消化不良： 谷芽每次 10 克左右，热水冲泡后饮用。症状消除后停服。

伤食呕吐： 谷芽、山楂、槟榔、枳壳各等量，碾末冲服，每次 1~2 克，每日 3 次。

鸡内金 开胃消食

鸡内金又名内金、炙内金，俗称鸡肫皮，为鸡的胃内膜，始载于《神农本草经》。我们生活中常把它当垃圾扔掉，殊不知它有药用价值。《本草纲目》记载：鸡内金治小儿食疟，疗大人淋漓反胃，消酒积，主喉闭、乳蛾，一切口疮，牙疳诸疮。

养生功效

鸡内金含胃激素、角蛋白等物质，不仅能促进胃腺分泌，还能增强胃动力。中医认为，鸡内金有开胃消食，防治尿结石、肾结石、胆结石的功效，还可防止脱发。鸡内金还有固精止遗的作用，可改善肾虚导致的遗精、遗尿，白带色白、清稀量多等症。

使用宜忌

适合食积体质者服用。脾虚无食积者慎用。忌空腹状态下服用。

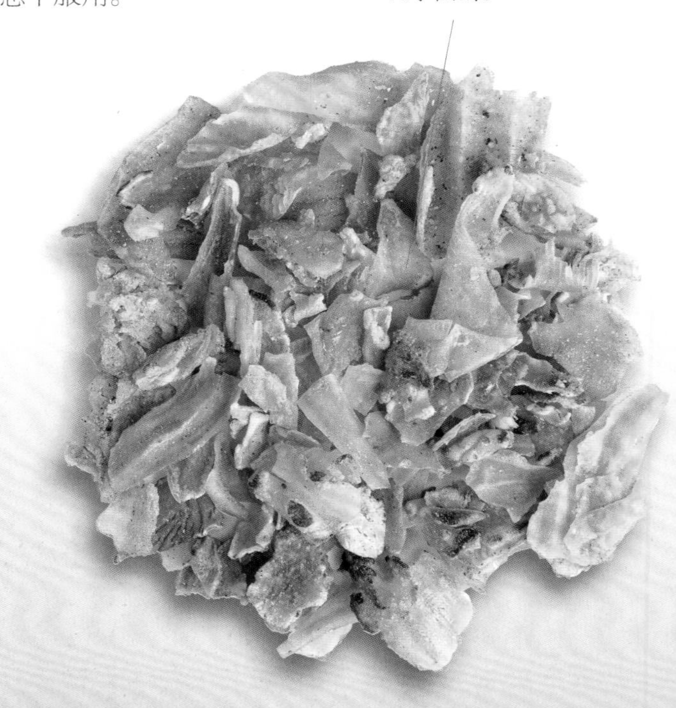

鸡内金研末服效果优于煎剂。

性味归经

性平，味甘，归脾经、胃经、小肠经、膀胱经。

如何挑选

以个大、色黄、干燥、完整者为佳。

泡茶

鸡内金 10 克，麦芽 30 克，绿茶 5 克。3 种材料放入锅内，用小火焙黄，略捣碎后，放保温杯中，用沸水泡 20 分钟即可。此茶能消食导积。适合儿童服用，用量根据年龄酌情增减。

煮粥

鸡内金 6 个，干橘皮 3 克，砂仁 2 克，粳米 50 克。鸡内金、干橘皮、砂仁研末，粳米煮粥，粥成后放入药末，供早晚餐食用。此粥能消积和胃。

研末

斑秃：鸡内金炒焦研细。每次服 25 克，1 日 3 次，温水送服。

水煎

伤食呕吐：鸡内金 10 克，炒麦芽 10 克，水煎，频饮。

腹泻（湿热型）：鸡内金、山楂、炒麦芽各 10 克，莱菔子 20 克，甘草 5 克。水煎服，每日 1 剂，每日 2 次。

芦荟 清热排毒

芦荟为百合科芦荟属植物叶的汁液浓缩干燥物，是一种古老而神奇的植物。唐代对芦荟药用就有记载。《开宝本草》记载：芦荟主热风烦闷，胸膈间热气，明目镇心，小儿癫痫惊风，疗五疳，杀三虫及痔病疮瘘，解巴豆毒。

养生功效

芦荟有清热、通便、杀虫的功效，可用于热结便秘、妇女经闭、小儿惊痫、疳热虫积等。芦荟叶中含多种营养成分，具有清火、排毒、通便、养颜等多种养生功效。外用可治龋齿、疖痈肿毒、烧烫伤、湿癣。

使用宜忌

适合湿热体质者服用。脾胃虚弱、食少便溏者忌服。孕妇忌服。

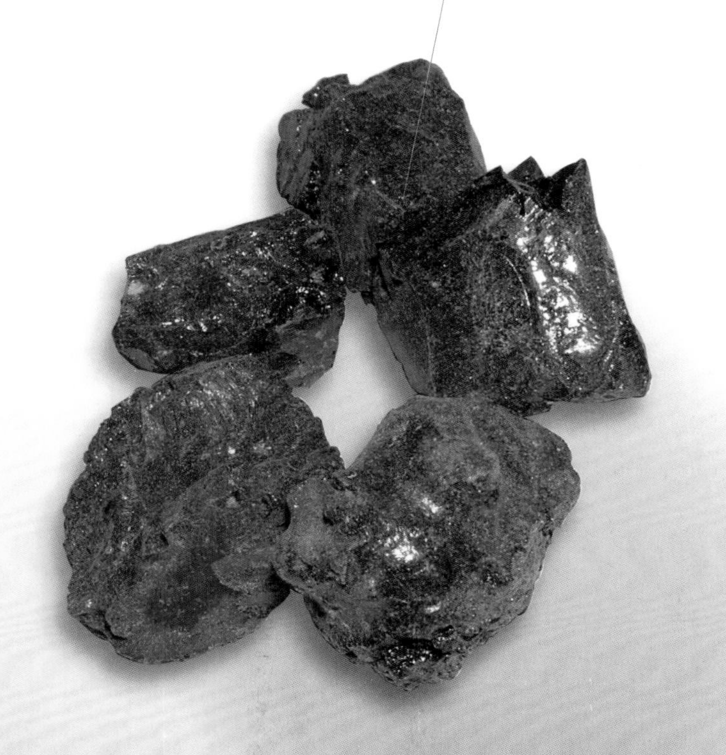

芦荟的提取物能使皮肤收敛、软化，可保湿、消炎。

性味归经 

性寒，味苦，归肝经、胃经、大肠经。

如何挑选 

以叶肉厚实、刺坚挺者为佳。

外用 

将生芦荟叶捣烂绞出汁。用芦荟汁兑水擦皮肤患处，可消痘除斑。

榨汁 

芦荟叶1片，苹果、梨各1个，用榨汁机榨汁，加白糖25克调和，即可饮用，每日2次。此汁可缓解心烦便秘。

水煎 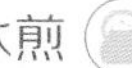

防糖尿病：取鲜芦荟叶15克水煎，每日服2~3次，可排出体内毒素。

调理内分泌：鲜芦荟叶15克水煎，每日服2~3次。

温胃散寒药

附子 散寒止痛

附子为毛茛科植物，又名白附片、黑顺片、盐附子。附子始载于《神农本草经》，其有回阳、逐冷、祛风湿的作用，可治风湿所致的四肢厥逆、霍乱转筋，肾阳衰弱导致的腰膝冷痛、精神不振以及脚气等。

养生功效

附子有散寒止痛、回阳救逆、补益阳气的功效，用于风寒湿痹、周身骨节疼痛，以及人体阳气不足，如肾阳不足引起的畏寒肢冷、阳痿，脾阳不足引起的腹痛、溏泄。附子还有强心、改善血液循环、防止休克、抗心律失常、保护心肌、消炎、镇痛、镇静、抑制胃溃疡形成等作用。外用可治手足冻裂、疥癣、疔疮肿痛等。

使用宜忌

口干舌燥、舌体发红等体内有热者忌用。孕妇忌用。畏绿豆。

因附子有毒，现在药店销售的都是经过炮制的成品，又叫制附子（见此图），一般要先煎30分钟以上才能把毒性成分——乌头碱分解。

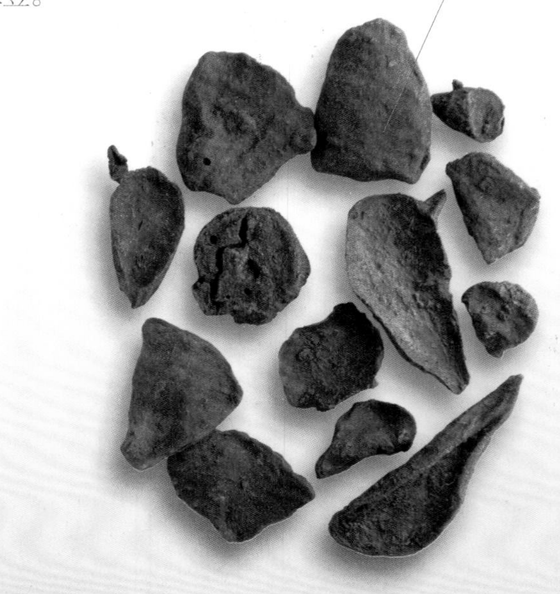

性味归经

性大热，味辛、甘，有毒，归心经、肾经、脾经。

如何挑选

以呈类圆形或椭圆形厚片、周边为淡棕色、切面黄色、味淡微有麻舌感者为佳。

代茶饮

制附子1.5克，红茶3克。制附子放入200毫升水中，煎煮至水沸，水沸后30分钟再用汁液泡茶饮用，反复冲泡，直至味淡。此饮能散寒除湿。

煮粥

制附子3~5克，干姜1~3克，粳米50克，葱白2根，红糖适量。制附子、干姜研为极细粉末，粳米淘洗干净，葱白洗净切段。粳米放入锅中熬粥，待粥沸后，加入药末、葱白段、红糖同煮为稀粥即可。此粥能温中散寒。

水煎

腹泻（寒湿型）： 制附子9克，干姜6克，葱白4根，加适量水煎煮，煎煮到药液浓缩至加水量的1/3时熄火，趁温饮用。

干姜 温中散寒

干姜为姜科植物姜的干燥根茎。我国古代名医陶弘景提到干姜“凡作干姜法：水淹三日，去皮置流水中六日，更乱去皮，然后晒干，置瓷缸中酿三日，乃成”。李时珍也称：“干姜以母姜造之，以白净结实者为良，凡入药并宜泡用。”

养生功效

干姜有健脾止泻的功效，用于脾阳虚所致的腹痛腹泻，脾胃虚寒所致的泄泻、慢性肠炎和慢性胃炎；还有回阳通脉的作用，用于四肢厥逆、脉微欲绝的亡阳证；还能化痰止咳，用于形寒身冷、痰多清稀的寒饮咳喘。干姜可刺激消化，增进食欲，振奋中枢神经，促进血液循环，增强心脏活力。

使用宜忌

阴虚内热者、血热妄行者、肝炎患者、干燥综合征者忌食。孕妇慎用。

干姜保存时要置于阴凉干燥处，还需防蛀。

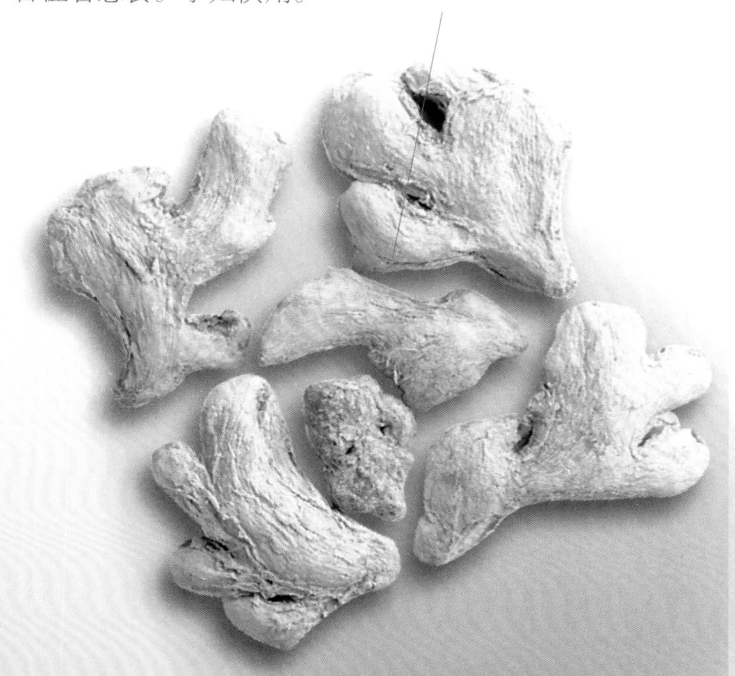

性味归经 

性热，味辛，归胃经、心经、肺经、脾经、肾经。

如何挑选

以质坚实、断面色黄白、粉性足、气味浓者为佳。

泡茶 

干姜、绿茶各6克。干姜、绿茶放入杯中，用沸水冲泡，当茶饮用。此茶有解毒、利湿、和胃的作用，适用于寒冷腹痛、呕吐泄泻。

煮粥 

干姜5克，粳米80克，白糖适量。干姜洗净，水煎取汁，加粳米煮粥，待沸时调入白糖，煮至粥熟即成。每日1剂，连食3~5日。此粥适用于脾肺虚寒、心腹冷痛、恶心呕吐、泛吐水、四肢不温、纳差乏力等。

水煎

前列腺炎：干姜、艾叶各10克，薏苡仁30克。水煎服，每日1剂，每天分2次服用。

出冷汗：干姜2片，小麦100克。加水煮，去渣取汁，频饮。

肉桂 温经通脉

肉桂为樟科植物肉桂和大叶清化桂的干皮和枝皮。古代中医大家朱震亨说："桂心，入二、三分于补阴药中，则能行地黄之滞而补肾；由其味辛属肺，而能生肾水；性温行血，而能通凝滞也；能通血脉凝滞，其能补肾必矣。"

养生功效

肉桂有补火助阳的作用，用于阳痿、宫冷、腰膝冷痛、虚寒吐泻等症；还有散寒止痛、温经通脉的功效，可用于肾虚所致的腰膝酸软、遗尿、小便频数，以及肾阳虚所致的脘腹冷痛、不孕症等。肉桂有镇静、降温、降血压、健胃、杀菌、祛痰、镇咳、利尿、控制血糖平衡的作用。

使用宜忌

阳虚、气血不足者适合服用。阴虚火旺、有出血症状者忌用，孕妇忌用。不宜与赤石脂同用。

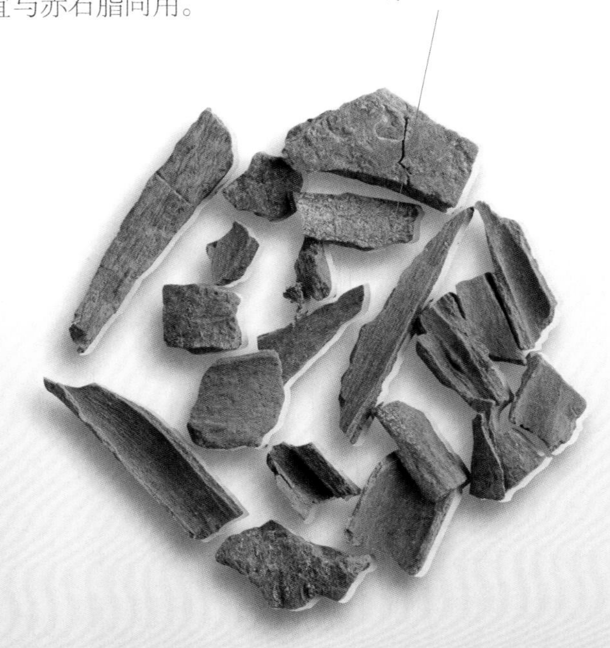

肉桂和桂皮一样，可做香料，但不及桂皮味美。

性味归经

性大热，味辛、甘，归脾经、肾经、心经、肝经。

如何挑选

以外表面细致、皮厚体重、不破碎、油性大、香气浓、甜味浓而微辛、嚼之渣少者为佳。

煮汤

甲鱼1只，肉桂5克，盐适量。甲鱼去壳，洗净、切块。将甲鱼块与肉桂一起放入大碗中，隔水蒸熟，加盐调味即可。此汤有阴阳双补的作用。

泡茶

肉桂5克，生姜、红糖各适量。将所有的材料放入保温杯中，用开水冲泡，并闷10~20分钟。冬天常饮此茶，能够改善手足冰冷。

水煎

低血压：肉桂10克，党参15克，黄精12克，大枣10枚，甘草6克。水煎服用，每日1剂，连续服15日见效。

遗尿：肉桂9克，淫羊藿、益智仁各15克。用水煎煮，分为2次服用。

腹泻（肾虚型）：肉桂、五味子、吴茱萸各5克，补骨脂、肉豆蔻各10克。水煎当茶饮。

肉桂花生羊肉汤

肉桂10克，花生仁30克，羊肉300克，姜、盐各适量。肉桂洗净；花生仁洗净；姜洗净切片；羊肉洗净切大块，用开水汆3分钟，去血水，捞出洗净。将肉桂、羊肉块、花生仁和姜片放入砂锅中，加入适量清水，大火煮沸转小火煲2小时，加盐调味即可。

此汤有补心温肾、提振阳气的功效。

肉桂粳米粥

粳米100克，肉桂适量。肉桂加入清水煎煮，取汁液备用；粳米洗净。锅内加入清水，放入粳米，用小火熬煮成粥，再加入肉桂汁混合，搅拌均匀，稍煮片刻即可。

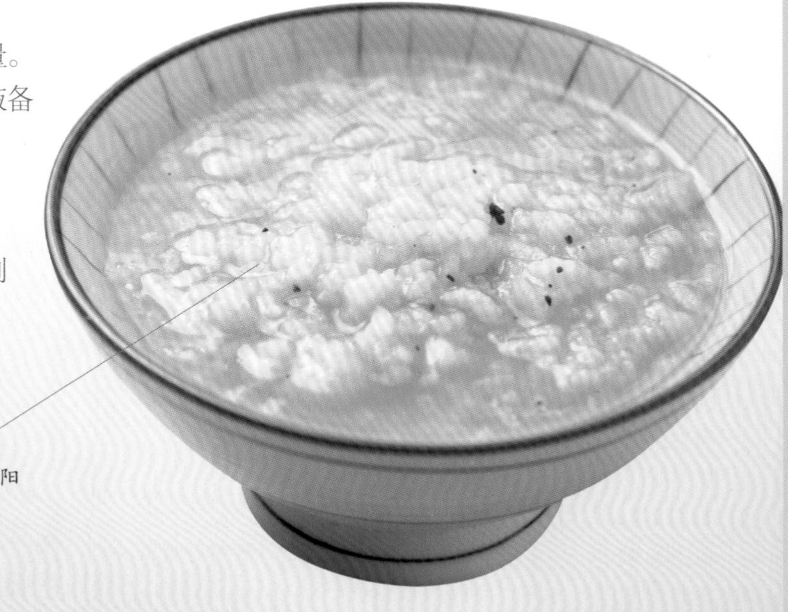

此粥具有补气、补阳等作用。

八角茴香 散寒理气

八角茴香别名大茴香、大八角，有散寒理气的作用，主治寒疝腹痛、胃寒呕吐、腰膝冷痛、脘腹疼痛；还有开胃的功效，可治疗食积、腹胀如鼓。八角茴香能刺激胃肠神经血管，促进消化液分泌，增加胃肠蠕动，有助于缓解胃痉挛，减轻疼痛。

使用宜忌

阳虚体质者适合服用。阴虚火旺者忌用。眼病患者、糖尿病患者、肺结核患者忌用。

八角茴香不能服用过多，以免体内积热。

性味归经

性温，味辛，归肝经、肾经、脾经、胃经。

如何挑选

以个大、肉质肥厚、角平整、香气浓、色深红、油性大者为佳。

水煎

小肠气坠：八角茴香、小茴香各 9 克，乳香少许，水煎取汁服，每次适量。

丁香 温中止呕

丁香有温中降逆、散寒止痛、止呃逆、止呕吐的功效，对于胃寒导致的脘腹疼痛、痹痛、疝痛等症也有疗效；还有温肾助阳的作用，用于肾虚引起的阳痿。丁香有抗菌、祛虫、健胃、止痛等作用。外用研末调敷，可治鼻中息肉。

使用宜忌

热病及体内有火者忌用。

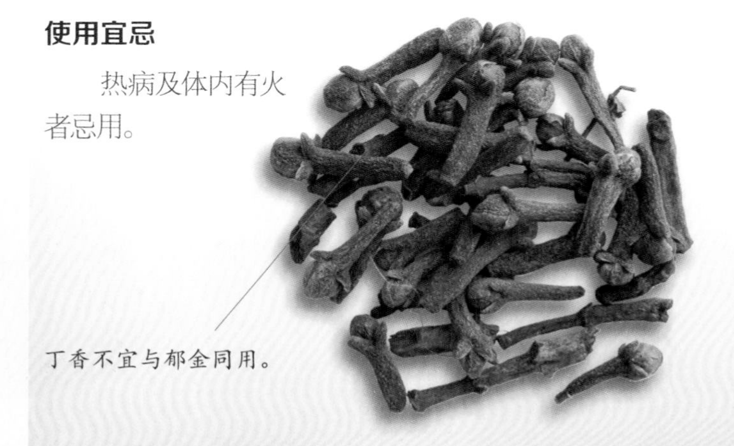

丁香不宜与郁金同用。

性味归经

性温，味辛，归脾经、胃经、肺经、肾经。

如何挑选

以个大、粗壮、色红棕、油性足、能沉于水、香气浓郁、无碎末者为佳。

炖煮

丁香、肉桂各 10 克，母鸡 1 只，老姜、葱白、白胡椒、盐各适量。老姜拍破，葱白切段，和母鸡、丁香、白胡椒、肉桂一起放入锅中，加适量水，用小火煨煮，煮至鸡肉将熟时，加盐调味即可。吃鸡肉喝汤，能补益脾胃。

胡椒 温中散寒

胡椒为胡椒科植物胡椒的果实，生长于荫蔽的树林中，分布于热带、亚热带地区，我国华南及西南地区有引种。古代中医大家朱震亨认为："胡椒性燥，食之快膈，喜食者众，大伤脾胃肺气，久则气大伤，凡病气疾人，益大其祸也。"

养生功效

胡椒有温中散寒的功效，用于胃寒、食积所致的胃腹冷痛、肠鸣腹泻，风寒感冒以及食欲缺乏、消化不良；还有温肺化痰的作用，用于肺寒痰多、胸肋胀痛、咳嗽。胡椒有抗惊厥、镇静、杀虫、祛风、健胃等作用。外用研末调敷或置膏药内贴之。

使用宜忌

阳虚体质者适合服用。孕妇慎服。风热感冒、湿热实火及阴虚有火者忌用。

胡椒不可多食。

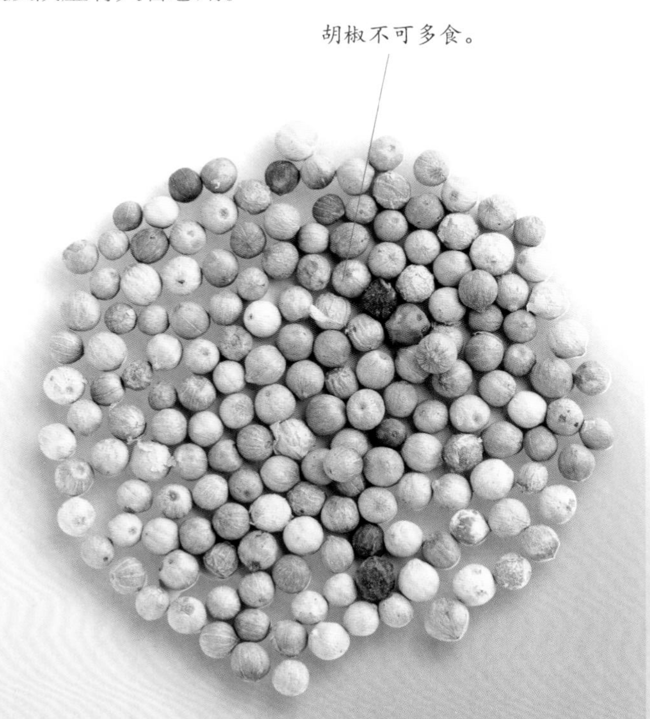

性味归经 

性热，味辛，归胃经、大肠经。

如何挑选 

以粒大、饱满、坚实、气味强烈者为佳。

外用 

白胡椒研粉，取少许与少量盐拌匀，塞入龋齿洞中，可用于牙齿浮热作痛。

煮汤 

胡椒、干姜、砂仁各6克，肉桂、陈皮各3克，猪肚1个，调料适量。猪肚洗净，诸药用布包好，加水同煮至猪肚烂熟，去渣取汁饮服；猪肚取出切片，调味服食。此汤可健脾益气、温中和胃，适用于胃脘隐痛、喜热饮、纳差食少、面色无华等。

研末 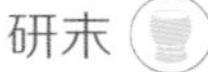

胃寒胃痛： 取胡椒10粒，甜杏仁5颗，大枣3枚（去核），共研细末，温开水送服。成人每日1次，儿童酌情减量。

花椒 温中止痛

花椒，别名川椒、蜀椒、点椒，分布于我国北部至西南，华北、华中、华南也有分布。四川汉源的花椒，自唐代元和年间就被列为贡品，古称“贡椒”，史籍多有记载。李时珍的《本草纲目》中记载：花椒坚齿、乌发、明目，久服，好颜色，耐老、增年、健神。

养生功效

花椒有温中散寒、暖胃止痛的功效，用于脾胃虚寒引起的食欲减退或脘腹冷痛、呕吐、腹泻，能除五脏六腑之寒；还有止痒的功效，用于湿疹瘙痒、阴痒。花椒含有挥发油等成分，有抑菌、杀虫、麻醉、止痛等作用。外治湿疹、瘙痒。

使用宜忌

阳虚体质者适合服用。阴虚火旺者忌用。孕妇慎服。

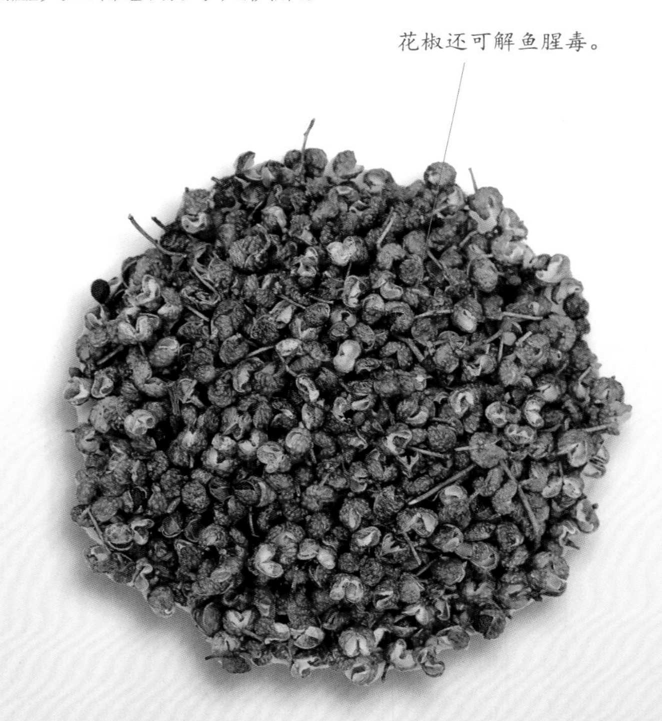

花椒还可解鱼腥毒。

性味归经

性温，味辛，归脾经、胃经、肾经。

如何挑选

以粒大、外表凸点多、色泽红润自然、无杂质、香气浓烈、干燥者为佳。

饮品

花椒、红糖各30克。将花椒先放在水中泡1小时，花椒水倒入锅中，用大火煮10分钟，出锅时加入红糖即可。每日饮用1次。此饮品有散寒下气的功效，也可用于回乳。

煮粥

花椒、葱、生姜、盐各适量，粳米100克。花椒研末。粳米淘洗干净，放入锅中，加水熬煮成粥。将葱、生姜、盐加入粥中，拌匀后稍煮一会儿，趁热撒入花椒末即可。本粥能温中散寒。

水煎

呕吐：花椒6克，绿豆50克。用水煎煮，取汁，频饮。

胃炎（脾虚湿阻型）：花椒6克，乌梅9克。用水煎煮，取汁服用，每日2~3次。

胃痛（脾胃虚寒型）：花椒10粒，黄豆50克。水煎取汁，频饮。

小茴香 理气和胃

小茴香入药首见于《药性论》，原名茴香。传说清朝末年，俄国人米哈伊洛夫游览杭州西湖时，突然疝气发作，疼痛不已。随行的俄国医生束手无策，幸好碰见了一位老中医。老中医用小茴香一两，研成粗末，让米哈伊洛夫用二两绍兴黄酒送服，20 分钟后，疝痛就奇迹般地减轻，并很快消失，此事一时被传为佳话。

养生功效

小茴香有散寒止痛、理气和胃的功效，可用于寒伤脾胃引起的胃脘寒痛；还有补肾、强腰膝的作用，用于肾阳不足引起的遗尿、腰膝酸软。现代医学认为，小茴香有抑菌、利尿、促进胃肠蠕动、促进胆汁分泌、抗溃疡等作用。

使用宜忌

阳虚体质者适合服用。

热证及阴虚火旺者忌用。

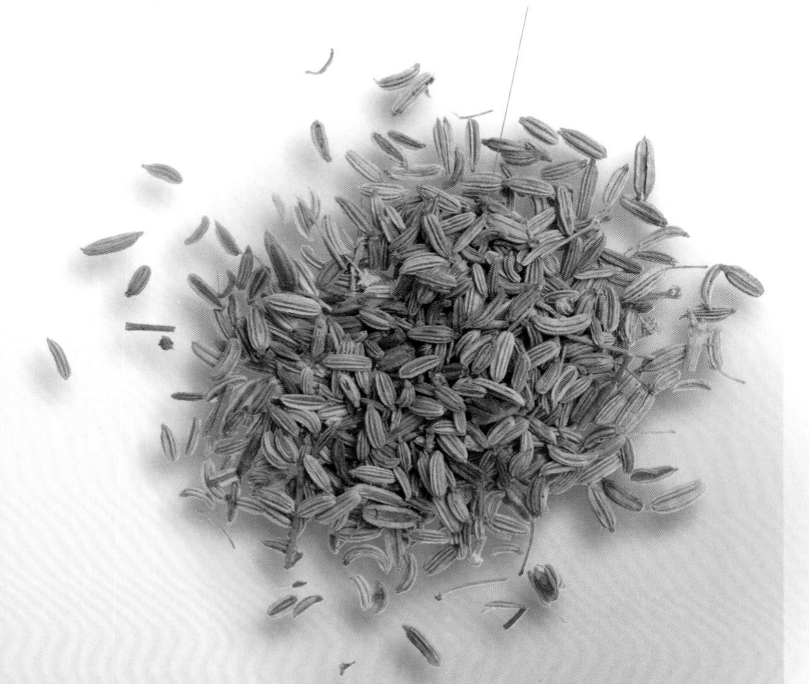

小茴香对中焦寒凝气滞证和虚寒性胃病有很好的疗效。

性味归经 

性温，味辛，归肝经、脾经、胃经、肾经。

如何挑选 

以颗粒均匀、粒大饱满、色泽黄绿、气味浓者为佳。

炖汤 

羊肾 1 个，小茴香、鹿茸、菟丝子各适量。小茴香、鹿茸、菟丝子和羊肾一同炖，可作为糖尿病、肾病患者的辅助食疗，尤其对腰部冷痛明显者，有补肾、强腰膝之功效。

煮粥 

小茴香、盐各适量，粳米 50 克。小茴香放入砂锅内，加适量水煮开，取汁。粳米淘洗干净，与小茴香汤汁、盐一同放入锅中煮粥，煮至粳米熟烂即可。此粥能开胃消食。

水煎

疝气：小茴香、荔枝核、橘核、延胡索各 9 克。所有材料放入砂锅，加适量水煎煮即可。每日饮用，连服数日。

润肺止咳化痰中药

银耳 滋阴润肺

银耳，又称雪耳、白木耳，为药食两用之佳品，既是上等的营养滋补佳品，又是扶正固本的良药，所以被誉为“食用菌之王”。《随息居饮食谱》中称：木耳，甘平，补气，耐饥，色白者胜。

养生功效

银耳有补肺益气的功效，可用于肺气虚所致的虚劳久咳、痰中带血，以及肺痈、肺痿、干咳少痰、胸胁疼痛、病后体虚、神倦乏力；还有润肺祛燥的功效，可用于病后体虚、大便秘结等。银耳主要的药理有效成分是多糖，这是一种重要的生物活性物质，能够增强人体免疫功能，起到扶正固本的作用。

使用宜忌

阴虚体质者适合服用。有风寒咳嗽或湿热生痰者忌用。

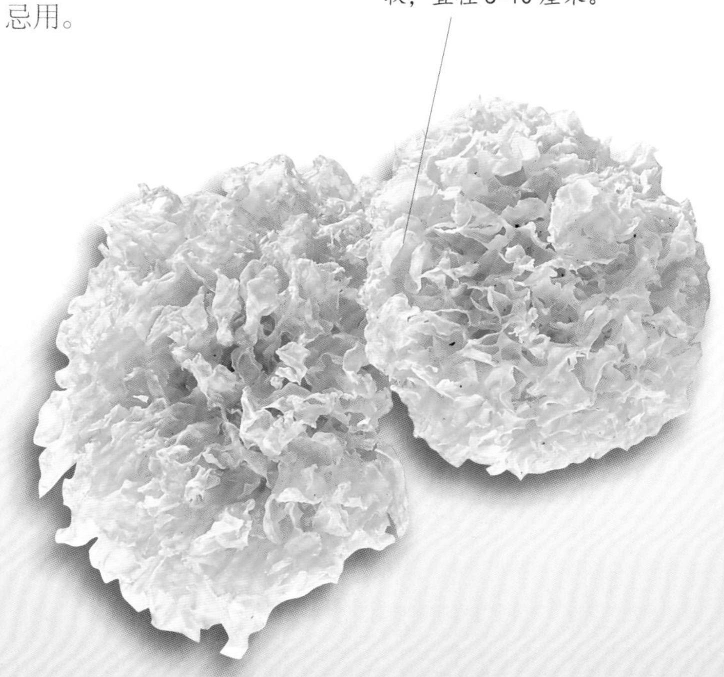

性味归经

性平，味甘、淡，归肺经、胃经、肾经。

如何挑选

优质银耳的耳花大而松散，耳肉肥厚，色泽呈白色略带微黄。蒂无黑斑或杂质，朵形较圆整，大而美观，清香无异味者为佳。

煮羹

银耳10克，桂圆肉10克，大枣5枚，冰糖适量。用温水将银耳发开切碎，桂圆肉及大枣洗净切碎，加适量水和冰糖，同放碗中蒸约1小时食用。此羹可滋阴养血、益气安神。

煮粥

银耳10克，粳米50克，将银耳水发洗净，切碎与粳米同煮为粥食用。此粥可滋阴润肺、养胃强身。

水煎

润肺止咳：银耳10克，甜杏仁10克，川贝母5克，将诸药水煎2次，合并药汁，服前加冰糖少许，早晚服用。

百合 养阴润肺

百合，别名喇叭筒、山百合。味道鲜美，营养丰富，药用价值很高。百合入药始载于《神农本草经》，能养阴清热、滋补润肺，可治虚烦惊悸，阴虚久咳。《本草纲目》中称百合“可润肺止咳、宁心安神、补中益气”。

养生功效

百合有养阴清热、滋补润肺、清心安神的功效，用于肺阴虚所致的干咳、痰少黏白或无痰；也可用于阴虚有热之神经衰弱、癔症及热病后体虚；还有养胃阴、清胃热的作用，可用于胃阴虚有热所致的胃脘部隐隐作痛、口燥咽干、大便干结等。百合含有多种生物碱及多糖类、苷类等成分，有提高免疫力、抗肿瘤、镇咳祛痰、平喘安眠的作用。外用可止血。

使用宜忌

风寒痰咳及中寒便溏者忌服。

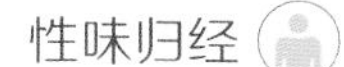

性味归经

性微寒，味甘，归心经、肺经。

如何挑选

以鳞叶均匀、肉厚、质硬、筋少、色白、味微苦者为佳。

代茶饮 

干百合、菊花各6克，绿茶、薄荷各1克，金银花5克。所有材料混合后用沸水冲泡5分钟，代茶饮。此茶能清肝明目。

煮粥 

鲜百合、枸杞子、桂圆肉各10克，大枣5枚，粳米100克。药材洗净后与粳米同煮成粥，早晚食用。此粥能滋补肝肾。

水煎

便秘（血虚型）：鲜百合、桑叶、桑葚、决明子、天冬各10克，番泻叶1克。水煎服用。

润肺生津：鲜百合、桑葚各30克，大枣5枚，橄榄9克。水煎取汁服用。

枸杞子 滋肝明目

枸杞子是家喻户晓的药食两宜的中药材，《本草纲目》称其可“滋肾，润肺，明目”。我国古代医学家很早就发现了枸杞子的药用价值，从汉代起就加以应用，并将其当作延年益寿的佳品，至今两千多年应用不衰。唐代诗人刘禹锡曾有诗盛赞枸杞：“僧房药树依寒井，井有香泉树有灵。翠黛叶生笼石甃，殷红子熟照铜瓶。枝繁本是仙人杖，根老新成瑞犬形。上品功能甘露味，还知一勺可延龄。”

养生功效

枸杞子有滋补肝肾的作用，用于肝肾精亏所致的视力减退、头晕目眩、腰膝酸软、遗精滑泄、耳聋耳鸣等；还有益精明目的功效，用于肝肾阴血亏虚引起的视力模糊、视力减退、白内障等。枸杞子含有多糖等成分，有增强免疫力、降血脂、抗脂肪肝、抗肿瘤、抗衰老等作用。

使用宜忌

血虚、阳虚体质者适合食用。外邪实热、脾虚有湿及泄泻者忌服。

枸杞子食用过多会上火，因此适度即可。

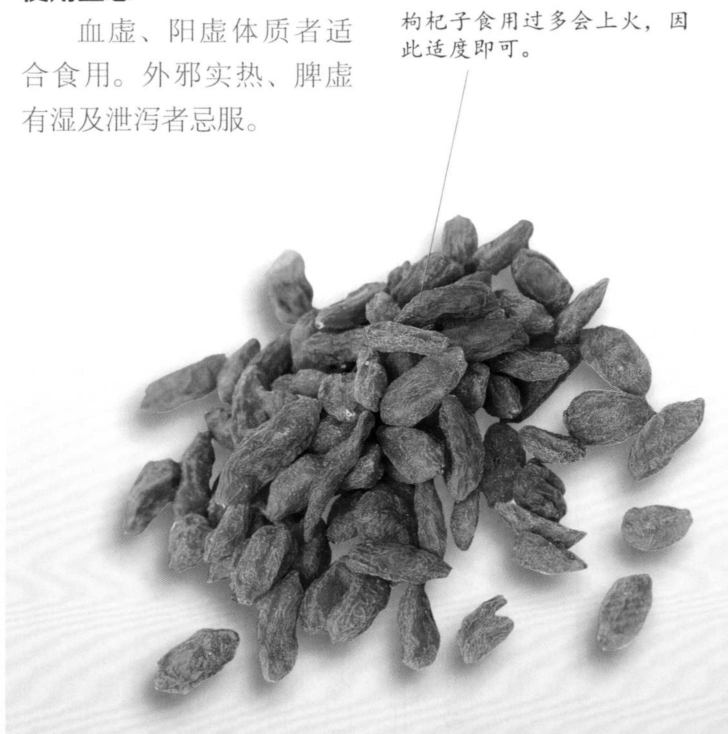

性味归经

性平，味甘，归肝经、肾经。

如何挑选

以颜色红润、颗粒饱满、肉厚者为佳。

代茶饮

枸杞子 10 克，白菊花 3 克。两者用开水冲泡，当茶饮，能清肝明目。

炖煮

枸杞子 5~6 克，羊肝 150 克，姜片、盐各适量。羊肝洗净切片，放入枸杞子、姜片，加水炖煮 1 小时，加盐调味，吃肝喝汤，能养肝益肾。

冲饮

糖尿病（气阴两虚型）： 枸杞子 10 克，西洋参 5 克。用开水浸泡，时时饮之。

水煎

肺炎： 枸杞子 15 克，百合、麦冬各 10 克，川贝母、知母各 5 克。用水煎煮 2 次，每次 40 分钟以上，合并药汁，分早晚服用。

胖大海 清热润肺

胖大海生于热带地区，是梧桐科木本植物胖大海的成熟种子，别名安南子、大洞果、大发，有清热润肺、利咽解毒、润肠通便等功效。现代药理研究发现，胖大海有一定毒性，不适合长期服用。

养生功效

胖大海有清热润肺、利咽解毒、润肠通便的功效，用于肺热声哑、干咳无痰、咽喉干痛、大肠热积便秘、头痛目赤。胖大海含有黏液质等成分，有收缩血管平滑肌，改善黏膜炎症，减轻痉挛性疼痛，促进肠蠕动，缓解腹泻等作用。

使用宜忌

脾胃虚寒及风寒感冒引起的咳嗽、咽喉肿痛者及肺阴虚咳嗽者不宜服用。

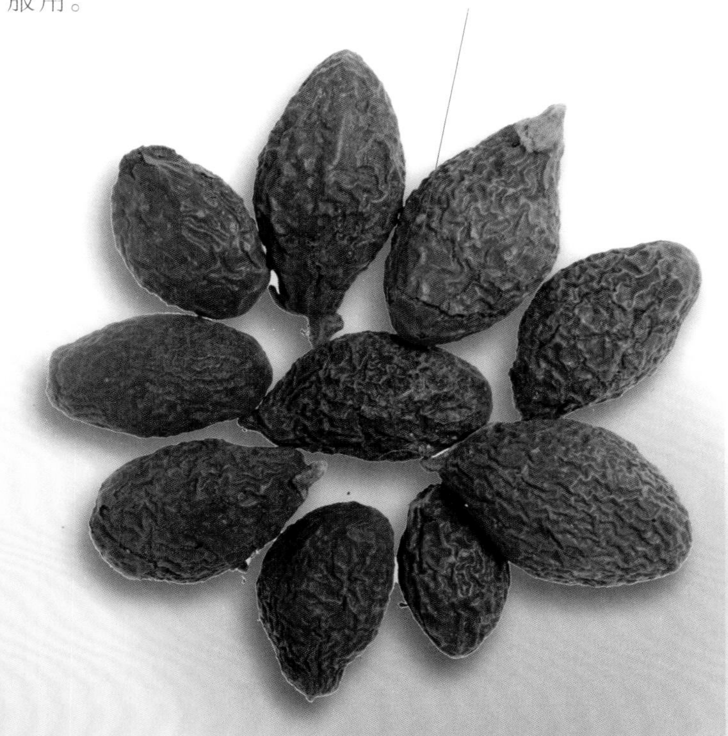

胖大海有小毒，代茶饮最好不要超过3枚。

 性味归经

性寒，味甘，归肺经、大肠经。

 如何挑选

以个大、质坚、棕色、表面有细皱纹者为佳。

 代茶饮

胖大海2枚，麦冬5克，桔梗、乌梅各3克，大枣5枚，冰糖适量。所有药材用沸水冲泡1小时，可加冰糖调味。此饮有滋阴润燥的作用。

 炖煮

胖大海2枚，猪肝1块，生姜、蒜、植物油、盐各适量。胖大海泡发洗净，生姜切末，蒜剁成蓉。猪肝切片，入沸水中氽熟，捞出。起油锅，下姜末、蒜蓉，放入猪肝片、胖大海，加水煮10分钟，加盐炖熟即可。常食可润肺养颜。

 冲饮

扁桃体炎：胖大海3枚，甘草3克。沸水冲泡，饮用3~5日。

石斛 养阴润肺

石斛又名黄草，是兰科植物金钗石斛或其多种同属植物的茎，也是名贵的中药材，具有养胃生津、滋阴清热、补肾益精、强壮筋骨之功效。《本草纲目》中记载，石斛补五脏虚劳羸瘦，强阴益精，定志除惊，轻身延年。

养生功效

石斛有益胃生津的作用，可用于胃阴虚有热所致的胃脘嘈杂、隐痛或灼痛，以及牙龈肿痛、口舌生疮等；还有滋阴的功效，用于肾阴亏虚之目暗不明、筋骨痿软无力、腰痛等。现代医学研究证明，石斛有一定的解热镇痛功效，有促进新陈代谢、促进胃液分泌、助消化、抗衰老等作用。因品种及加工方法不同，通常分为金钗石斛、黄草石斛及耳环石斛等。

使用宜忌

阴虚体质者适合服用。凡虚而无火、中气不足者、喘促胀满者均当忌用。

石斛中的石斛碱有抑制呼吸的作用，大剂量使用可致晕厥。

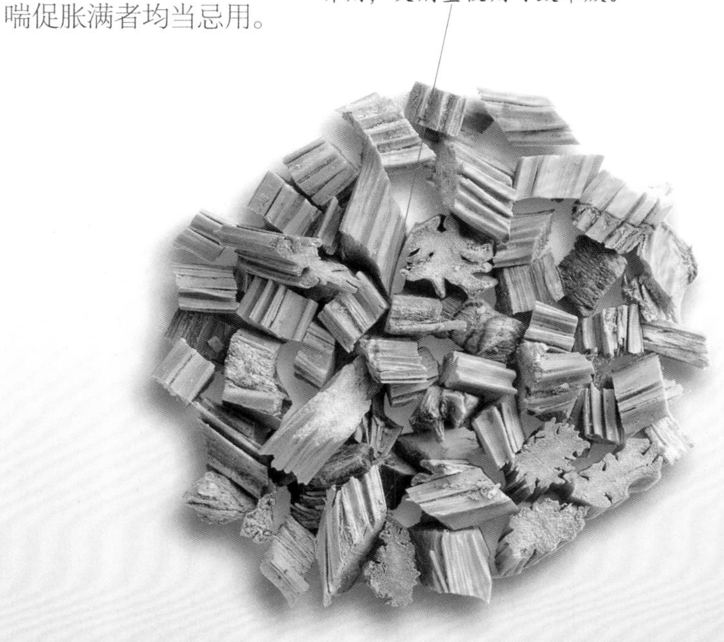

性味归经

性微寒，味甘，归胃经、肾经。

如何挑选

以茎壮、肉厚、色泽黄润者为佳。

代茶饮

石斛6克，生姜1片，水煎代茶饮。此饮可清肺补脾。

煲汤

羊瘦肉若干，石斛适量，入锅加水，煲3小时至熟，加盐调味即可。此汤可清热生津、养胃和阴、滋润美容、提高机体免疫力。

水煎

萎缩性胃炎：川石斛、麦冬、花粉、白扁豆、鲜竹茹各9克，北沙参、生豆芽各12克。水煎服，每日1剂，分2次服用，早晚各1次。

天冬 滋阴润燥

天冬别名天门冬，为百合科植物天门冬的块根，主产于贵州、四川、广西等地，《名医别录》有载：去寒热，养肌肤，益气力。《日华子本草》记载：镇心，润五脏，益皮肤，悦颜色。

养生功效

天冬有养阴润燥、清肺生津的功效，用于阴虚肺热所致燥咳或劳嗽咯血，以及肾阴不足、阴虚火旺所致潮热盗汗、遗精、内热消渴、肠燥便秘等症。天冬的根块具有较好的抗菌作用，天冬中的提取物可以抗氧化，延缓衰老。

使用宜忌

阴虚体质者适合服用。脾胃虚寒、腹泻或外感风寒咳嗽者忌用。

天冬和麦冬相比，滋阴清热功效更强。

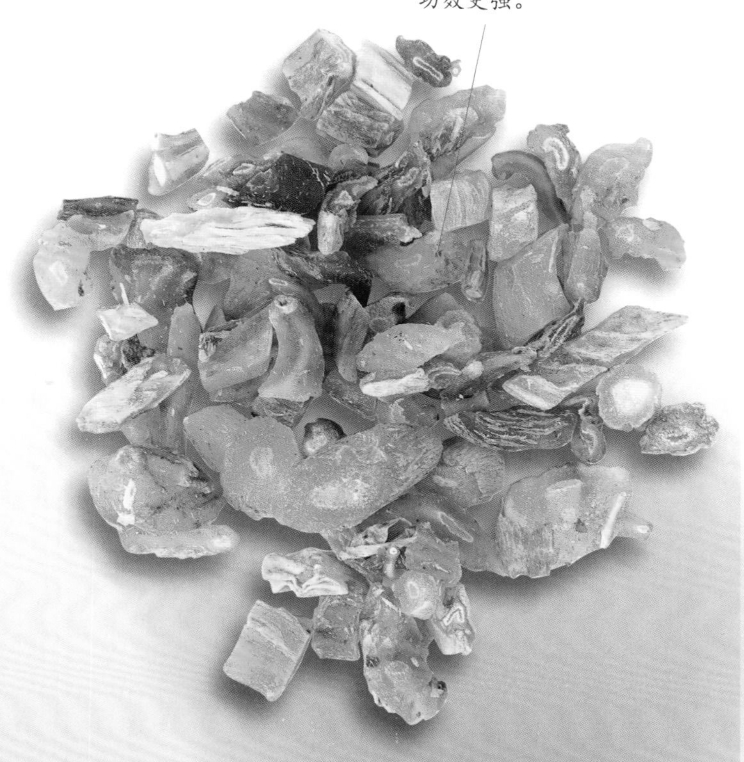

性味归经 

性寒，味甘、苦，归肺经、肾经。

如何挑选 

以个体粗壮、肉肥、无须、黄白色、干燥者为佳。

代茶饮 

天冬 8 克，绿茶 1 克。天冬剪成碎片，放入杯中，与茶叶一同用沸水冲泡后，加盖闷 5 分钟，每日当茶饮。此饮适用于上火痰多者，可下火祛痰。

煮粥 

天冬、麦冬、酸枣仁各10克，粳米50克，蜂蜜适量。酸枣仁微炒，与天冬、麦冬一同加水煎汤，取汁。粳米淘洗干净，与药汁一同煮粥。粥熟后，调入蜂蜜即可。此粥能润肺生津。

水煎 

糖尿病（阴虚热盛型）：天冬、麦冬、天花粉、粳米各 20 克，知母 15 克，甘草 8 克。水煎服，每日 1 剂，分 2 次服用。

慢性咽喉炎：天冬 30 克，橘络 15 克。将天冬和橘络一同放入保温杯中，冲入沸水，加盖闷半小时，时时饮之。

玉竹 养阴润燥

玉竹，为百合科植物玉竹的根茎，别名葳蕤。传说三国时的樊阿，从小就拜华佗为师。华佗曾传他一秘方，服之可利五脏、去虫、轻身益气，能长寿至百余岁。樊阿一直秘藏不授，人们还是在他喝醉了后才知道的，从此流传于世，其实秘方就是玉竹。

养生功效

玉竹有养阴润燥、生津止咳的功效，用于阴虚肺燥有热所致的干咳少痰、咯血、声音嘶哑等，对胃阴虚有热之口干舌燥、消渴、食欲缺乏以及热伤心阴之烦热多汗、惊悸等症有疗效。玉竹有强心作用，还有降血糖和利尿功能。

使用宜忌

脾胃虚寒泄泻、体内有痰湿者忌用。

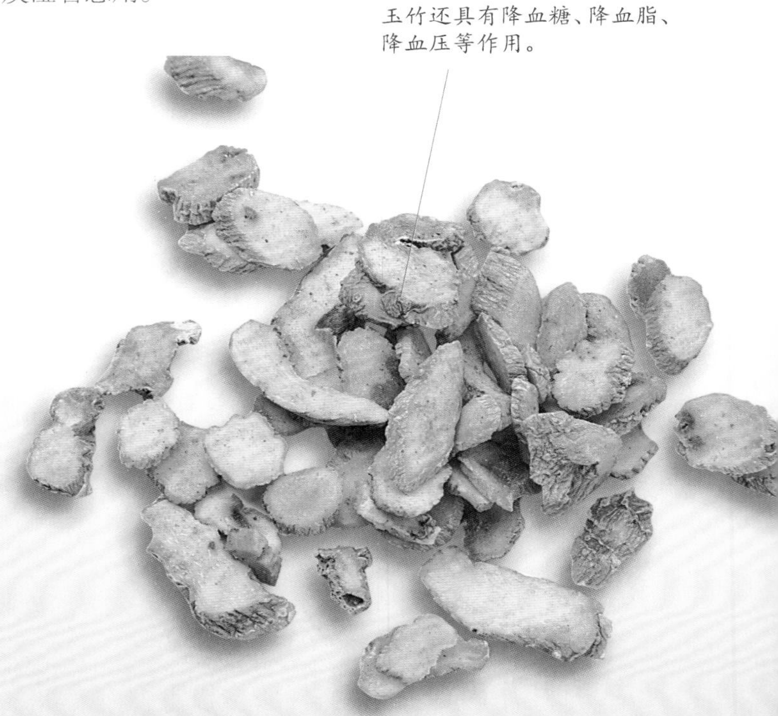

玉竹还具有降血糖、降血脂、降血压等作用。

性味归经

性微寒，味甘，归胃经、肺经。

如何挑选

以条粗长、淡黄色、饱满、半透明状、体重、糖分足者为佳。

代茶饮

玉竹适量，制成粗末，沸水冲泡即可。此饮用于肺胃阴虚所致的口渴、口干。

煮汤

玉竹 20 克，猪瘦肉 250 克。玉竹与猪瘦肉洗净，共煮汤，喝汤食肉。此汤可治久咳痰少、气虚乏力等。

水煎

病后体弱：玉竹、首乌、黄精、桑葚各 10 克。水煎服，每日 1 剂，分 2 次服用。

高血压：玉竹 50 克。水煎服，每日 1 剂，分 2 次服用。

萎缩性胃炎：玉竹、丹参各 30 克，山楂、砂仁各 10 克，檀香 5 克。水煎服，早晚分服。

半夏 化痰止呕

半夏，为天南星科植物半夏的块茎。本品辛散温燥有毒，能行水湿，降逆气，善祛脾胃湿痰。水湿去则脾健而痰涎自消，逆气降则胃和而痞满呕吐自止，故为燥湿化痰、降逆止呕、消痞散结之良药。

养生功效

半夏有燥湿化痰、降逆止呕的功效，用于脾湿痰壅之痰多咳喘气逆，以及风痰吐逆，湿痰上犯之眩晕、心悸、失眠；还有疏风止痛的作用，用于头痛肢麻、半身不遂、口眼歪斜等症；还能消痞散结，用于心下痞、结胸、梅核气痈肿、痰核等。外用研末调敷可治喉痹、外伤等。

使用宜忌

阴虚燥咳、津伤口渴、出血症及燥痰者忌用。

半夏不宜与川乌、制川乌、草乌、制草乌、附子同用。

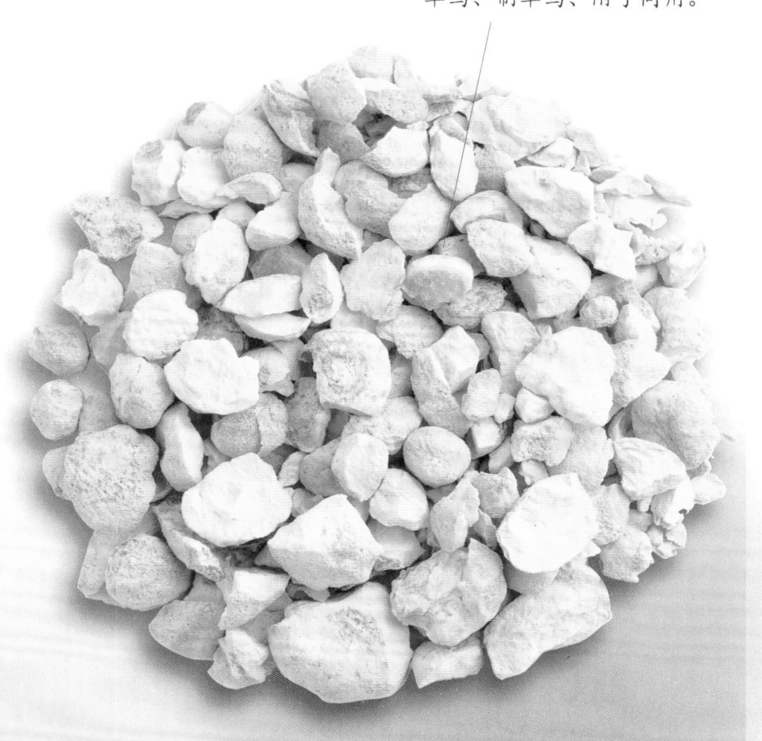

性味归经

性温，味辛，有毒，归脾经、胃经、肺经。

如何挑选

以个大、色白、质坚实、粉性足者为佳。

研末

醋制半夏60克，怀山药、生鸡内金各100克，浙贝母40克。几味药材混合研细末，每次3克，用水送服，每日3次。此药可治肝脾不和型胃炎。

煮粥

半夏6克，山药30克，粳米60克，白糖适量。山药研末。先煮半夏取汁200毫升，去渣，加入粳米煮至米熟，加入山药末，再煮沸，加白糖拌匀即可。空腹食用，能降逆止呕。

水煎

腹泻（食伤型）：半夏、木香、陈皮、神曲各10克，黄连、甘草各5克。水煎当茶饮，时时饮之。

桔梗 宣肺利咽

桔梗，为双子叶植物桔梗的根。李时珍在《本草纲目》中对其名字的由来做出了如下解释：此草之根结实而梗直，故名桔梗。

养生功效

桔梗有宣肺利咽、祛痰的功效，用于咳嗽痰多、咽喉肿痛、肺痈吐脓、胸满胁痛；还有通二便的作用，用于痢疾腹痛、小便癃闭。桔梗可祛痰、镇咳、降血糖、抗溃疡、抗炎、镇静、镇痛、清热。

使用宜忌

阴虚久咳、气逆及咯血者忌用。

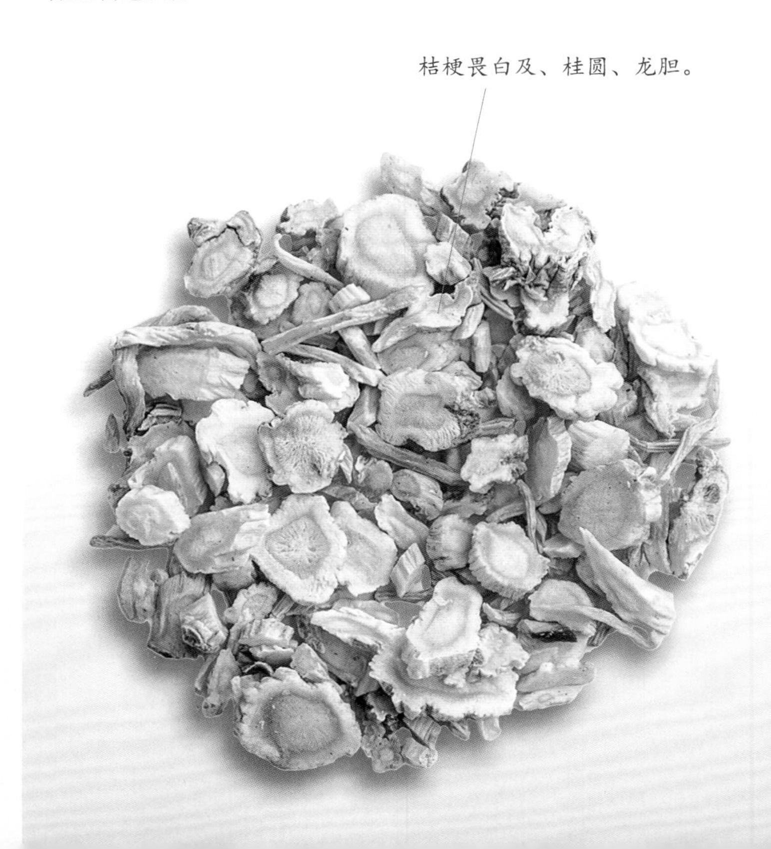

桔梗畏白及、桂圆、龙胆。

性味归经

性平，味苦、辛，归肺经。

如何挑选

以条长均匀、坚实、表面色白、断面肉白、味甜者为佳。

煮汤

蒲公英30克，桔梗10克，白糖适量。蒲公英洗净，切碎。锅中加适量水，将蒲公英碎和桔梗一起放入锅中，大火煮开后转小火煮20分钟，去渣取汁，酌量加入白糖即可。此汤能解表利咽、润肺止咳。

煮粥

桔梗、贝母各10克，粳米100克，冰糖适量。桔梗洗净，切成薄片；贝母洗净，去杂质；粳米淘洗干净，冰糖打碎成屑。将粳米、桔梗、贝母同放入锅内，加适量水，大火煮沸后再用小火煮35分钟，加入冰糖拌匀即可。此粥能润肺止咳。

水煎

咳嗽（风寒型）：桔梗、生姜、杏仁各15克，葱段适量。加水煮20分钟后，放入葱段稍煮片刻，加糖饮用，每日2次。

桔梗红豆粥

红豆20克，桔梗10克，粳米100克。将桔梗洗净，煎煮取汁。红豆和粳米洗净，一同放入锅中煮成粥，再加桔梗汁搅拌均匀即可。

红豆可提前浸泡2~4小时，以免米烂豆不熟。

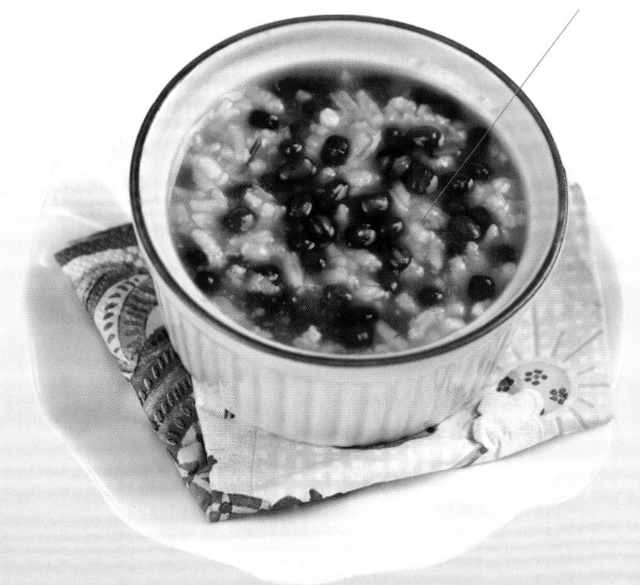

桔梗冬瓜汤

冬瓜150克，杏仁10克，桔梗9克，甘草6克，油、盐各适量。冬瓜洗净、切块；杏仁、甘草、桔梗分别洗净。油锅烧热，加入冬瓜煸炒后，加适量的清水，放入杏仁、桔梗、甘草一并煎煮5~10分钟；待煮熟后，加入盐调味即成。

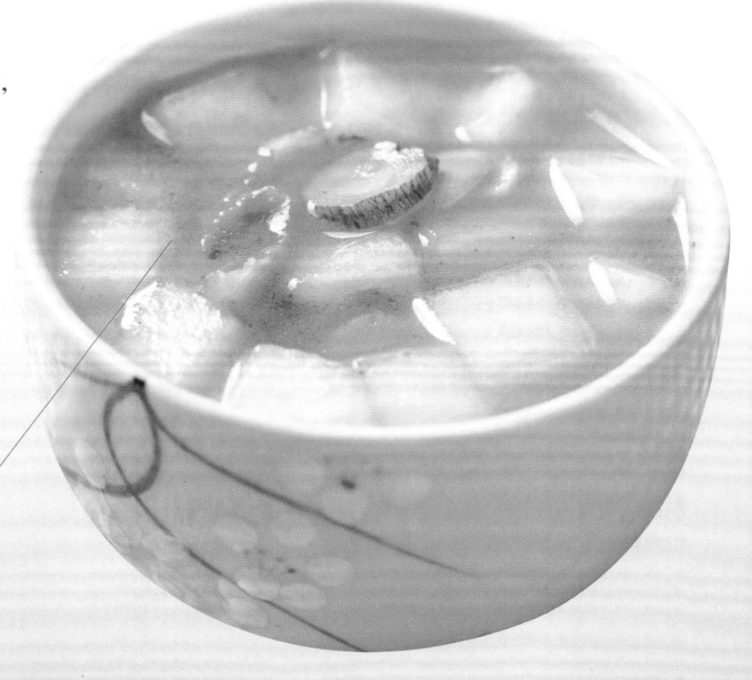

此汤有疏风清热、宣肺止咳的功效。

百部 养阴润燥

百部为百部科植物直立百部、蔓生百部或对叶百部的干燥块根。《本草纲目》记载：百部，亦有细叶如茴香者。其茎青，肥嫩时亦可煮食。其根长者近尺，新时亦肥实，但干则虚瘦无脂润尔。生时劈开去心曝之。

养生功效

百部有润肺止咳的功效，可用于一般咳嗽、久咳不已、百日咳及肺痨咳嗽。块根含多种生物碱，有抗菌、杀虫、镇咳、祛痰等作用，用于蛲虫病及人或畜的头虱、体虱等。蜜百部可润肺止咳，用于阴虚咳嗽。外用可治湿疹等。

使用宜忌

肺热或脾胃有热者慎用。

服用百部要注意用量，过量服用会中毒，常引起呼吸中枢麻痹。

性味归经

性微温，味甘、苦，归肺经，有小毒。

如何挑选

以条粗壮、质坚实者为佳。

炖服

百部2克，人参、贝母、桔梗各15克，公鸭1只，生姜、盐各适量。把所有药材洗净，用纱布包裹好；将洗净的公鸭分别氽水后，与生姜、药包一起放入炖盅，加盖隔水炖3小时即可。食用时放盐调味，分3~4次食完。此品适用于支气管哮喘日久、肺脾肾气不足者。

水煎

小儿寒性咳嗽：百部10克，生姜6克，蜂蜜适量。生姜拍烂，与百部一起放入砂锅，加适量水煎煮20~30分钟，去渣取汁，调入适量蜂蜜。让小儿分次温服，对小儿寒性咳嗽疗效甚好。

支气管炎：百部、杏仁各15克，冰糖20克，加水500毫升，煎至250毫升。每剂药煎2次，混合后早晚服，每次适量，连服7剂。

麦冬 养阴润肺

麦冬，别名沿阶草，为百合科植物麦冬的干燥块根。《名医别录》称麦冬可“疗虚劳客热，口干燥渴”。现代药理实验证明，麦冬对部分糖尿病患者具有降低血糖、提高机体免疫力的作用，并可促进胰岛细胞恢复。

养生功效

麦冬有清心除烦的功效，用于胃阴虚所致的舌干口渴、胃痛、食欲缺乏等；还有养阴生津、润肺止咳的作用，用于阴虚肺燥所致的鼻咽干燥、干咳痰少，对心阴虚所致的心烦、失眠多梦、健忘、心慌等也有效。麦冬有提高免疫功能、抑菌、降血糖、抗心律失常和扩张外周血管的作用。

使用宜忌

阴虚体质者适合服用。风寒感冒、痰湿咳嗽或脾胃虚寒泄泻者忌用。

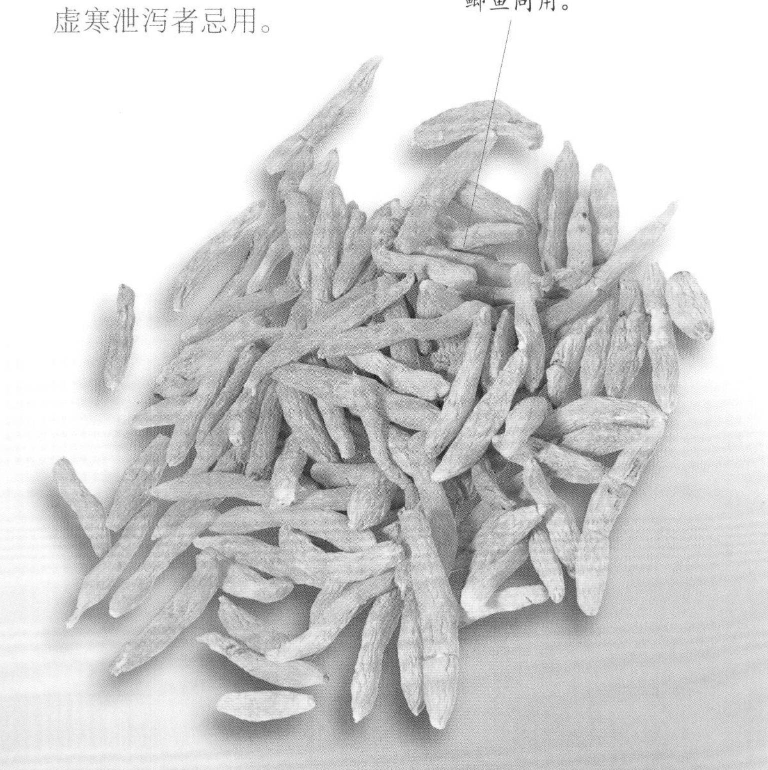

古书记载，麦冬忌与木耳、鲫鱼同用。

性味归经 

性微寒，味甘、微苦，归肺经、胃经、心经。

如何挑选 

以肥大、淡黄白色、半透明、质柔、嚼之有黏性者为好。

代茶饮 

麦冬、知母各 10 克，熟地黄、生石膏各 20 克，牛膝 30 克。所有药材水煎当茶饮，常用于胃热阴虚证的调理。

煮粥 

麦冬、党参、五味子各 10 克，粳米 50 克，冰糖适量。诸药材水煎，去渣取汁，与粳米加水适量煮粥，待粥熟时调入冰糖，再煮沸即可。此粥能补气养阴。

水煎 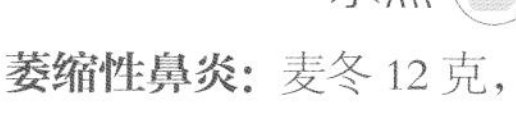

萎缩性鼻炎：麦冬 12 克，百合 10 克，梨 1 个，胖大海 3 枚。将前 3 味药煎水取汁，冲泡胖大海，时时饮服。

糖尿病（阴虚热盛型）：麦冬、知母、党参各 10 克，生石膏 30 克（先煎），元参 12 克，生地黄 18 克。水煎服用。

紫苏子 润肺消痰

紫苏子，别名苏子、黑苏子、铁苏子，是唇形科植物紫苏的果实，主产于我国甘肃、湖北、江苏、湖南、浙江等地。《日华子本草》记载：苏子主调中，益五脏，下气，止霍乱、呕吐、反胃，补虚劳，肥健人，利大小便，破症结消五膈，止咳，润心肺，消痰气。

养生功效

紫苏子有降气消痰、止咳平喘、润肠通便的功效，主治咳逆、痰喘、气滞、便秘。古书记载紫苏子能解鱼蟹毒，治蛇犬伤。从紫苏子中提取的紫苏子油具有抑制结肠癌和肾母细胞瘤的作用。

使用宜忌

气虚久嗽、阴虚喘逆、脾虚便滑者皆不可用。

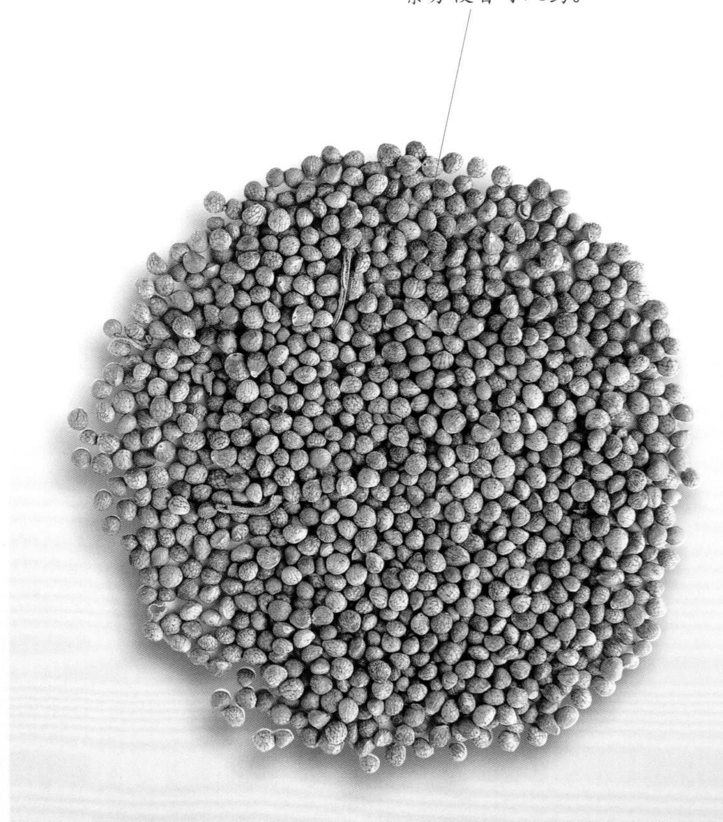

紫苏除紫苏子外，紫苏叶和紫苏梗皆可入药。

性味归经

性温，味辛，归肺经。

如何挑选

以颗粒饱满、均匀、灰棕色、无杂质者为佳。

煮粥

紫苏子10克，粳米50克，冰糖适量。将紫苏子洗干净，捣烂如泥，和洗净的粳米、冰糖同煮成粥。此粥有利大便、止咳嗽的功效。

水煎

降气消痰：白芥子6克，紫苏子、莱菔子各9克。将上述材料捣碎，用纱布包好，煎汤频服。

风寒哮喘：蜜麻黄、白芥子、葶苈子（布包）、蜜款冬、清半夏各6克，苦杏仁9克，炙甘草3克，紫苏子、茯苓各10克，蜜橘红5克。水煎服，每日1剂，分2次服。

枇杷叶 清肺止咳

枇杷叶是止咳的常用药，又名巴叶、芦橘叶，为蔷薇科植物枇杷的叶子，可全年采收。《本草纲目》记载：枇杷叶，治肺胃之病，大都取其下气之功耳。气下则火降痰顺，而逆者不逆，呕者不呕，渴者不渴，咳者不咳矣。

养生功效

枇杷叶有清肺止咳、和胃利尿、止渴的功效，主治肺热痰嗽、咳血、衄血、胃热呕哕。枇杷叶还可以镇咳、镇痛、抗氧化、抗炎、抗过敏等。

使用宜忌

肺感风寒咳嗽及胃寒呕吐者不宜服用。

枇杷叶装入布袋泡在浴缸里洗澡，可使肌肤光滑柔嫩，还能治疗痱子、斑疹等皮肤炎症。

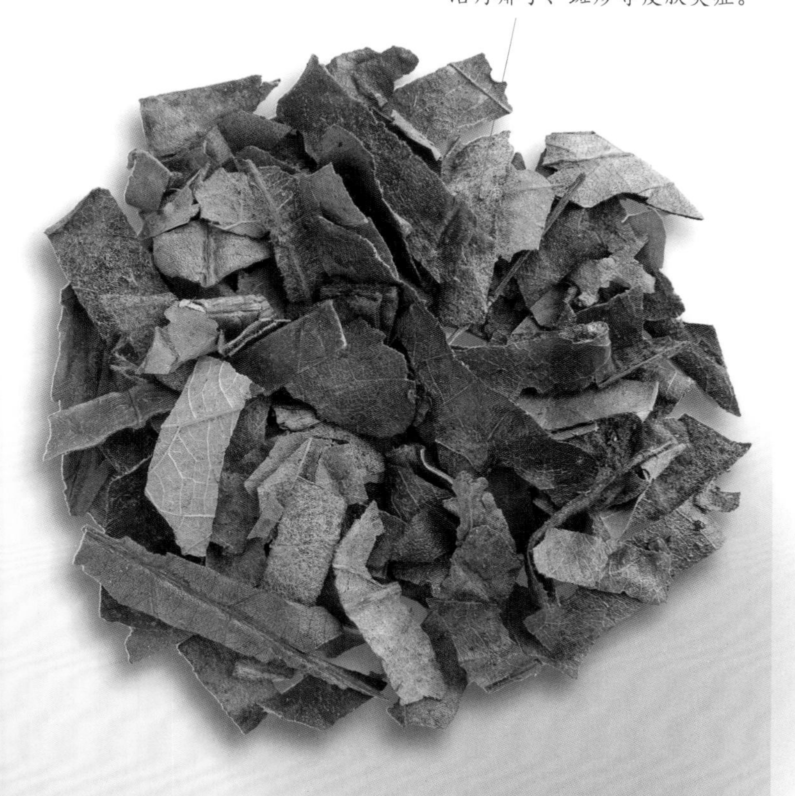

性味归经 

性微寒，味苦，归肺经、胃经。

如何挑选 

以叶大、色灰绿、不破碎者为佳。

泡茶 

枇杷叶 6 克，茶叶 3 克。枇杷叶去毛，焙干研末，与茶叶冲泡饮服，有清肺和胃、降气化痰的功效。

煮粥 

枇杷叶 15 克(鲜品加倍)，粳米 100 克，清水适量。先煎枇杷叶，去渣取汁，放入锅中加米煮粥。此粥能清肺和胃、降气化痰，尤其适宜气阴两虚而发热的患者食用。

水煎

慢性咽炎：枇杷叶 6 克，石菖蒲、郁金、鲜槐花子各 3 克。水煎服，每日 2 次。**声音嘶哑：**鲜枇杷叶 50 克，淡竹叶 6 克。水煎服。

竹茹 清热化痰

竹茹是禾本科植物青秆竹、大头典竹茎秆的干燥中间层，全年均可采制。《本草经疏》记载：竹茹，甘寒解阳明之热，则邪气退而呕啘止矣。甘寒又能凉血清热，故主吐血崩中及女劳复也。

养生功效

竹茹有清热化痰、除烦止呕的功效，可用于痰热咳嗽、胆火挟痰、烦热呕吐、惊悸失眠、中风痰迷、舌强不语、胃热呕吐、妊娠恶阻、胎动不安。现代药理研究表明，竹茹具有抗菌的作用。

使用宜忌

寒痰咳喘、胃寒呕逆及脾虚泄泻者禁服。

竹茹性寒凉，长期或大剂量用药时，可伤及脾胃阳气，引起胃脘不适和消化不良。

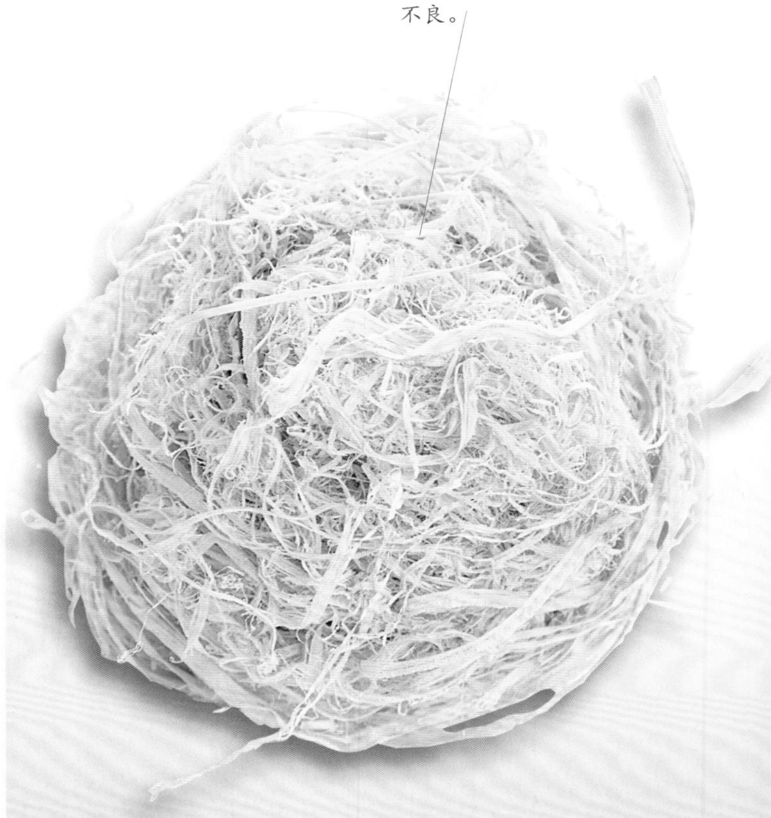

性味归经

性微寒，味甘，归肺经、胃经、脾经、胆经。

如何挑选

以色黄绿、丝均匀、细软、干净无杂质者为佳。

饮品

竹茹、蒲公英各 9 克，白糖适量。将前 2 味药加水煎后，再酌量兑入白糖饮用即可。此饮可泻火除烦、化痰凉血。

水煎

清热泻肺：芦根 20 克，竹茹 9 克。将芦根、竹茹洗净，水煎去渣，每日分 2 次服用。

痰湿型颅内肿瘤：半夏、青礞石各15克，陈皮、云苓、胆南星、枳实、苍术、白术、菖蒲、郁金、竹茹各10克，威灵仙、瓜蒌、猪苓各30克。水煎服，每日 1 剂，分 2 次服用。

白果 补益肺气

白果，别名灵眼、佛指甲，是银杏科植物银杏的干燥成熟种子。白果含多种独特成分，对很多虚证都有补益作用，有治疗肾虚、白带过多、咳嗽、哮喘等作用。

养生功效

白果有润肺益气的功效，秋天常食用白果，可提高免疫力，预防气喘感冒等疾病。中医用以治疗肾虚、痰多咳喘及带下白浊、遗尿、尿频等症。现代医学研究表明，白果还具有通畅血管、改善大脑功能、延缓老年人大脑衰老、增强记忆力、治疗老年痴呆症和脑供血不足等作用。

使用宜忌

肺虚体质适合服用。生食不宜过多。5岁以下的幼儿忌吃白果。有实邪者忌服。

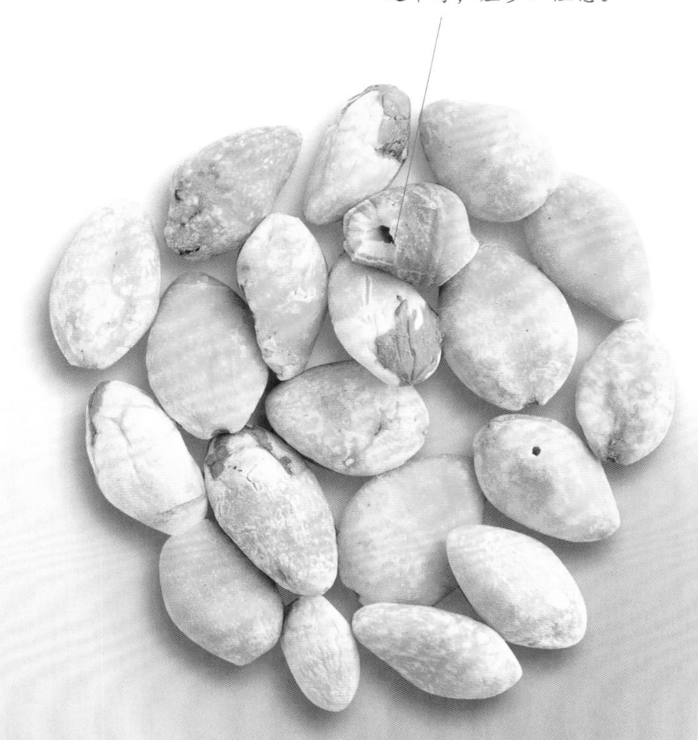
大量食用或生食白果易引起中毒，应多加注意。

性味归经 

性平，味甘、涩、苦，有毒，归肺经、肾经。

如何挑选 

以个大均匀、种仁饱满、壳色白黄者为佳。

蒸食 

干白果仁2粒研末备用，将鸡蛋一端打一小孔塞入白果粉，用纸封口朝上，蒸熟食用。可补虚收敛，此品适用于妇女白带过多、小儿消化不良、小儿腹泻、小儿遗尿。

煮汤 

银耳20克，白果仁8粒，大枣6枚，冰糖适量，将所有食材小火同煮即成。此汤可滋润补血，细嫩肌肤。

水煎 

补肾固精： 白果仁10粒，芡实、金樱子各8克，水煎服，每日1剂，分2次服用。

咳嗽痰喘： 白果仁6克，麻黄、甘草各5克，水煎服，每日1剂，分2次服用。

性味归经

性凉，味甘，归肺经、大肠经。

如何挑选

以个大、形圆、黄褐色、无破裂、摇不响、味甜而不焦者为佳。

水煎

咽喉炎、失声： 罗汉果30克，薄荷10克，青果5克，甘草3克。罗汉果切薄片，薄荷切段，青果打碎。所有药材一同水煎取汁饮用，每次适量。

罗汉果 清肺利咽

罗汉果有清肺利咽、化痰止咳的功效，用于肺热阴虚导致的痰咳不爽、咽干口燥、喉痛失音、急慢性支气管炎、肺结核等；还有润肠通便的作用，可用于肠燥便秘。罗汉果有止咳功效，同时也可降低颅内压，可用于脑水肿的治疗。

使用宜忌

由风寒引起的感冒咳嗽者不宜食用，脾胃虚寒、大便溏薄者不宜食用。

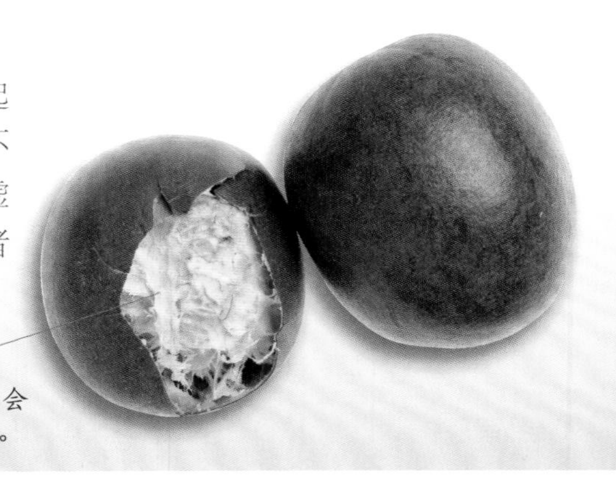

罗汉果长期泡水喝会导致肠胃功能下降。

性味归经

性微温，味苦，归肺经、大肠经。

如何挑选

以粒大饱满、仁白、不破碎者为佳。

研末

杏仁60克，百部100克，白及60克，研末。用温开水冲服，每次服3克，每日3次，可缓解肺结核。

苦杏仁 止咳平喘

苦杏仁有止咳平喘的功效，可用于咳嗽气喘、胸满痰多；还有润肠通便的作用，可用于血虚津枯、肠燥便秘。苦杏仁可镇咳、平喘、镇痛、抗肿瘤、降血糖等。《本草纲目》记载：杀虫，治诸疮疥，消肿，去头面诸风气鼓疱。

使用宜忌

阴虚劳嗽、大便稀薄者慎用。过量服用则会中毒。元气虚陷及失血证患者忌用。

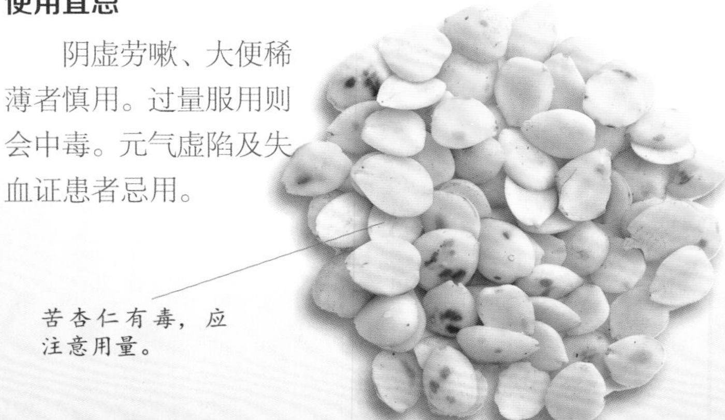

苦杏仁有毒，应注意用量。

川贝母 润肺止咳

川贝母，别名贝母、苦花、空草，以干燥鳞茎入药，主要功效为润肺止咳，所以在治疗急性气管炎、支气管炎等病的中药方剂中都有此味药。《本草别说》记载：能散心胸郁结之气。

养生功效

川贝母有清热化痰、润肺止咳的功效，用于肺有燥热之咳嗽痰少而黏之症，以及阴虚燥咳劳嗽等虚证；还有散结消肿的作用，可用于治疗痰热互结所致的胸闷心烦之症，及瘰疬痰核等病。川贝母有镇咳、祛痰、平喘、抗菌、镇静、镇痛、保护心血管、抗溃疡、抗血小板凝聚、抗肿瘤等作用。

使用宜忌

痰热体质者适合服用。脾胃虚寒及有湿痰者不宜服用。

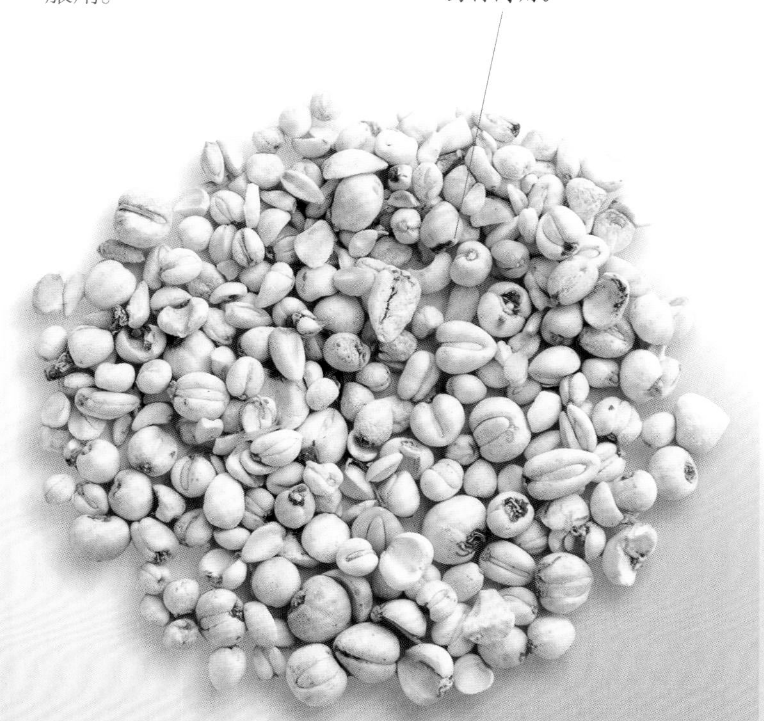
川贝母不宜与乌头类药材同用。

性味归经

性微寒，味苦、甘，归肺经、心经。

如何挑选

以粒小均匀、质坚实、色洁白、粉性足者为佳。分松贝、青贝、炉贝等。

蒸食

川贝母粉5克，梨1个，冰糖适量。梨洗净切块，与川贝母、冰糖一同放入碗中，隔水蒸熟即可。此品可润肺止咳。

研末

川贝母6克，白及3克。研末，用冷开水送服，每次4克，每日3~4次。此品可治口腔溃疡。

水煎

糖尿病（并发肺炎）： 川贝母3克，梨1个，银耳6克。将银耳泡发，然后与雪梨、川贝母用水煎煮，当茶饮用，并吃梨、银耳。

补肾益阳中药

冬虫夏草 补肺益肾

冬虫夏草是一种名贵中药材，常见于海拔4000米以上的高山上。它的生长十分奇特：虫草真菌感染蝙蝠蛾幼虫，使其得病、僵化、死亡，于次年自幼虫头部生出草茎，是虫菌复合体。《重庆堂随笔》说道："冬虫夏草，具温和平补之性，为虚疟、虚痞、虚胀、虚痛之圣药。"

养生功效

冬虫夏草有补虚、益肾、治乏力的作用，可用于肾阳不足所致的腰膝痛、畏寒肢冷、阳痿、遗精滑精。冬虫夏草含有有机酸、蛋白质及丰富的微量元素等，有提高机体免疫力、抗衰老的作用，还能镇咳祛痰、平喘、抗肿瘤、减少血管阻力。

使用宜忌

气虚、阳虚体质者适合服用。风寒风热感冒、发热者及孕妇、哺乳期妇女忌服。

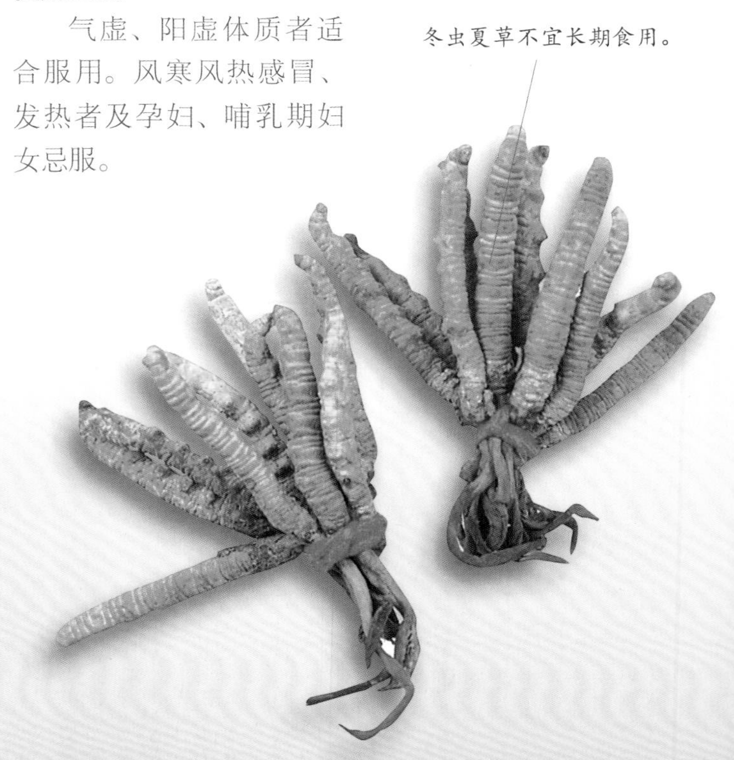
冬虫夏草不宜长期食用。

性味归经

性平，味甘，归肺经、肾经。

如何挑选

以体肥质脆、环纹完整清晰、截面呈黄白色、气味腥香者为佳。

泡酒

冬虫夏草25克，白酒500毫升。冬虫夏草浸入白酒中，浸泡1个星期即可饮用。每日3次，空腹饮，每次10~20毫升。此药酒适用于肾阳不足所致的阳痿、遗精。

炖煮

冬虫夏草2克，老公鸭1只，黄酒适量。老公鸭去除肚杂，洗净，放入冬虫夏草，加适量黄酒，煮烂食用。此品可增强体质。

水煎

筋骨疼痛：冬虫夏草1克，杜仲12克，五加皮10克，鸡血藤9克。水煎当茶饮，每日1剂，10日为1个疗程。

类风湿性关节炎：冬虫夏草1克，白芍30克，五加皮、甘草各10克。水煎当茶饮，此品有祛风除湿、养血止痛的功效。

鹿茸 补阳强筋

鹿，形态美丽，性情温顺，自古以来被视为瑞祥之物。鹿产品中较著名的是鹿茸，有“补阳第一药”之称。鹿茸，又名斑龙珠，为鹿科动物梅花鹿或马鹿的雄鹿尚未骨化而带茸毛的幼角，是东北三宝之一。

养生功效

鹿茸有补肾壮阳、益精髓、强筋骨的功效，可用于肾阳虚衰和精血不足导致的阳痿、遗精以及女子宫冷不孕，冲任不固、冲任虚寒导致的崩漏、血色淡红或带下过多，及疮疡久溃不敛、阴疽疮肿内陷不起等症。

使用宜忌

阳虚体质者适合服用。凡高血压阴虚阳亢、肾虚有火，吐血下血，风寒风热感冒、发热者均不得服用。

服用鹿茸宜从小量开始，缓缓增加，以免一次性大量使用引发阳风升动、伤阴动血。

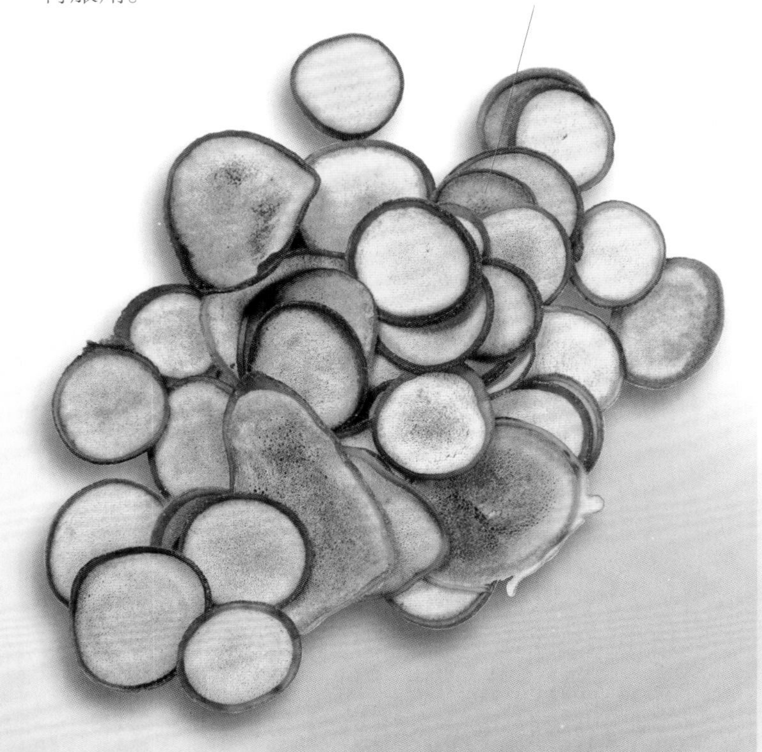

性味归经 

性温，味甘、咸，归肝经、肾经。

如何挑选 

梅花鹿茸以粗大、顶端丰满、质嫩、毛细、油润者为佳；马鹿茸以茸体饱满、体轻、下部不起筋、断面蜂窝致密、少骨质者为佳。

泡酒 

鹿茸片 40 克，白酒 1000 毫升。鹿茸片泡入白酒中，2 周后即可饮用。每日饮用 25~50 毫升。此药酒有温肾壮阳的作用。

煮粥 

粳米 50 克，鹿茸片或粉适量。粳米熬粥，每次加鹿茸 0.5 克食用。此粥对老人脾肾衰寒有帮助。

研末 

冠心病（阳虚型）： 鹿茸粉 0.5~1 克。用开水冲服，30 日为 1 个疗程，可改善胸闷、心悸、心律不齐等症，并能改善睡眠。

杜仲 补肾安胎

杜仲，别名木棉、思仙、丝连皮，为杜仲科落叶乔木杜仲的干燥树皮。《神农本草经》中记载杜仲有“主腰脊痛，补中益精气，坚筋骨，强志”之功效。

养生功效

杜仲有补肝肾、强筋骨、安胎的功效，可用于肝肾不足引起的腰酸腰痛、腿膝无力，肝肾不足、冲任不固引起的胎动不安，伴腰膝酸软、耳聋耳鸣、头晕目眩等。杜仲可促进皮肤、骨骼和肌肉中蛋白质胶原的合成和分解，增强免疫功能，有良好的降血压、降血糖、降血脂、抗炎、利尿等作用。

使用宜忌

阳虚体质者适合服用。阴虚火旺者忌用。

杜仲药用价值高，用途广，被誉为“植物黄金”。

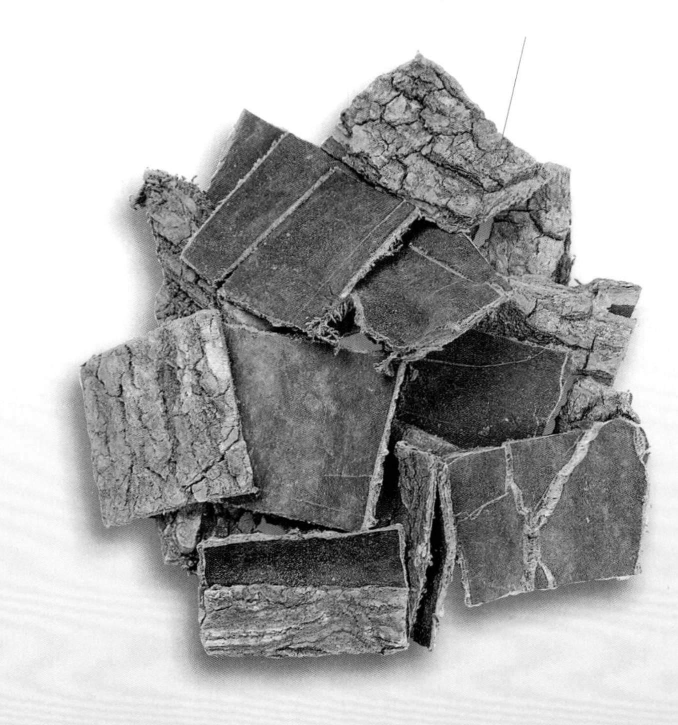

性味归经

性温，味甘，归肝经、肾经。

如何挑选

以皮厚而大、粗皮刮净、内表面色暗紫色、断面银白色并且丝多者为佳。

煮汤

杜仲、黄芪各10克，当归5克，鸡蛋1个。将3味中药煎煮40~50分钟后，放入鸡蛋同煮至熟，吃蛋喝汤，能益气养血。

研末

炒杜仲、炒补骨脂各30克，核桃仁100克。将所有药材研成细末，每日早、中、晚各冲服10克。此品可补肾乌发。

水煎

强筋健骨：炒杜仲10克，川续断10克。水煎服，每日早晚服用，10日为1个疗程。

高血压（肾阳虚衰型）：杜仲15克，夏枯草10克。用水煎煮1小时，取适量药汁当茶饮。

高脂血症（脾肾阳虚型）：杜仲叶15克，决明子、何首乌各10克。水煎，取适量当茶饮。

杜仲排骨大枣汤

猪排骨300克，杜仲、花旗参片各15克，枸杞子10克，大枣 5枚，米酒、姜、盐各适量。猪排骨洗净，切块，用开水汆 5 分钟，去血水，捞出洗净；杜仲、花旗参片、枸杞子分别洗净；大枣洗净，去核；姜洗净，切片。猪排骨块、杜仲、花旗参片、枸杞子、大枣和姜片放入砂锅中，加入适量清水和米酒，大火煮沸转小火煲2小时，加盐调味即可。

此汤有养阳、壮腰补肾的功效，适宜阳虚、气虚体质者食用。

杜仲猪腰汤

猪腰1个，杜仲30克，大枣2枚，姜、盐各适量。猪腰洗净，切开两半，剔除筋膜后切成腰花，用开水汆2分钟，去血水，捞出洗净；杜仲洗净，用温水浸泡10分钟；大枣洗净，去核；姜洗净，切片。猪腰花、杜仲、大枣和姜片放入砂锅中，加入适量清水，大火煮沸转小火煲1小时，加盐调味即可。

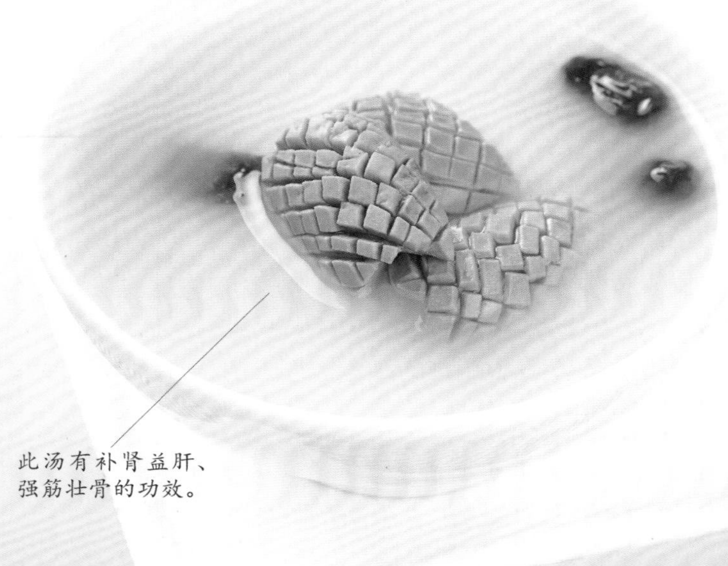

此汤有补肾益肝、强筋壮骨的功效。

韭菜子 补肾固精

韭菜子有温补肝肾、壮阳固精的功效，可用于肾阳不足引起的男子阳痿、遗精，女子带下过多，以及肝肾亏虚所致的腰膝酸软、四肢无力等。韭菜子还有增强性功能、抗菌杀虫、祛痰之功效。

使用宜忌

阴虚火旺者忌服。

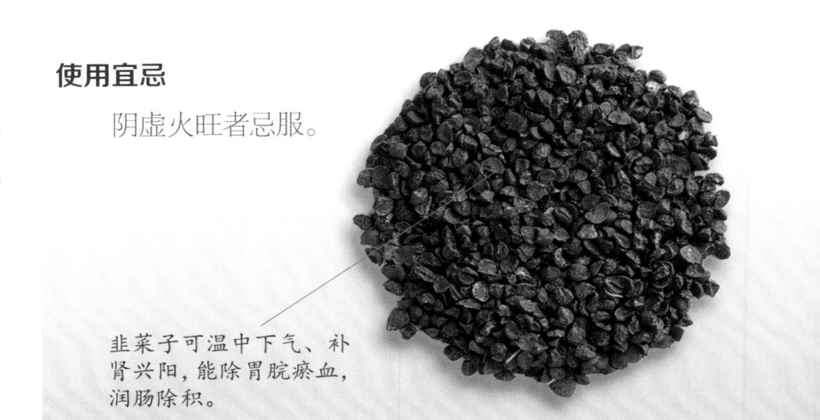

韭菜子可温中下气、补肾兴阳，能除胃脘瘀血，润肠除积。

性味归经

性温，味辛、甘，归肾经、肝经。

如何挑选

以颗粒饱满、色黑、无杂质者为佳。

水煎

韭菜子 60 克。水煎服，每日 1 剂，每次适量。此方能治疗阳痿。

核桃仁 温补肺肾

核桃仁有温补肺肾、定喘的功效，可用于肺肾两虚所致的咳喘，或肾阳不足引起的腰膝酸软、遗精遗尿等；还有润肠通便的功效，用于津亏肠燥导致的虚秘，表现为便后疲乏，大便难。

使用宜忌

大便溏泄者忌服。

核桃仁有消炎杀菌、补虚强体、健脑防老等功效。

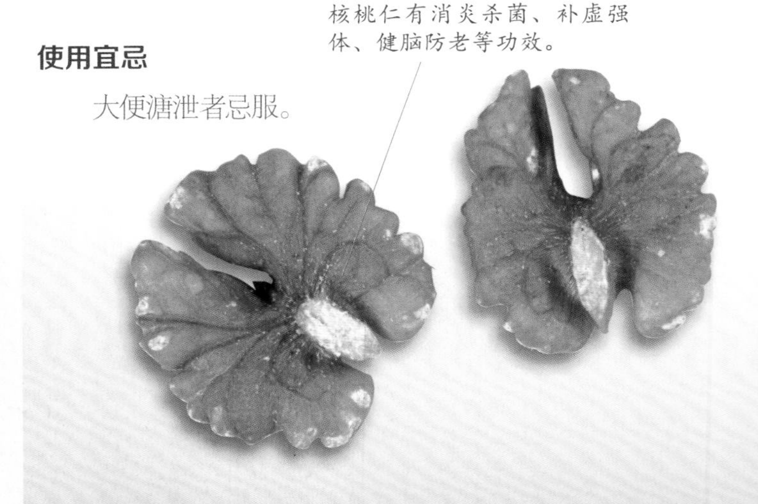

性味归经

性温，味甘，归肾经、肺经、大肠经。

如何挑选

以个大、饱满、断面色白、富油性者为佳。

生吃

小儿便秘：核桃仁 10 克。每晚睡前吃，连服 1~2 周。

老年慢性支气管炎：核桃仁 10 克，生姜 1 片。二者同放入口中嚼食，每日早晚各 1 次。

海参 滋阴补肾

海参是一种名贵的海产动物，也叫刺参、海鼠。古人认为，海参性温补，功效似人参，故名海参。对于海参的疗效，《本草求原》中有“润五脏，滋精利水”的记载。

养生功效

海参有补肾益精、养血润燥的功效，可用于体虚引起的疲乏无力、头晕，对糖尿病、水肿也有效。海参可促进人体生长发育，提高记忆力，延缓性腺衰老，防止动脉硬化，预防和治疗肝脏疾病、糖尿病。外用可生肌止血，主治疮疖。

使用宜忌

凡脾虚便溏、体内有湿者不宜多食。外邪未尽、急性肠炎腹泻、痛风患者忌食。

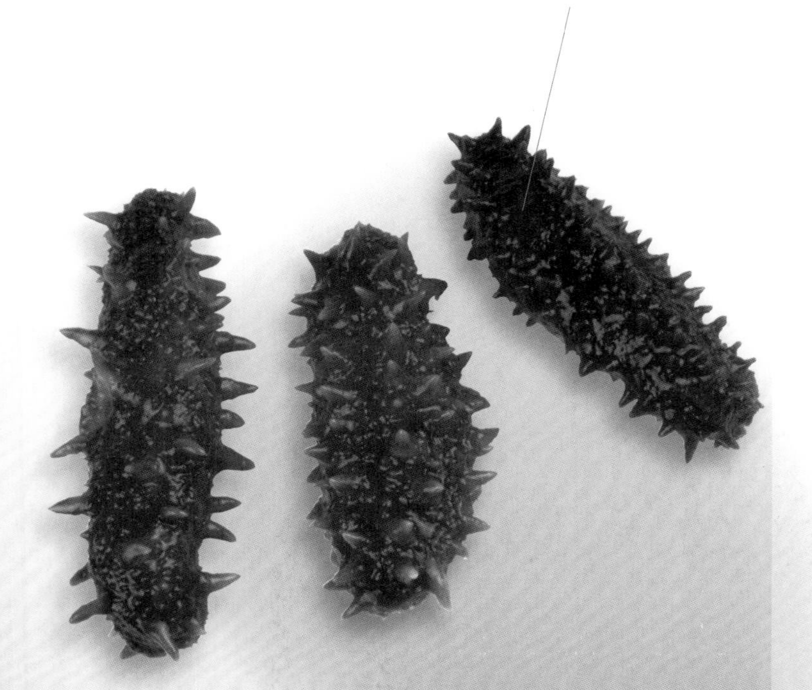

海参有“海人参”之称，因补益作用类似人参而得名。

性味归经 

性温，味甘、咸，归肾经、肺经。

如何挑选 

海参以体肥实满、个大体重、刺挺拔不缺、刀口向外翻者为好。如海参未剖肚，则以肚子里沙子少、外表完整为好。

煮汤 

海参1只，桂圆肉20克，猪瘦肉250克，何首乌50克，大枣5枚，盐适量。海参用水浸软，用牙刷刷去海参表面上的黏液，切片；大枣去核洗净；桂圆肉、何首乌洗净。所有材料一起放入砂锅内煮沸，再改用小火煮2小时，加盐调味即可。本汤能补肾养血。

炖服

冠心病（气阴两虚型）：泡发海参50克，大枣5枚，冰糖适量。海参炖烂后，加入大枣和冰糖，再炖20分钟即可。

淫羊藿 补肾壮阳

淫羊藿，又名仙灵脾、三枝九叶草。这种植物的叶片呈锯齿状，叶背面有柔毛，形状很像豆叶，羊吃了会提高交配频率。古代称豆叶为“藿”，因此人们把这种草命名为“淫羊藿”。《日华子本草》称其能“治一切冷风劳气，补腰膝，强心力，丈夫绝阳不起，女子绝阴无子”。

养生功效

淫羊藿有补肾壮阳、强筋骨的作用，可用于肾阳虚衰导致的阳痿、遗精、早泄、腰膝痿软、肢冷畏寒、耳鸣耳聋等；还有祛风除湿的功效，用于风湿痹痛偏于寒湿者，表现为心腹冷痛、四肢拘急等。淫羊藿有降血压、降血糖、降血脂、增强性功能、镇咳平喘、抗骨质疏松、消炎、改善肾功能等作用。

使用宜忌

阳虚体质者适合服用。阴虚而相火易动者不宜服用。

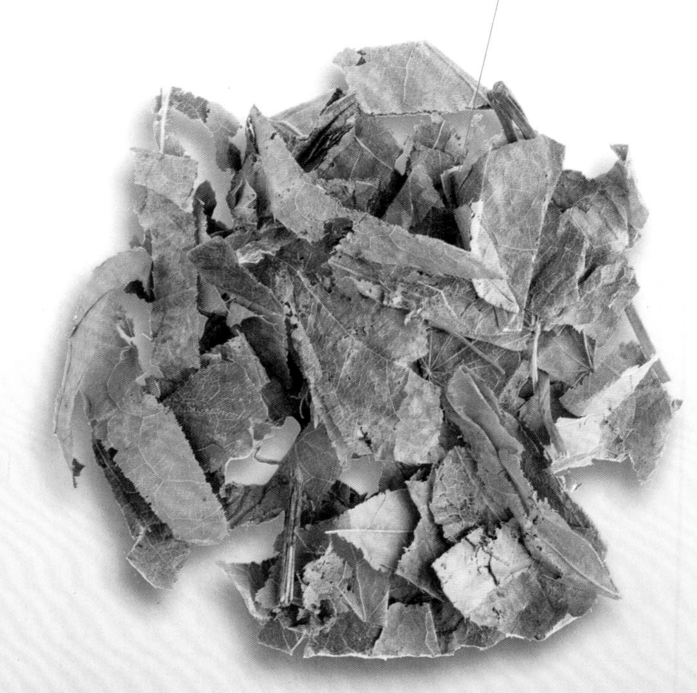

性味归经

性温，味辛、甘，归肝经、肾经。

如何挑选

以叶多密、颜色呈黄色发绿、梗少、形完好者为佳。

泡茶

淫羊藿、山楂各10克，川芎5克。淫羊藿、山楂和川芎水煎，代茶饮。此茶可改善高脂血症。

泡酒

淫羊藿250克，白酒1000毫升。淫羊藿在白酒中浸1周后饮服，量随人定。此药酒对阳痿、腰膝酸软有疗效。

水煎

高脂血症（并发冠心病）：淫羊藿、山楂各10克，川芎5克。水煎服，每日1剂。

高血压（肾阳虚衰型）：淫羊藿10克，三七5克。水煎服，每日1剂。

高血压（气滞血瘀型）：淫羊藿15克，夏枯草10克，川芎5克。水煎服，每日1剂。

益智仁 暖肾固精

益智仁，是姜科植物益智的成熟果实。相传清朝时有一秀才，多年未能中举，非常苦恼。久之，记忆力衰退，肾气衰，夜尿多。一日晚上，他坐在草丛中，有意无意地采摘眼前的果实，放到嘴里咀嚼。一连几日，都是如此，慢慢地记忆力就好了，身体也好了，第二年就中了举人。为了记住这种药草，就给它起名“益智仁”。

养生功效

益智仁有温脾开胃、止泻的功效，可用于脾胃虚寒导致的腹胀纳少、腹痛喜温喜按、大便溏薄、四肢不温；还有暖肾固精、缩尿的作用，用于肾阳不足所致的腰膝冷痛、酸软无力、畏寒肢冷、遗精、遗尿等。益智仁有延缓衰老、健胃、减少唾液分泌的作用。

使用宜忌

阴虚火旺者忌用。尿色黄赤且尿道疼痛、尿频者均不宜使用。

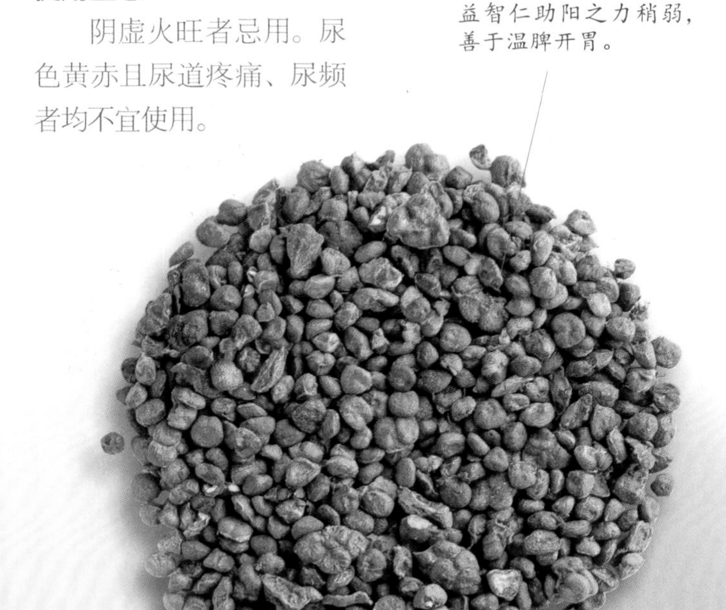

益智仁助阳之力稍弱，善于温脾开胃。

性味归经 

性温，味辛，归脾经、肾经。

如何挑选 

以颗粒大、均匀、饱满、色红棕、无杂质者为佳。

代茶饮 

益智仁15克，绿茶3克。益智仁捣碎，与绿茶一同放入茶杯中，沸水冲泡，每日当茶饮。肾虚遗精者，可用此饮来温肾止遗。

煮粥

益智仁、莲子、芡实、淮山各50克，猪肚1副。将益智仁煎汤去渣。将莲子、芡实、淮山泡入益智仁汤中2小时，再装入洗净的猪肚内，放入炖锅中，小火煮3小时左右。此汤能益肾固精。

水煎 

遗尿：益智仁、杏仁各6克，黄芪10克。水煎服，时时饮之。

习惯性流产：益智仁15克，升麻、白术、艾叶各10克。水煎服，每日1剂，分2次服用。

补骨脂 温肾助阳

补骨脂，又称破故纸、胡韭子、婆固脂，是豆科植物补骨脂的干燥成熟果实，《本草纲目》记载：补骨脂治肾泄，通命门，暖丹田，敛精神。

养生功效

补骨脂有温肾助阳、纳气、止泻的功效，可用于阳痿遗精、腰膝冷痛、肾虚作喘、遗尿尿频、五更泄泻。补骨脂能扩张冠状动脉，兴奋心脏，提高心脏功率；能收缩子宫及缩短出血时间，减少出血量。

使用宜忌

阴虚火旺者忌服。

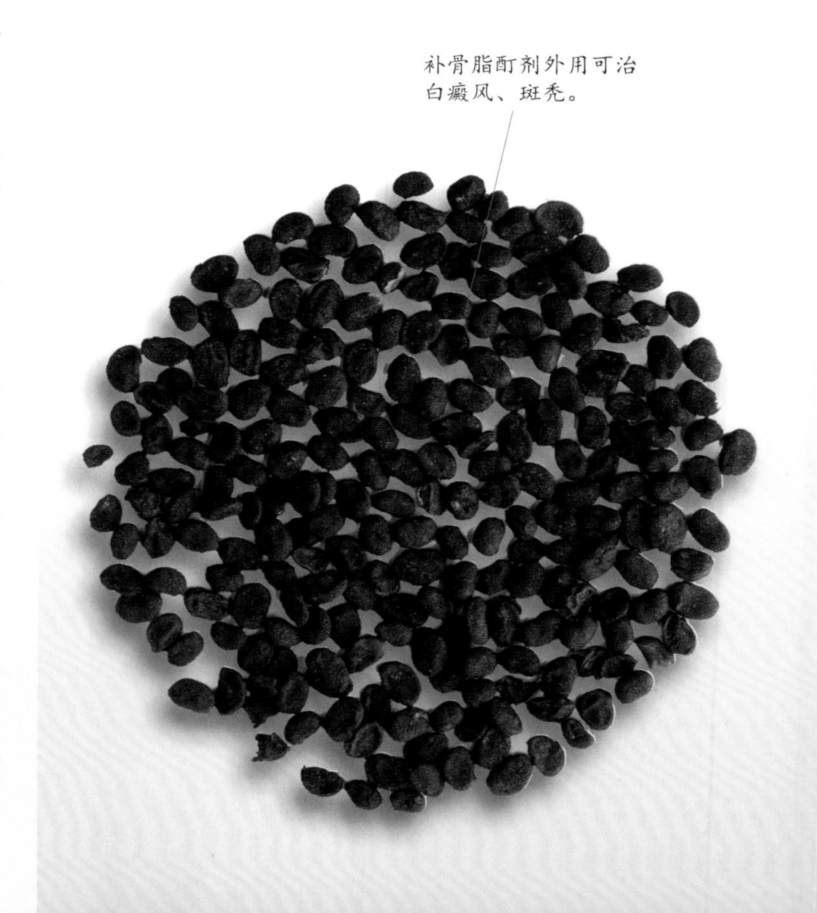

补骨脂酊剂外用可治白癜风、斑秃。

性味归经

性温，味辛、苦，归肾经、脾经。

如何挑选

以粒大、色黑、饱满、坚实、无杂质者为佳。

制饮

核桃仁60克，补骨脂9克。核桃仁切碎，与补骨脂一起放入砂锅中，加水煎2次，每次取药液60毫升左右，合并药液。此饮适用于小儿咳喘。

水煎

肉豆蔻、五味子、吴茱萸各6克，补骨脂12克，水煎服。此饮可温肾养脾。

研末

腰痛：补骨脂10克，炒后研为末，黄酒冲服，每日1次。

小便频数、遗尿：单味微炒，研末内服。

海马 补肾壮阳

海马，又名马头鱼、水马。海马因其头部酷似马头而得名，属海龙目海龙科海马属，是一种经济价值较高的名贵中药，有壮阳补肾的功效，可治阳痿、白带过多，被称为“南方人参”。

养生功效

海马有补肾壮阳、散结消肿的功效，适宜于肾阳不足、老人虚弱、久喘不止、虚性哮喘、男子阳痿不育、女子不孕，还适宜于跌打损伤疼痛或内伤疼痛者。外用可治痈肿疔疮。

使用宜忌

阴虚火旺者忌用。

孕妇忌用。

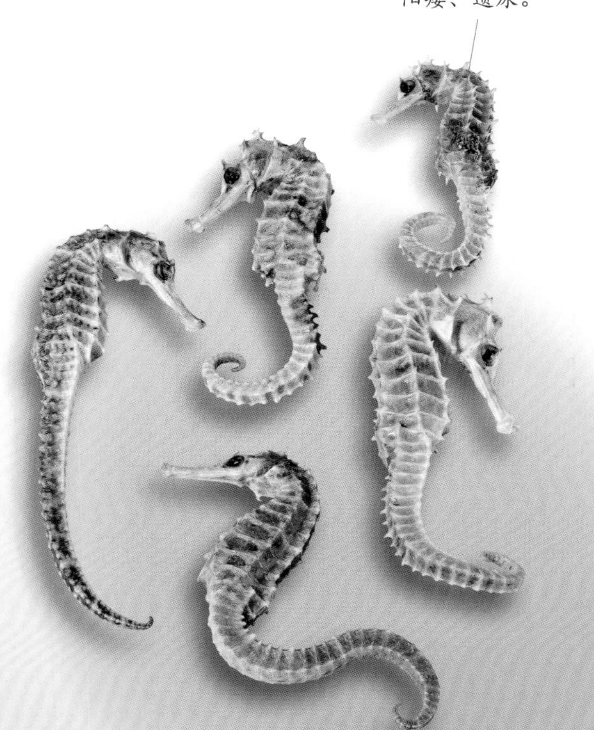

海马是传统的保健壮阳中药，可用于阳痿、遗尿。

性味归经 

性温，味甘，归肝经、肾经。

如何挑选

以个大、坚硬饱满、头尾齐全者为佳。

泡酒 

海马1对，洗净沥水置入500克白酒中。封口浸泡15天即成，每日睡前饮1小盅。此药酒可强筋骨。

炖服 

猪肾1个，从中间将其剖开，去除筋膜及臊腺，夹住1~2只海马，盛在1个瓷盅中隔水清炖，晚上临睡前食用，可以壮阳。

水煎 

女性肾虚白带多：海马1对，杜仲15克，黄芪、土茯苓各30克，当归12克，白果、白芷各10克。水煎2次，合并药汁，分2次服，每日1~2剂。

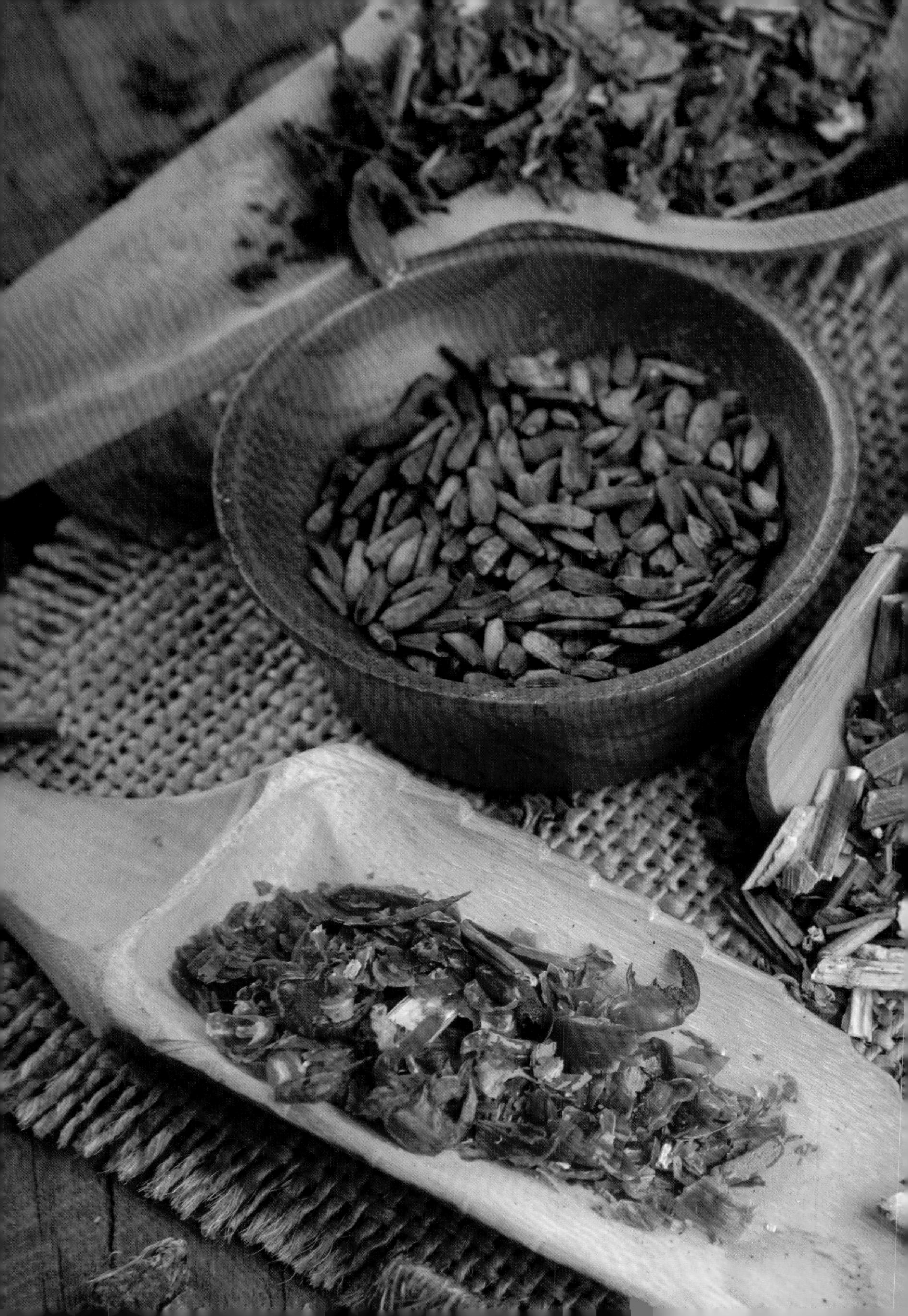

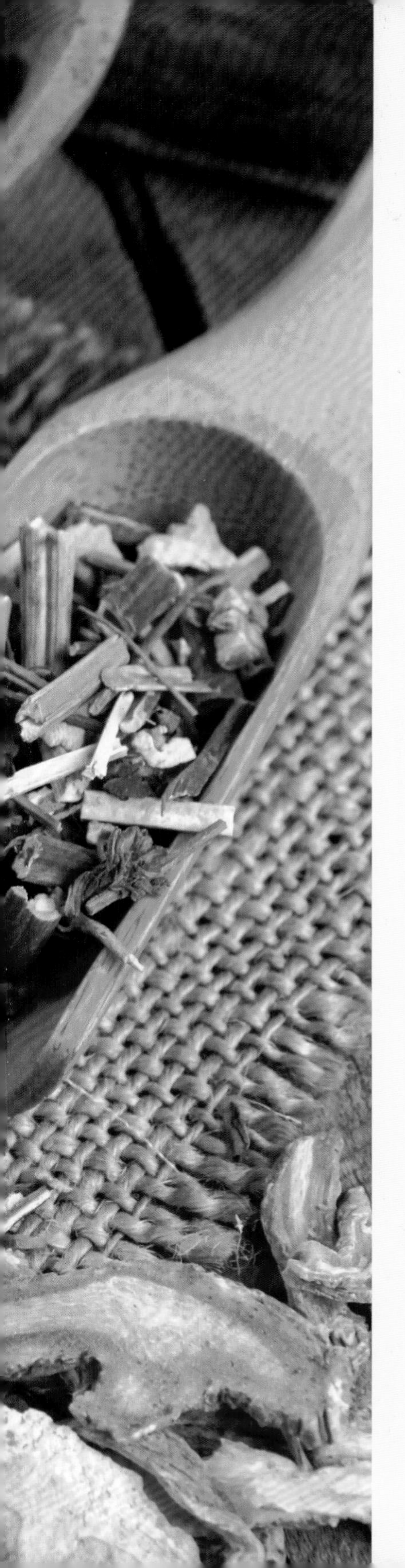

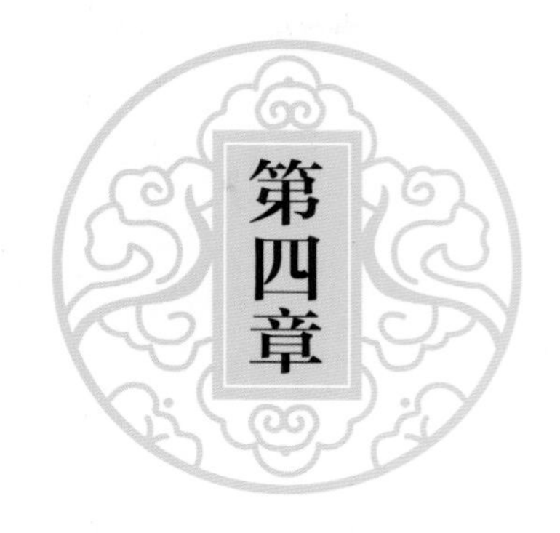

中药解表清热，防治感冒少生病

感冒早期症状有鼻咽部不适、鼻塞、畏寒、咳嗽、流涕、打喷嚏等，严重者可伴随着发热、无力、头痛、四肢酸痛、食欲不振等症状，服用麻黄、荆芥、防风等中药可以有效解表清热，治愈疾病。当身体出现了口疮、溃疡、尿黄、便秘等，预示着体内可能有热毒，此时就需要服用清热药来排出毒素，恢复健康。

解表药

麻黄 发汗解表

麻黄，又叫色道麻、结力根、龙沙、狗骨等，为麻黄科植物草麻黄、木贼麻黄或中麻黄的草质茎。《神农本草经》中记载麻黄：主中风，伤寒头痛，温疟，发表出汗，去邪热气，止咳逆上气，除寒热，破症坚积聚。

养生功效

麻黄有发汗解表、宣肺平喘、利水消肿的功效，主治伤风感冒、咳嗽气喘、风湿痹痛及阴疽、咳痰等。麻黄具有兴奋中枢神经的作用，可缓解支气管和胃肠痉挛。麻黄还能抗过敏，可用于荨麻疹。除此之外，麻黄还有镇痛、抗菌、抗病毒、利尿的作用。

使用宜忌

阳虚、气虚体质者适合服用。表虚止汗、阴虚盗汗、虚喘者慎用。失眠及高血压患者慎用。

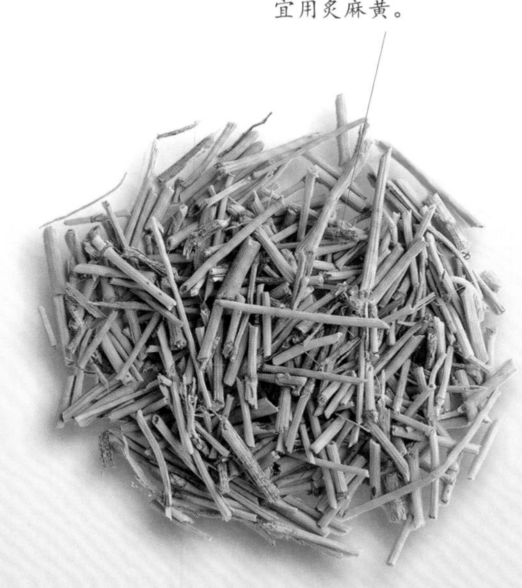

老人、体虚及小儿宜用炙麻黄。

性味归经

性温，味辛、微苦，归肺经、膀胱经。

如何挑选

以茎枝粗壮、圆柱形、淡绿色、内心充实、味苦涩、无杂草、无霉变者为佳。

外用

麻黄、附子、细辛各25克，大黄、生姜各15克，桂枝10克，制成酊剂，用棉签蘸药涂在患处。此剂可治冻疮。

蒸食

麻黄5克，白萝卜200克，蜂蜜适量。白萝卜洗净，切块；与麻黄、蜂蜜一起放入碗内，隔水蒸熟，去掉麻黄，吃蜂蜜萝卜即可。本品可解表散寒、行气化痰、止咳。

酒煎

四肢疼痛：麻黄250克，桂心100克。将以上2味中药研成细末，以酒1000毫升，小火煎汤。不拘时服，以汗出为度。

桂枝 发汗解肌

桂枝，为樟科常绿乔木植物肉桂的干燥嫩枝。对于桂枝的功效，《本草再新》有载：桂枝治手足发冷作麻、筋抽疼痛，并外感寒凉等症。

养生功效

桂枝有发汗解肌、温经通脉的功效，可用于风寒引起的感冒，腰酸背痛以及寒湿痹痛等；还有助阳化气的作用，用于阳气不足引起的胸痛、心悸，女子经闭、痛经，以及脾阳不运导致的痰饮、水肿，心阳不振导致的心悸。桂枝还有利尿、扩张血管、促进发汗、解热、镇痛、抗惊厥、抗菌、抗病毒的作用。

使用宜忌

阳虚体质者适合服用。阴虚火旺、血热妄行者忌用桂枝。

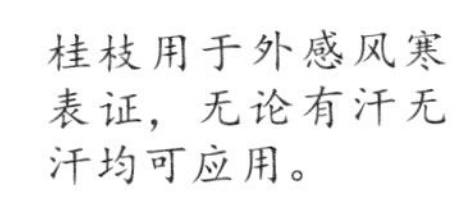

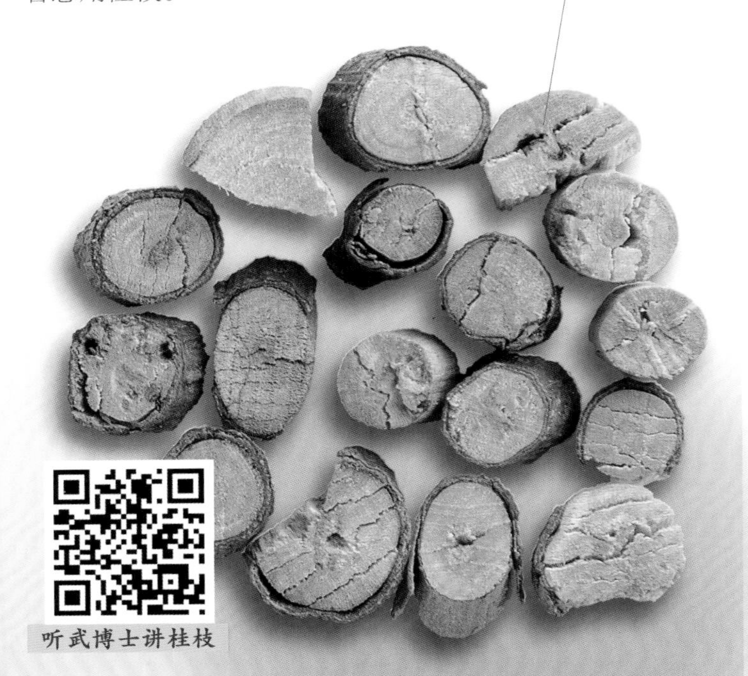

性味归经

性温，味辛、甘，归心经、肺经、膀胱经。

如何挑选

以枝条嫩细均匀、色红棕、香气浓者为佳。

泡茶

桂枝、甘草、肉桂各15克。3种药材用沸水浸泡，代茶饮。每日1剂，对治疗原发性低血压有帮助。

煮汤

桂枝（去皮）、芍药、生姜各9克，大枣3枚，甘草6克。桂枝去皮，大枣切碎，所有药材水煎取汁服用。此汤可以治疗外感风寒、发热头痛等症。

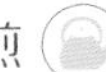
水煎

糖尿病（并发冠心病）： 桂枝9克，薤白10克，三七粉3克，沙参10克，黄酒适量。4味药材水煎去渣，用黄酒冲服。每日2次，连服数日。此品有通阳益阴、宣痹散寒之功效。

紫苏 行气解表

紫苏是唇形科植物紫苏的茎、叶，其叶子又被称为紫苏叶，茎又被称为紫苏梗。紫苏别名红紫苏、赤苏、红苏，是一年生草本植物，有特异的芳香，叶子不仅可以直接食用，还可以作调味料使用，有增鲜的作用。《本草逢原》称其：能散血脉之邪。

养生功效

紫苏具有解表散寒、行气宽中、和胃止呕、定喘安胎、解鱼蟹毒的功效，可用于治疗风寒感冒引起的恶心呕吐、胸脘满闷、咳喘痰多、脾胃气滞、头痛等。紫苏有解热、促进消化液分泌、增进肠胃蠕动、缓解支气管痉挛等作用。

使用宜忌

阳虚、痰湿体质适合服用。温疡及气虚者忌用。阴虚喘咳者慎服。

夏季吃紫苏比较好，可以增进食欲。

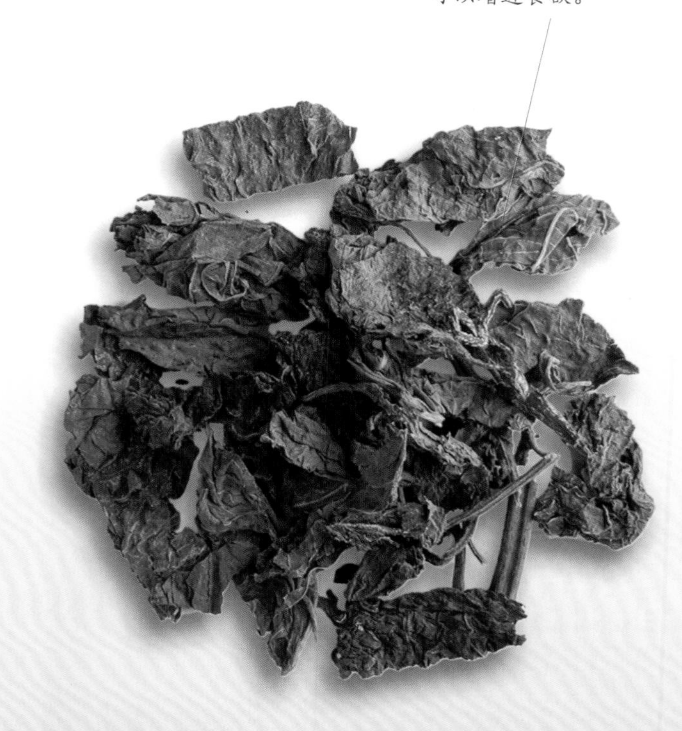

性味归经

性温，味辛，归肺经、脾经。

紫苏的采收

一般在夏秋季采收，除去杂质，晒干，生用。

凉拌

紫苏嫩叶 300 克，盐、酱油、麻油各适量。将紫苏叶洗净焯烫，捞出过水，挤干水分，切断放盘内，加入调料拌匀即成。此菜适用于风寒感冒、恶寒发热、咳嗽、胸腹胀满等症。

煮粥

粳米 50 克，紫苏 15 克，红糖适量。粳米煮成稀粥，粥成入紫苏稍煮，加入红糖搅匀即成。本粥适用于风寒感冒、咳嗽、胸闷不舒等病症。

水煎

外感风寒、气郁不舒：紫苏、香附子各 15 克，炙甘草、陈皮各 10 克。水煎去渣，热服，不拘时候，每日服 2 次。

荆芥 解表散风

荆芥是唇形科植物荆芥的干燥地上部分，主产于江苏、浙江、河南、山东等地。《本草纲目》记载：荆芥，散风热，清头目，利咽喉，消疮肿。《日华子本草》称荆芥可“利五脏，消食下气，醒酒”。

养生功效

荆芥有发汗解表的作用，且有祛风功效，主治风寒感冒、发热恶寒、无汗、头痛、身痛等症；还有透疹消疮的功效，可用于麻疹不透、风疹瘙痒；还可止血，用于吐衄下血。

使用宜忌

阳虚、痰湿体质者适合服用。表虚自汗、阴虚头痛者忌服。《本草纲目》认为荆芥不宜与驴肉、无鳞鱼同食。

发表透疹消疮宜生用，止血宜炒用。

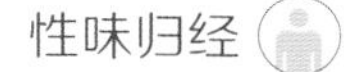

性味归经

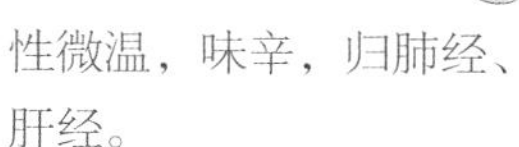

性微温，味辛，归肺经、肝经。

如何挑选

以干燥，色黄绿、茎细、穗多，无杂质者为佳。

凉拌

鲜荆芥100克，姜丝5克，葱末、蒜粒各3克，香油、醋、酱油各适量。将荆芥洗净切段，放入盘内，放入剩余调料，拌匀即成。此菜有理血、止痛的功效。

煮粥

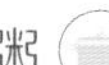

荆芥9克，桔梗12克，甘草6克，粳米60克。将3味中药用纱布包好，水煎去渣，加粳米煮粥。此粥可作为早餐食用，有清热宣肺、利咽止咳的功效。

水煎

风寒感冒：荆芥、防风、苏叶、白芷、杏仁、陈皮各6克，赤苓、神曲各9克，生姜2片，葱白2段。水煎，每日1剂。

防风 祛风止痛

防风是伞形科植物防风的干燥根，别名铜芸、茴芸、茴草、百枝等，主产于东北及内蒙古东部。《神农本草经》记载：主大风头眩痛，恶风，风邪。顾名思义，防风是治风止痛的药物，既能祛风寒而解表，又能祛风湿而止痛，药性温和而不燥。

养生功效

防风具有祛风解表、胜湿止痛、止痉的功效，可用于外感风寒、头痛、目眩、项强、风寒湿痹、骨节酸痛、四肢痉挛、破伤风。防风炒用可治腹泻，炒炭可用于崩漏。防风根具有解热镇痛、消炎、抗过敏、提高免疫力、促进新陈代谢、降血压、抗菌等作用，可去水肿、风肿，散结去痈。

使用宜忌

痰湿、特禀体质者适合服用。血虚痉急或头痛不因风邪者忌服。恶干姜、藜芦、白蔹、芫花。

肝阳上亢型头痛眩晕者禁服。

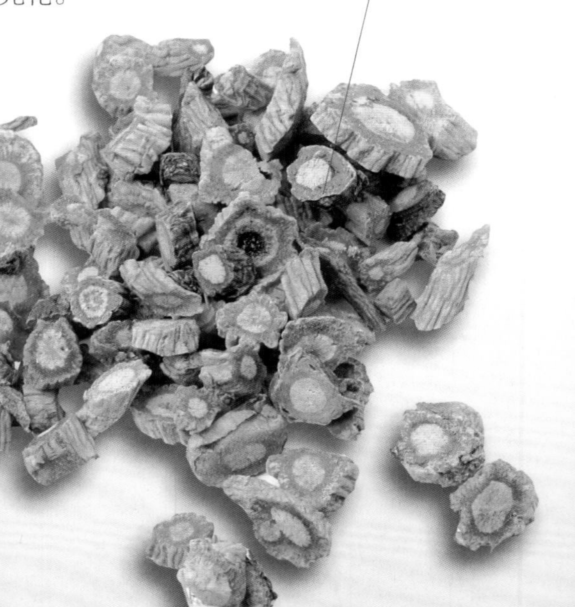

性味归经

性微温，味甘、辛，归膀胱经、脾经、肝经。

如何挑选

以粗壮、质轻、断面皮部色浅棕、木部色浅黄、气味清香者为佳。

代茶饮

乌梅10克，防风5克，甘草1克。沸水泡1小时左右代茶饮，每日1剂。此饮品能治过敏性鼻炎。

煮粥

陈皮、防风各6克，山药120克，炒白芍12克，粳米50克，红糖适量。将山药研成粉末，放入炒白芍、陈皮、防风的煎液中，再加粳米煮粥，调入红糖服食。此粥能泻肝补脾、止痛止泻。

水煎

水肿、腹胀：将防风30克洗干净，用水浸透捞出，切片，晒干。用锅慢慢炒至变色，加入生姜15克，炒好后用水煎服，每日2次。

白芷 祛风止痛

白芷别名香白芷，是伞形科植物川白芷、杭白芷的干燥根，全国各地均有栽培以供药用。《药性论》记载：治心腹血刺痛，除风邪，主女人血崩及呕逆，明目、止泪出，疗妇人沥血、腰腹痛；能蚀脓。

养生功效

白芷具有祛风止痛、燥湿消肿、活血生肌的功效。可用于治疗头痛、牙痛、鼻渊、寒湿腹痛、肠风痔漏、赤白带下、痈疽疮疡、皮肤瘙痒等症。

使用宜忌

阳虚、特禀体质者适合服用。阴虚血热者忌服。

用白芷磨粉调成面膜可以起到美白祛斑的作用。

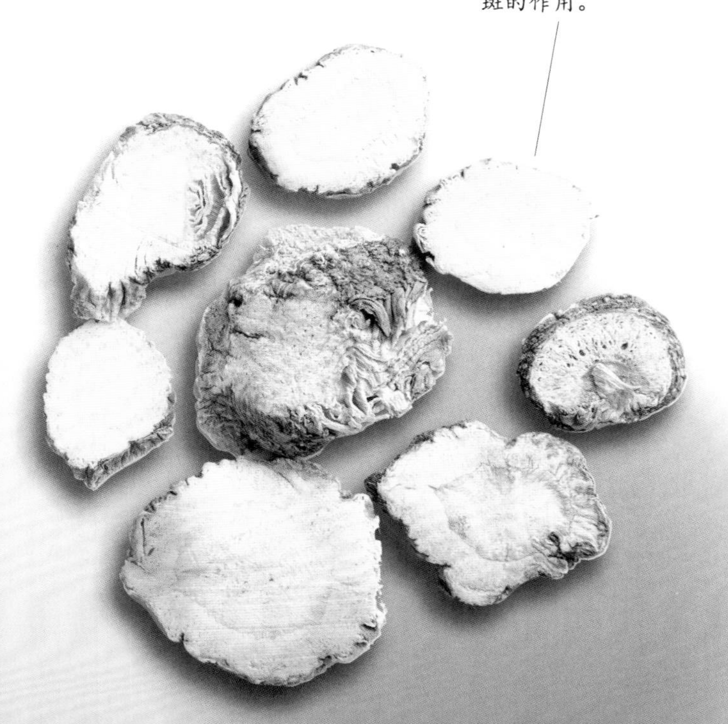

性味归经 

性温，味辛，归肺经、胃经、大肠经，有小毒。

如何挑选 

以根条粗大、皮细、粉性足、香气浓者为佳。

煮汤 

白芷15克，黄芪12克，当归、枸杞子各8克，大枣4枚，鲤鱼1条，生姜5克。将鲤鱼清理干净后和上述所有材料一起熬煮成汤。此汤有通经活血、滋补肝肾的作用。

水煎 

治鼻渊：白芷、辛夷、防风各4克，苍耳子5克，川芎2.5克，细辛3.5克，甘草1.5克。水煎去渣，连服4剂，不拘时服。

葱白 发汗解表

葱白具有发汗解表、散寒通阳的功效，可以除风湿、通关节、止衄血、利大小便，用于治疗风寒感冒、痈肿疮毒、痢疾、寒凝腹痛、小便不利，以及阴盛格阳等病症，对头痛、阴寒腹痛、虫积内阻、痢疾等也有较好的治疗作用。

使用宜忌

阳虚、痰湿体质者适合服用。表虚多汗者忌服。有狐臭者不可食。

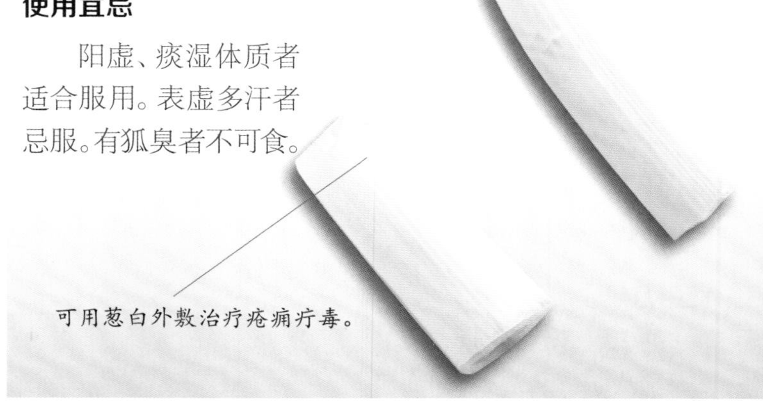

可用葱白外敷治疗疮痈疔毒。

性味归经

性温，味辛，归肺经、胃经。

如何挑选

以新鲜青绿、粗壮匀称、无折断、葱白长、管状叶短、根部不腐烂者为佳。

水煎

外感风寒、恶寒发热、头痛、鼻塞、咳嗽：葱白15克，淡豆豉30克。煎汤，趁热服。

生姜 散寒止呕

生姜有解表散寒、温中止呕、温肺止咳的功效，可用于治疗脾胃虚寒、食欲减退、恶心呕吐、痰饮呕吐、胃气不和呕吐、风寒或寒痰咳嗽，以及风寒感冒、恶风发热、鼻塞头痛等症。

使用宜忌

阳虚体质者适合服用。阴虚内热者及痔疮、热哮大喘、胎产痧胀患者不宜服用。

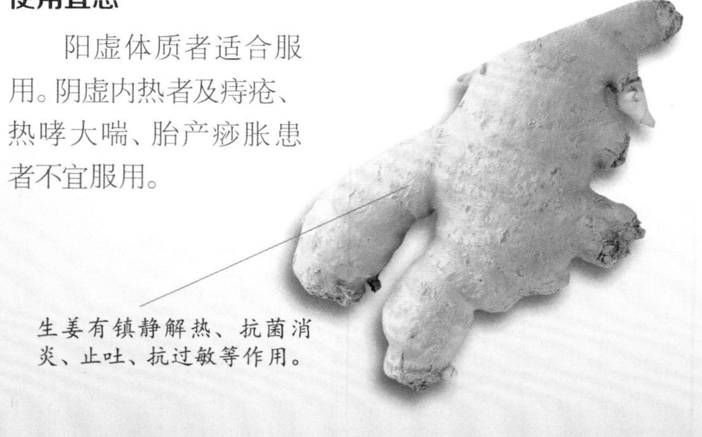

生姜有镇静解热、抗菌消炎、止吐、抗过敏等作用。

性味归经

性微温，味辛，归肺经、脾经、胃经。

如何挑选

以气香、味辣、质坚、外皮灰黄者为佳。

煮粥

茯苓、白术各10克，羊肚250克，蜜枣2枚，生姜、料酒、盐各适量。所有材料加开水，隔水炖至熟烂，去药渣，加入调料即可。此粥能健脾胃、增进食欲。

细辛 祛风散寒

细辛，别名小辛、细草、少辛、独叶草，是马兜铃科北细辛、汉城细辛或华细辛的根及根茎。在古代原是以华细辛（今陕西华阴）为道地药材，现代则以北细辛（辽宁）为上品。《神农本草经》记载细辛：主咳逆，头痛脑动，百节拘挛，风湿痹痛，死肌。

养生功效

细辛有解表散寒、祛风止痛的功效，可用于外感风寒，头身疼痛较甚者，以及牙痛、风湿痹痛等；还有温肺化饮、通窍的作用，可用于鼻渊、鼻塞、流涕、肺寒咳喘、无汗、痰多清稀者等。细辛还有解热、镇痛、抑菌、降血压等作用。

使用宜忌

阳虚体质者适合服用。气虚多汗、血虚头痛、阴虚咳嗽者忌服。细辛忌生菜。

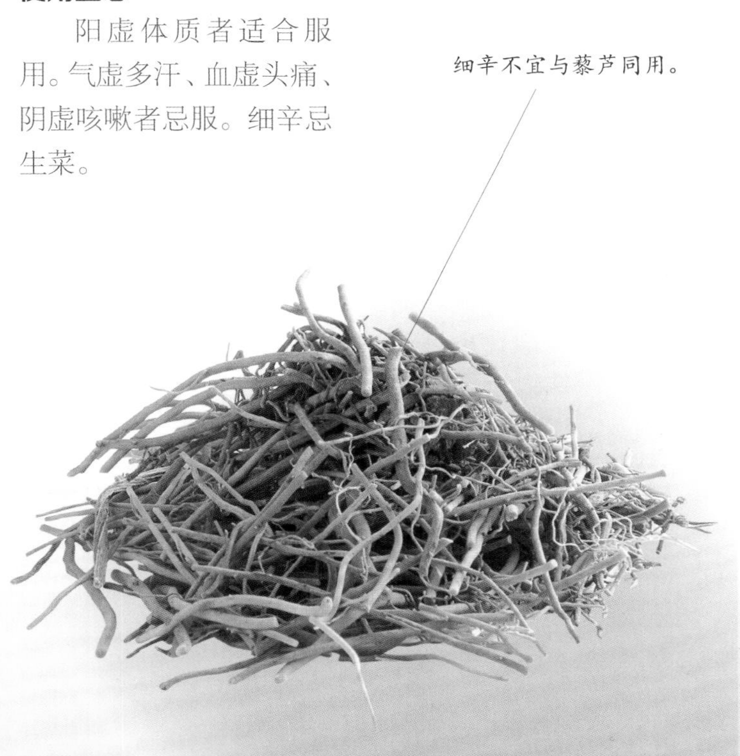
细辛不宜与藜芦同用。

性味归经 

性温，味辛，归肺经、肾经、心经，有小毒。

如何挑选 

以根多、色灰黄、叶色绿、香气浓、味麻辣者为佳。

代茶饮

细辛、川芎、白芷、羌活、防风、薄荷、荆芥、甘草各等分。将以上8味药研成细末，每次6~10克，开水冲泡或水煎代茶饮，每日3次。此饮品能治风寒感冒、头痛鼻塞。

泡酒 

细辛、白芍、桑寄生、桑枝、川芎、当归、杜仲、地黄、牛膝、茯苓、防风、甘草各等分，白酒1000毫升。将以上中药浸于白酒中，密封浸泡60天即可服用。此药酒适用于腰酸背痛、老年慢性骨关节炎、关节变形等。

水煎 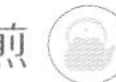

风寒感冒：细辛、麻黄各6克，附子1枚。附子先下，大火烧开，小火持续煎30分钟，再入细辛，持续煎20分钟，入麻黄，持续煎5分钟，去沫取汁，每日1剂，分2次服用。

菊花 散风清热

菊花，别名节华、金蕊、金精、药菊，是菊科草本植物菊的头状花序。《本草衍义补遗》记载：菊花，能补阴，须味甘者，若山野苦者勿用，大伤胃气。《神农本草经》记载：主诸风，头眩肿痛，目欲脱，泪出，皮肤死肌，恶风湿痹，利血气。

养生功效

菊花有散风清热的作用，可用于感冒风热、发热头昏；还有平肝明目的功效，可用于肝经有热或肝阳上亢所致的目赤多泪、眼目昏花、眩晕头痛；还能清热解毒，用于疮疡肿痛。菊花具有抗菌消炎、抗病毒、抗衰老、抗肿瘤、解热等作用。捣烂外敷可用于疮毒肿痛。

使用宜忌

阴虚、湿热、气郁体质者适合服用。气虚胃寒、食少泄泻者慎服。

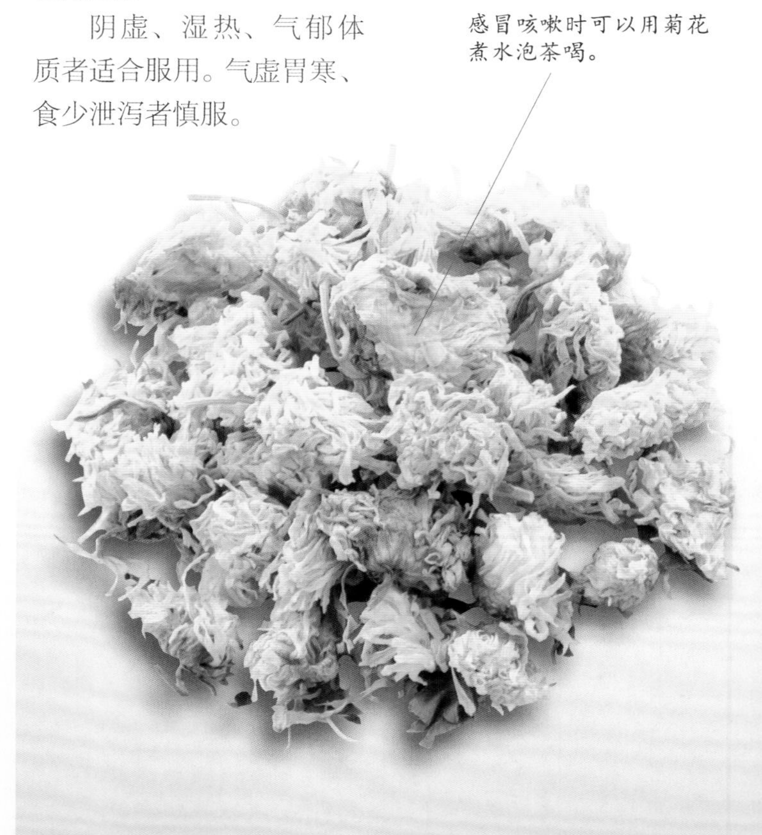

感冒咳嗽时可以用菊花煮水泡茶喝。

性味归经

性微寒，味甘、苦，归肺经、肝经。

如何挑选

以花朵完整不散瓣、香气浓郁、无杂质者为佳。有亳菊、滁菊、贡菊、杭菊之分。

煮粥

菊花、金银花各5克，粳米100克。先将粳米加水煮粥，等粥熟时加入金银花、菊花，稍煮5分钟即可。此粥能清热解毒。

水煎

睑腺炎（麦粒肿）： 菊花9克。加水煎煮，头煎内服，2煎放凉后洗患处，每日2次。

面部痉挛： 菊花、钩藤各10克。水煎服，每日1次。

急性结膜炎： 菊花、蒲公英各30克。水煎服，每日1次。

菊花猪肝汤

白菊花 5 克，猪肝 200 克，枸杞子 10 克，姜、料酒、盐各适量。姜洗净，切片；白菊花、枸杞子分别洗净。猪肝洗净切片，用料酒和姜片先腌制 30 分钟。在锅中加入适量清水，放入枸杞子和菊花，用大火煮沸，再放入腌制好的猪肝片，待猪肝片熟透，加盐调味即可。

此汤有养血健脾、清肝明目的功效，适合血瘀体质者服用。

菊花银耳粥

银耳 10 克，菊花 10 克，枸杞子 5 克，粳米 100 克。银耳提前泡发，洗净切碎，菊花、枸杞子、粳米分别洗净。将以上材料放入锅中，加适量水，同煮成粥即可。

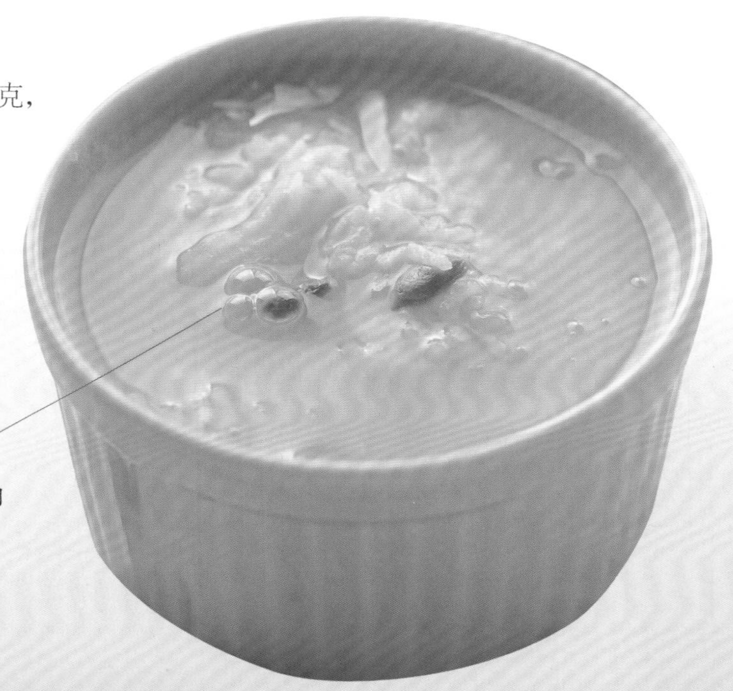

此粥有清热解毒、滋阴润肺的功效。

葛根 解肌退热

葛根，为豆科植物葛的块根，别名鸡齐、葛麻。我国南方一些省和地区常以其作蔬菜食用，其味甘性凉，常作煲汤之用。《神农本草经》记载葛根：主消渴，身太热，呕吐，诸痹，起阴气，解诸毒。

养生功效

葛根有解肌退热、透疹的功效，可用于外感发热头痛及高血压颈项强痛，对麻疹有很好的效果；还有生津止渴、升阳止泻的作用，用于热病口渴、中气下陷导致的腹痛、腹泻。现代医学研究证明，葛根有解痉、降血糖、降血脂、解热、益智、促进血液循环等作用。

使用宜忌

阴虚体质者适合服用。脾虚泄泻者慎用。

胃寒者不可多服葛根，恐损胃气。

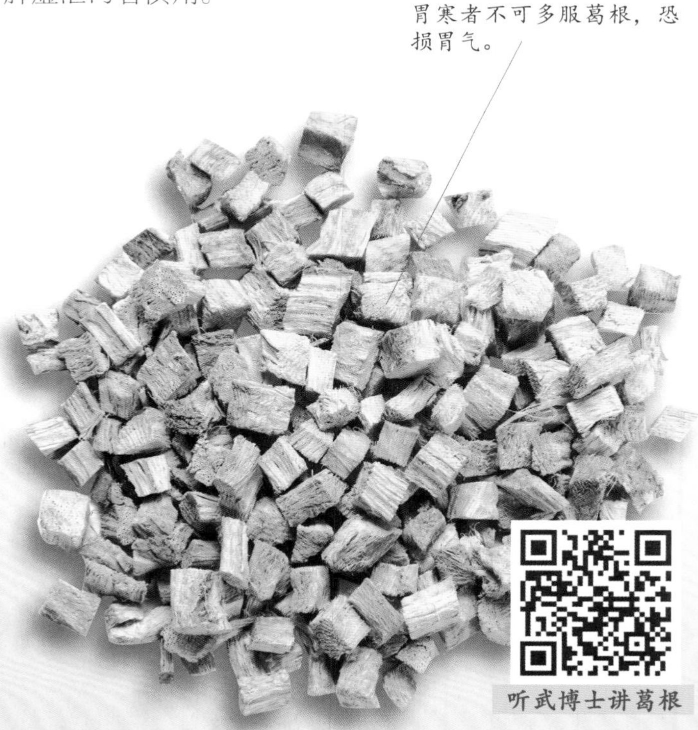

性味归经

性凉，味甘、辛，归脾经、胃经。

如何挑选

以块肥大、质坚实、色白、粉性足、纤维性少者为佳；反之则质次。

代茶饮

葛根10克，山楂15克。用适量水煎煮山楂和葛根，每日当茶饮。此饮品适用于气滞血瘀型高脂血症患者。

煮汤

葛根60克，山药50克，猪排骨250克，盐适量。排骨洗净、氽水，放入煮沸的水中，加葛根、山药同煮，先用大火煮开，再改用小火煮1小时，加盐调味即可。此汤可清热、补虚。

水煎

腹泻（湿热型）：葛根、黄连、黄芩、木香各10克，甘草5克。水煎服，频饮。

升麻 解表透疹

升麻，别名莽牛卡架、桂圆根、窟窿牙根，是毛茛科升麻属植物大三叶升麻、兴安升麻或升麻的干燥根茎。《本草纲目》记载升麻：消斑疹，行瘀血，治阳陷眩运，胸胁虚痛，久泄下痢后重，遗浊，带下，崩中，血淋，下血，阴痿足寒。

养生功效

升麻具有发表透疹、清热解毒、升阳举陷的功效，可用于风热头痛、齿痛、口疮、咽喉肿痛、麻疹不透、阳毒发斑、脱肛、子宫脱垂等症。外用可疗痈肿疮毒、口舌生疮。升麻还有抗菌抗炎、解热镇痛、降血压等作用。

使用宜忌

阳虚、特禀体质者适合服用。凡麻疹已透、阴虚火旺、吐血鼻衄、咳嗽多痰、气逆呕吐者忌用。

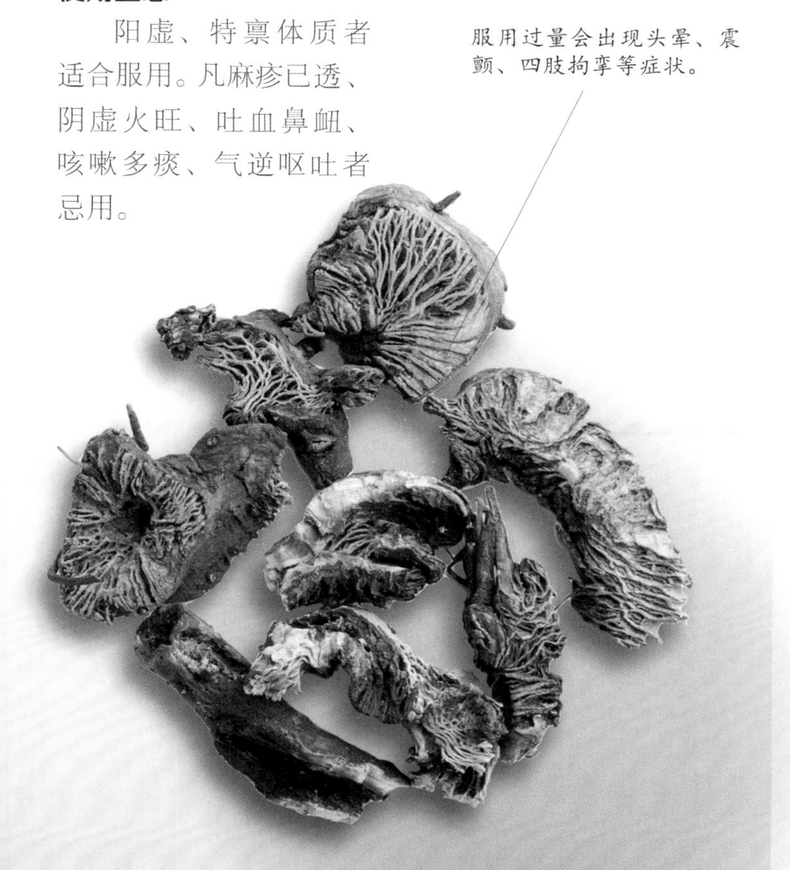

服用过量会出现头晕、震颤、四肢拘挛等症状。

性味归经 

性微寒，味辛、微甘，归肺经、脾经、胃经、大肠经。

如何挑选 

以个大、体轻、质坚硬、断面黄白色为佳。

代茶饮 

升麻3克，肉苁蓉、瓜蒌仁各15克，炒枳壳9克，郁李仁6克，怀牛膝、火麻仁各12克。以上药材用清水煎煮，趁温饮服，每日2次。此饮有润肠通便的作用。

煮汤 

升麻、枳实各15克，黄芪30克，兔肉250克，葱段、姜片、料酒、盐各适量。兔肉洗净切块，将3味药材装入纱布袋中，放于锅内，加清水与兔肉块同煮，去除药渣，再加葱段、姜片、料酒、盐，焖煮至兔肉烂熟即可。此汤能健胃益气。

水煎 

胃下垂：升麻、柴胡各5克，党参20克，黄芪30克，生姜10克，大枣5枚。用清水煎煮以上药材2次，将2次药汁合并，每日早晚各服1次。

清热药

金银花 清热解毒

金银花又名双花、金藤花、鹭鸳花、忍冬花，是我国古老的中药材，享有“药铺小神仙”之誉。《本草正》记载：金银花善于化毒，故治痈疽、肿毒、疮癣、杨梅、风湿诸毒，诚为要药。现代药理研究表明，金银花具有抗菌作用，有“中药抗生素”“绿色抗生素”之称，能降低人群咽喉部带菌率，故被列为新冠肺炎预防用药之一。

养生功效

金银花具有清热利咽的功效，可治外感风热或温病初起的表证未解、里热又盛导致的疮痈肿毒、咽喉肿痛；还可清热解毒，对于热毒引起的泻痢便血有一定疗效。金银花还有抗菌、消炎、解毒等作用，同时还可防暑、降血脂、养颜，并擅长治疗各种热性病。亦可外洗治皮肤病。

使用宜忌

适宜实热体质者服用。脾胃虚寒者、气虚疮疡脓清者以及女性月经期内忌服。

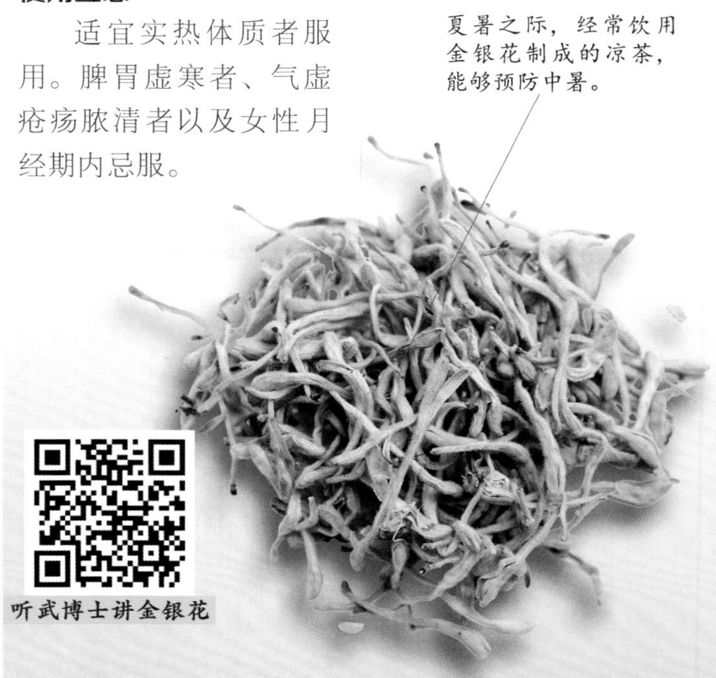

夏暑之际，经常饮用金银花制成的凉茶，能够预防中暑。

性味归经

性寒，味甘，归肺经、心经、胃经。

如何挑选

以花蕾未开放，色黄白肥大者为佳。

泡茶

金银花、白及各10克，绿茶3克。金银花、白及洗净研成粗末，与绿茶一同放入杯中，用沸水冲泡，加盖闷15分钟即可。代茶饮。此茶可清热解毒、凉胃生津，用于缓解消化性溃疡。

煮粥

粳米60克，金银花30克，白糖适量。粳米洗净，放入锅中，加适量水，煮至粳米快熟时，加入金银花稍煮片刻，熟后加适量白糖调味。此粥可疏散风热。

水煎

急性、慢性咽喉炎：金银花、野菊花各15克。水煎服用，每日服2次。

连翘 清热解毒

连翘为木樨科植物连翘的果实，别名旱莲子、大翘子、空翘。初熟的果实采下后，蒸熟、晒干，尚带绿色，称为青翘；熟透的果实采下后，晒干，除去种子及杂质，称为老翘。

养生功效

连翘有清热消毒、散结消肿的功效，用于痈疮肿毒、瘰疬痰核、热淋涩痛；还有疏散风热的作用，用于温热、风热感冒、发热、心烦、咽喉肿痛、丹毒、斑疹等。连翘有抗菌、抗炎、解热、降血压、保肝等作用。

使用宜忌

脾胃虚弱，气虚发热，痈疽已溃、脓稀色淡者忌服。

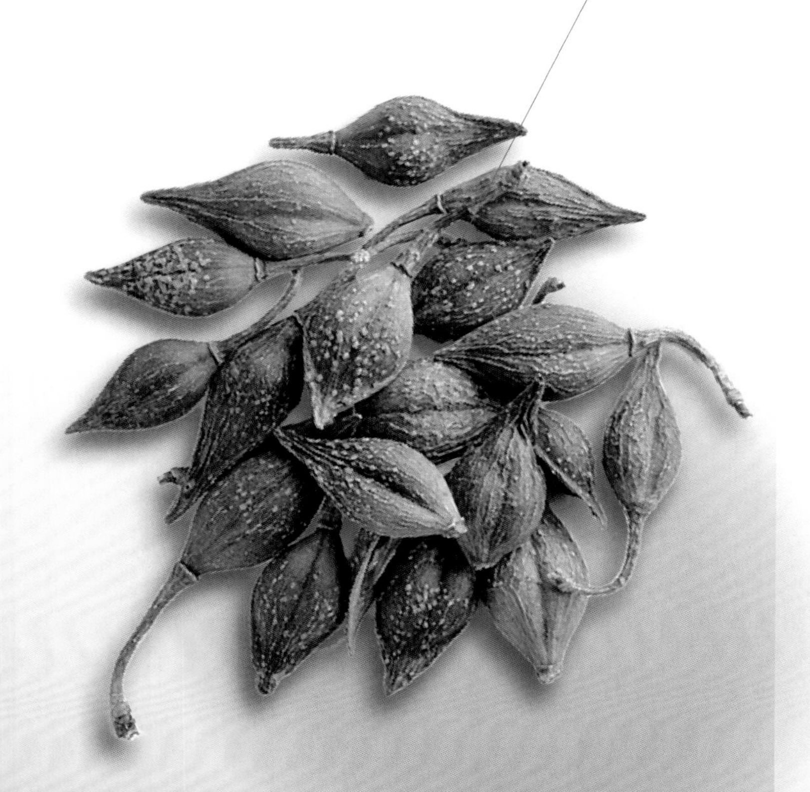

连翘可治上焦诸热证，尤能解毒消痈而散结，故为疮家要药。

性味归经 

性微寒，味苦，归肺经、心经、小肠经。

如何挑选 

青翘以色青绿、无枝梗者为佳；老翘以色黄、壳厚、无种子、纯净者为佳。

代茶饮 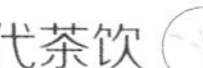

连翘、牛蒡子各9克，荆芥5克，白糖适量。牛蒡子、连翘、荆芥一起装入纱布袋内，加水适量，水煎取汁，加入适量白糖调味。当茶饮，每日1剂。此茶有清热解毒的作用，对于风疹疗效较好。

水煎 

乳腺炎：连翘、野菊花各15克，蒲公英30克，王不留行9克。水煎服，每日1剂，早晚各1次。

阑尾炎：连翘15克，黄芩、栀子各12克，金银花18克。水煎服，每日1次。

小儿脑膜炎：连翘、菊花各10克，甘草5克。加水煎煮20分钟，每日1剂。

穿心莲 清热解毒

穿心莲，别名春莲秋柳、一见喜、榄核莲、苦胆草、金香草、金耳钩、印度草、苦草等，主产于广东、福建等地，可治疗多种感染性疾病。《泉州本草》记载：穿心莲清热解毒、消炎退肿，治咽喉炎症，痢疾，高热。

养生功效

穿心莲有清热解毒、凉血消肿的功效，可用于感冒发热、咽喉肿痛、口舌生疮、顿咳劳嗽、泄泻痢疾、热淋涩痛、痈肿疮疡、毒蛇咬伤。穿心莲有抗炎、抗癌、抗心血管疾病、抗病毒、抗菌、提高机体免疫力等功效。

使用宜忌

痰湿、湿热、血瘀体质者适合服用。阳虚及脾胃虚寒者不宜服用。

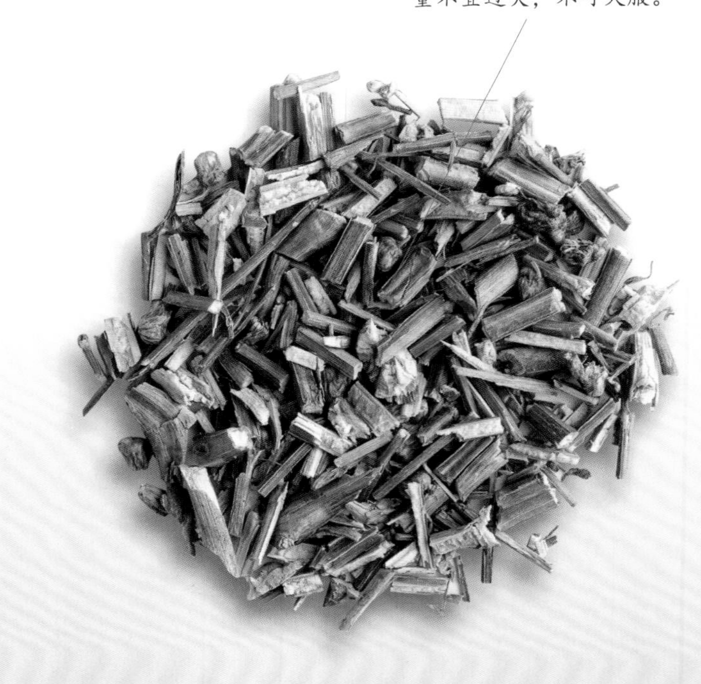

本品苦寒，易伤胃气，用量不宜过大，不可久服。

性味归经

性寒，味苦，归心经、肺经、大肠经、膀胱经。

注意事项

穿心莲不可久服，易伤人胃气。

代茶饮

穿心莲15克，木香、甘草各10克。药材用清水煎煮后当茶饮用，治细菌性痢疾。

研末

穿心莲60克，茶油适量。穿心莲研成细末，与茶油调和，涂抹于患处。此药可治湿疹、烧烫伤。

水煎

尿频赤涩疼痛：穿心莲、车前子各10克。水煎，去渣，温服。

上呼吸道感染：穿心莲、车前草各9克。水煎浓缩至30毫升，稍加冰糖，分2次服，每日1剂。

支气管肺炎：穿心莲、十大功劳各9克，陈皮4克。水煎，每日分2次服。

板蓝根 清热凉血

板蓝根又名大蓝根、大青根，为十字花科植物菘蓝和草大青的干燥根，或爵床科植物马蓝的干燥根茎。主产于江苏、湖北、河南等地。据临床观察，板蓝根具有清热解毒、消除早期炎性改变，使邪热外达的效果。

养生功效

板蓝根有清血利咽的功效，用于肺胃热盛所致的咽喉肿痛、口咽干燥、腮部肿胀等；还有清热解毒的作用，用于急性扁桃体炎、腮腺炎等；还能防温疫、杀虫，用于温毒发斑、烂喉丹痧、大头瘟疫。板蓝根有抗菌、抗病毒、抗肿瘤、提高免疫力的作用。

使用宜忌

脾胃虚寒者慎用。腹泻、肠胃不好的人慎用。

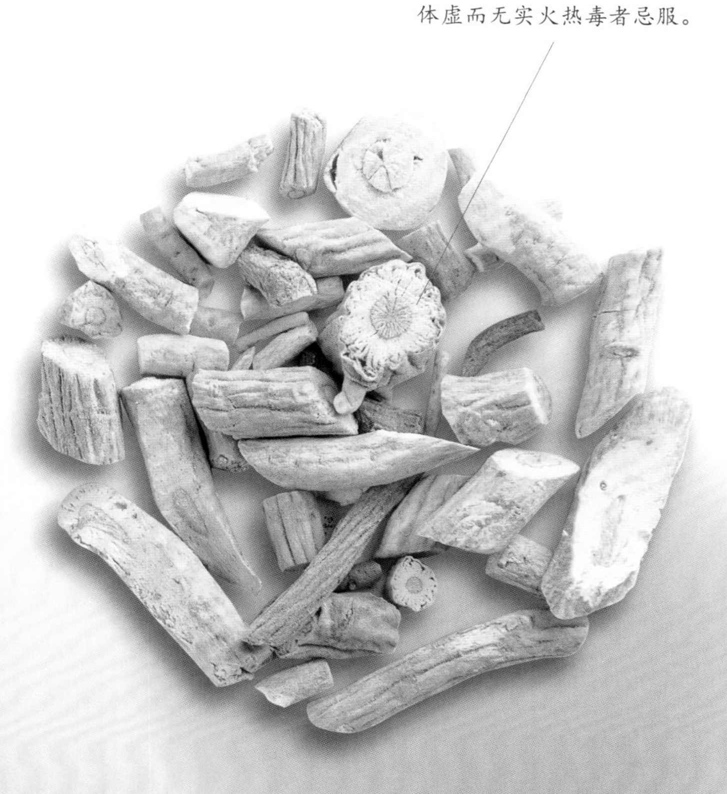
体虚而无实火热毒者忌服。

性味归经 

性寒，味苦，归心经、胃经。

如何挑选 

以根长直、粗壮、坚实而粉性足者为佳。

煮汤 

板蓝根 8 克，猪腱子 60 克，大枣数枚，盐适量。所有材料小火煮 3 个小时，加盐调味即可。此汤能提高免疫力。

煮粥 

板蓝根 20 克，竹叶、莲子心各 10 克，糯米 50 克，白糖适量。糯米煮粥至半熟，加入洗净捣烂的板蓝根、竹叶、莲子心，继续煮至糯米烂熟，加入白糖调味即可。此粥可清热消炎。

水煎 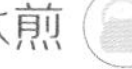

肝炎：板蓝根 30 克。水煎服，频饮。

流行性感冒：板蓝根 20 克，绿茶 5 克，冰糖适量。板蓝根捣碎，放入砂锅，加清水和茶叶煎煮，去渣取汁，倒入冰糖拌匀即可。

蒲公英 清热解毒

蒲公英，别名黄花地丁、婆婆丁，是菊科植物蒲公英、碱地蒲公英或同属数种植物的干燥全草。《本草经疏》记载：蒲公英味甘平，其性无毒。当是入肝入胃，解热凉血之要药。乳痈属肝经，妇人经行后，肝经主事，故主妇人乳痈肿乳毒，并宜生啖之良。

养生功效

蒲公英具有清热解毒、消肿散结、利湿通淋的功效，可以用于治疗乳痈肿痛、胃炎、痢疾、肝炎、胆囊炎、急性阑尾炎、泌尿系统感染、盆腔炎、痈疖疔疮、咽炎、急性乳腺炎、感冒发热、急性扁桃体炎、急性支气管炎等。现代医学研究表明，蒲公英有杀菌、利胆、利尿及促进乳汁分泌的作用，也可用于治诸疮肿毒。

使用宜忌

痰湿、湿热、特禀体质者适合服用。脾胃虚寒及气虚疮疡脓清者忌服。

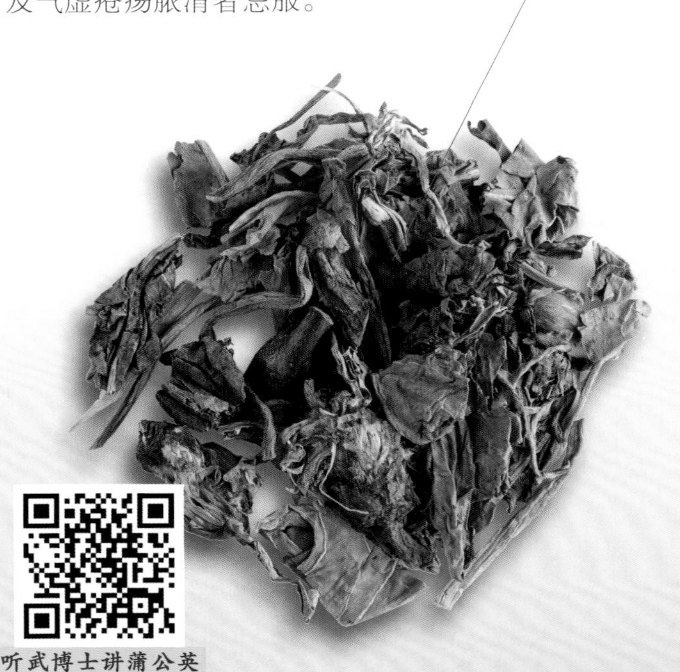

性味归经

性寒，味苦、甘，归肝经、胃经。

如何挑选

以叶多、色灰绿、根完整、无杂质者为佳。

代茶饮

蒲公英、玉米须各 60 克。水煎，去渣，代茶饮。此茶可治热淋、小便短赤。

煮粥

蒲公英 15 克，橄榄 50 克，白萝卜 100 克，粳米 40 克。蒲公英、橄榄和白萝卜共煎取汁，将粳米放入药汁中煮粥食用。此粥可治慢性扁桃体炎。

水煎

急性黄疸型肝炎：蒲公英、茵陈各 50 克，大枣 10 枚，白糖适量。水煎，去渣，取汁，服用前加白糖调味。

急性胃炎：蒲公英 15 克，砂仁、陈皮各 6 克。水煎服。

眼结膜炎：蒲公英 15 克，黄连 3 克，夏枯草 12 克。水煎服。

土茯苓 解毒除湿

土茯苓，别名禹余粮、白余粮、刺猪苓、过山龙等，是百合科植物光叶菝葜的干燥块茎。《本草纲目》记载：健脾胃，强筋骨，祛风湿，利关节，止泄泻，治拘挛骨痛，恶疮痈肿，解汞毒、银朱毒。

养生功效

土茯苓具有解毒、除湿、通利关节的功效，可用于治疗梅毒、淋浊、筋骨挛痛、脚气、疔疮、痈肿、瘰疬及汞中毒所致的肢体拘挛、筋骨疼痛等。土茯苓的根茎有抗肿瘤的作用，对预防肝癌有一定的实用价值。

使用宜忌

痰湿、湿热、阳虚体质者适合服用。肝肾阴虚者慎服。服时忌茶。个别患者可能会出现过敏症状。

生活中要注意区分土茯苓和茯苓，前者是清热解毒药，后者是健脾利湿药。

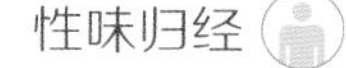

性味归经

性平，味甘、淡，归肝经、胃经。

如何挑选

以淡棕色、粉性足、纤维少者为佳。

煲汤

土茯苓50克，茶树菇、薏苡仁各15克，猪排骨500克，盐适量。猪排骨汆水，洗净，放入砂锅中，加入清水、土茯苓、茶树菇和薏苡仁一起煲汤，待猪排骨软烂后加盐调味即可。此汤有解毒消肿、祛湿通络的功效。

煮粥

土茯苓50克，绿豆30克，红糖适量。绿豆和土茯苓分别洗净，一起煮粥，食用前加红糖调味即可。此粥可祛湿热、解毒凉血。

水煎

杨梅疮毒：土茯苓30克，水和白酒各等分。水煎服用。

痛风：土茯苓、粉草薢各30克。水煎服用。

马齿苋 凉血止血

马齿苋，别名马苋菜、五行草、长命菜、马齿菜等，是马齿苋科植物马齿苋的干燥地上部分。马齿苋分布较广，田间、路边均可见，嫩茎叶可食用，有止痢的作用。《本草纲目》记载马齿苋：散血消肿，利肠滑胎，解毒通淋，治产后虚汗。

养生功效

马齿苋具有清热解毒、凉血止血、止痢的功效。可用于治疗痢疾、肠炎、肾炎、产后子宫出血、便血、乳腺炎等。马齿苋在营养上有一个突出的特点，它能抑制人体对胆固酸的吸收，降低血液胆固醇浓度，改善血管壁弹性，对防治心血管疾病很有利。将其捣烂外敷还可适用于化脓性皮肤病和外科感染。

使用宜忌

湿热、血瘀体质者适合服用。脾胃虚寒、肠滑泄泻者忌服。孕妇忌用。

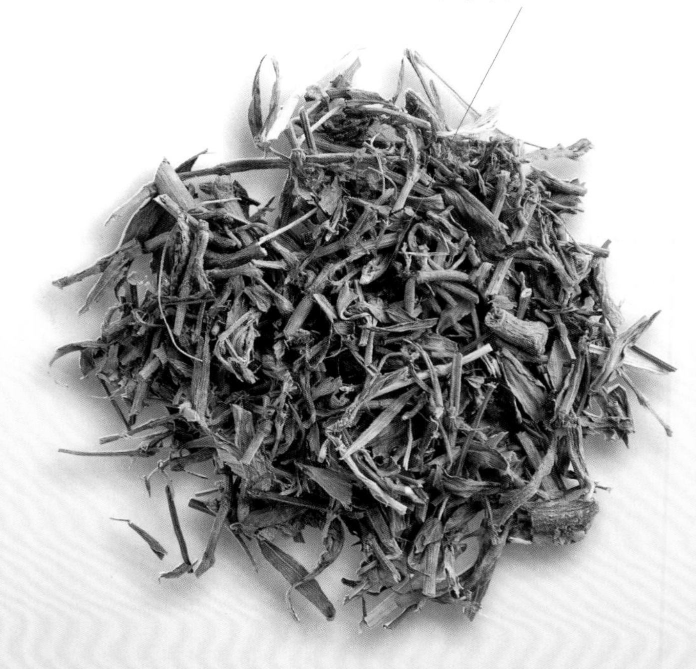

马齿苋不宜与甲鱼同食，否则会导致消化不良、食物中毒等。

性味归经

性寒，味酸，归肝经、大肠经。

如何挑选

以叶多、碎叶少、呈青绿色者为佳。

外用

马齿苋、三叶酸草各等分。水煎，去渣，取汁，用药液熏洗患处，每日2次。此药液可治肛门肿痛。

煮粥

马齿苋25克，柴胡、赤芍、延胡索、山楂各10克，大枣5枚，粳米50克，白糖适量。将马齿苋、柴胡、赤芍、延胡索、山楂一同放入锅内，水煎，取汁。然后用药汁煮粳米、大枣至粥熟，加白糖拌匀即可。此粥能清热除湿。

水煎

小儿钩虫病： 马齿苋200克，醋、白糖各适量。马齿苋洗净，水煎，去渣，取汁，加入醋和白糖调味。温热服用，连服3天为1个疗程。

产后血痢、小便不通、脐腹痛： 鲜马齿苋，捣烂，取汁，水煎，用蜂蜜调服。

马齿苋蒲公英粥

马齿苋、蒲公英各 15 克，粳米 80 克，冰糖适量。将马齿苋、蒲公英放入锅中，加入适量水煎煮，去渣取汁。粳米洗净，浸泡 30 分钟。锅置火上，放入粳米和适量水，大火烧沸后改小火，熬煮成粥。待粥煮熟时，放入药汁，搅拌均匀，略煮片刻，放入冰糖，搅拌均匀即可。

此粥有清热解毒、凉血止血的功效。

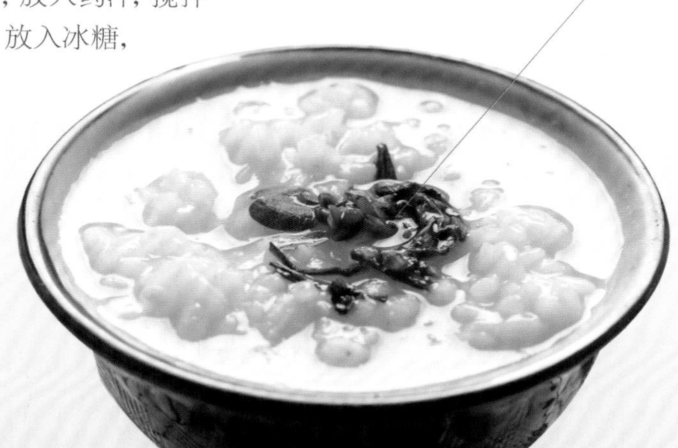

马齿苋汤

干马齿苋 100 克。马齿苋洗净，放入砂锅中，加适量清水，大火煮沸转小火煲 30 分钟，取汤即可。早晚各服 1 次，每日服用 1 剂。

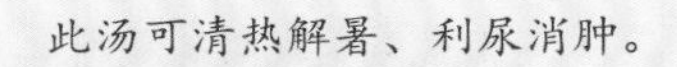

此汤可清热解暑、利尿消肿。

生地黄 凉血止血

生地黄是玄参科植物地黄的块根，简称生地，别名山烟根、酒壶花。产于河南、河北、内蒙古及东北，秋季采挖，洗净生用或干燥用。鲜者也称鲜地黄，干者又称干地黄。《本草新编》称生地黄："其功专于凉血止血，又善疗金疮，安胎气，通经，止漏崩，俱有神功。"

养生功效

生地黄有清热凉血、养阴生津的功效，用于热病伤阴引起的舌绛烦渴、发斑发疹；还可用于阴虚内热引起的骨蒸劳热、内热消渴以及血热引起的吐血、衄血等。生地黄能促进凝血，增加外周白细胞数量，有强心、利尿、调节血压等作用。

使用宜忌

脾虚湿滞、腹满便溏者不宜食用。

鲜地黄可清热生津，
生地黄可清热凉血，
要注意区别使用。

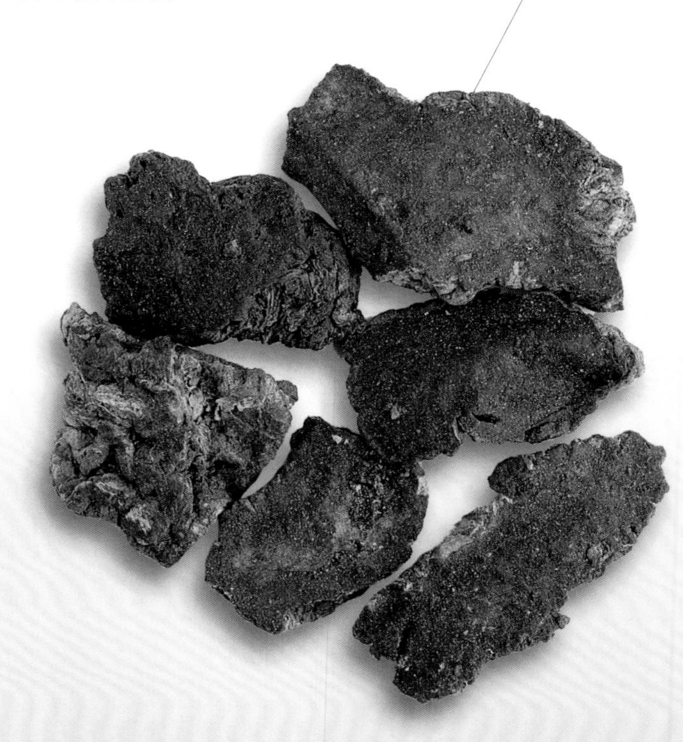

性味归经

性寒，味甘，归心经、肝经、肾经。

如何挑选

以块大、体重、断面乌黑色、味甜者为佳。

泡酒

生地黄60克，白酒500毫升。生地黄洗净，放入白酒内密封，浸泡7日后饮用。此酒适用于阴血不足、筋脉失养引起的肢体麻木、疼痛等症。

煮粥

生地黄、酸枣仁各30克，粳米50克，白糖适量。先煎地黄、酸枣仁，去渣取汁。将药汁和粳米一同放入锅中，加适量水，熬煮成粥，食时可加白糖调味。此粥适用于虚劳体弱导致的骨蒸烦热、羸瘦乏力、失眠多梦。

水煎

糖尿病： 生地黄15克，黄连4克，天冬10克。水煎服用，每日1剂。

传染性肝炎： 生地黄12克，甘草6克。水煎服用，每日1剂。

鼻衄： 生地黄、侧柏叶、艾叶各30克，鲜荷叶3克。水煎服用，每日1剂。

玄参 滋阴降火

玄参，别名元参、玄台、黑参、乌元参，为双子叶植物玄参的干燥根，有清热凉血、泻火解毒、滋阴等功效。《本草纲目》记载：玄参，滋阴降火，解斑毒，利咽喉，通小便血滞。

养生功效

玄参有清热凉血的功效，可用于热病伤津导致的口燥咽干、大便燥结、消渴，以及阴虚火旺、血分有热毒之症，为喉科常用之品；还有解毒透疹的作用，可用于热毒炽盛的各种热证，表现为发热、咽肿、目赤、疮疖、脱疽等。玄参还有降血压、抗炎、降血糖等作用。

使用宜忌

阴虚、痰湿、湿热体质者适合服用。脾胃虚寒、食少便溏者不宜服用。

玄参不宜与藜芦、黄芪、干姜、大枣、山茱萸同用。

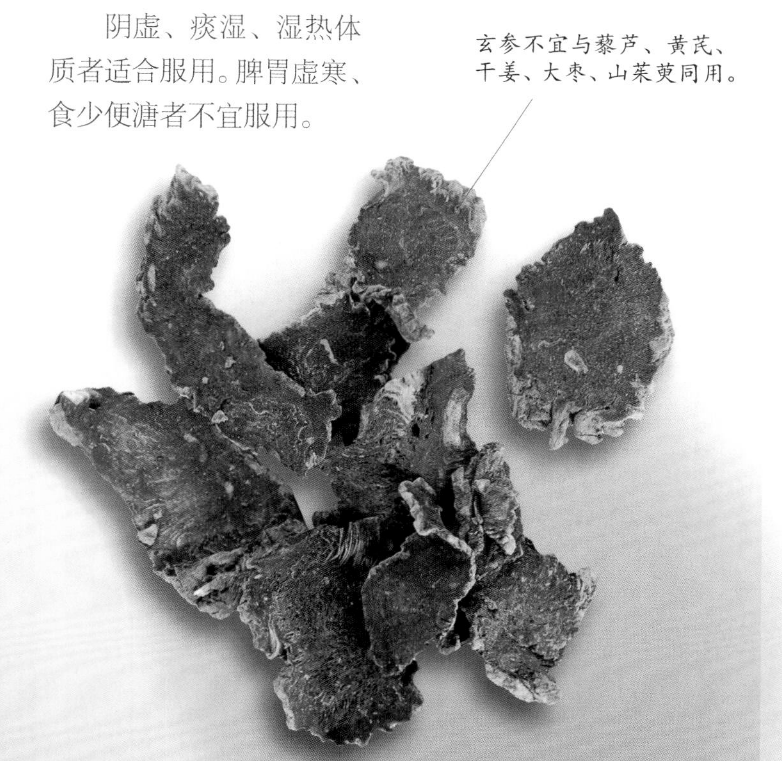

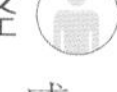

性味归经

性微寒，味甘、苦、咸，归肺经、胃经、肾经。

如何挑选

以条粗壮、质坚实、断面色黑者为佳。

代茶饮

玄参、丹皮各10克，炒枣仁15克，柏子仁、莲子心各9克，白糖适量。所有药材用水煎煮，取汁，再加白糖适量，分为早、中、晚服用，每日1剂，每次适量。此茶对失眠、便秘有效。

煮粥

玄参15克，粳米100克，白糖适量。玄参洗净，加水适量，水煎取汁，再加粳米及适量水同煮粥，待熟时调入白糖，再煮沸即成，每日1剂。此粥适用于温热病热入营血所致的烦热口渴、夜寐不安、神昏谵语等。

水煎

慢性鼻窦炎：玄参10克，菊花、金银花、蒲公英、连翘各15克，桔梗9克，甘草、升麻、白芷、薄荷各6克。水煎取汁，每日1剂，早晚分服。

地骨皮 清肺降火

地骨皮，别名杞根、地骨、地辅、地节、枸杞根、苟起根等，为茄科植物枸杞的干燥根皮，具有凉血除疹、清肺降火等功效。《食疗本草》称地骨皮能“去骨热消渴”。

养生功效

地骨皮有清肾火，降肺中伏大，去胞中火的功效，可用于肺热咳喘、阴虚发热、低热不退；还有凉血除蒸的作用，用于血热妄行引起的吐血、衄血。地骨皮含有降血压、降血糖、降血脂的成分，还具有解热作用。

使用宜忌

脾胃虚寒者、假热者忌服。

地骨皮不可在铁器中煎煮，否则会影响药效。

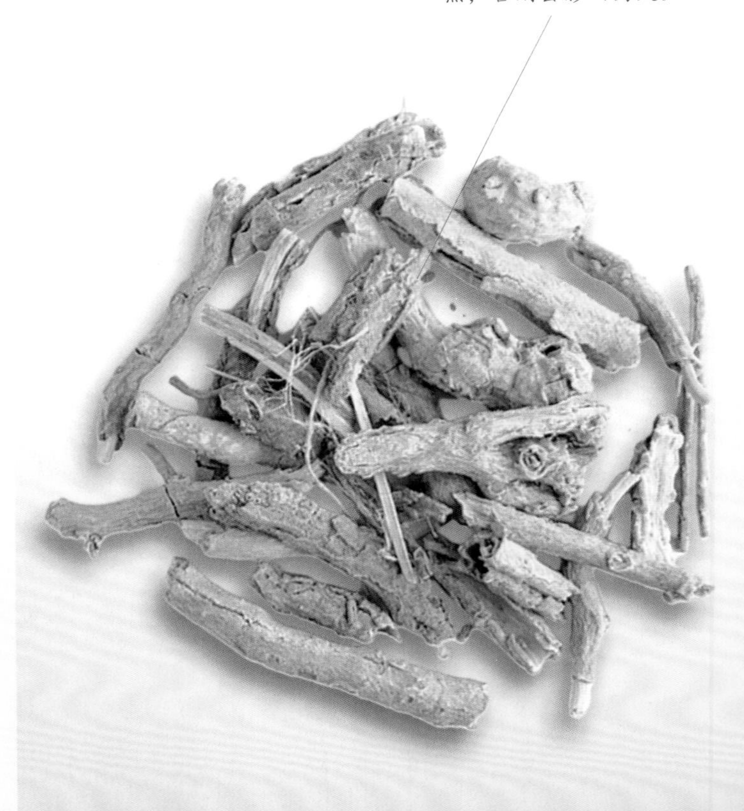

性味归经

性寒，味甘，归肺经、肝经、肾经。

如何挑选

以茎粗、肉厚、整齐、无木心及碎片者为佳。

煮汤

地骨皮 15 克，猪瘦肉 50 克，盐适量。地骨皮、猪瘦肉加适量盐煮熟，饮汤食肉。此汤对小儿低热不退有较好的作用。

煮粥

地骨皮、桑白皮各 15 克，麦冬 10 克，粳米适量。地骨皮、桑白皮、麦冬浸泡 20 分钟，水煎，去渣取汁，与粳米同煮为稀粥。此粥适用于糖尿病多饮、身体消瘦者。

水煎

疟疾： 鲜地骨皮 30 克，茶叶 3 克。水煎服。

过敏性皮肤病： 地骨皮、乌梅各 15 克，公丁香 3 克，白芍 12 克。水煎服，每日 1 剂。

黄芩　清热安胎

黄芩，别名山茶根、黄金条根、土金茶根、虹胜、元芩 、子芩、宿芩、腐肠等，为唇形科植物黄芩的根，主要分布于河北、山西北部、内蒙古中东部和东北三省大部，其中河北承德、内蒙古赤峰等地所产黄芩品质最佳。《本草纲目》记载黄芩：治风热、湿热、头疼。

养生功效

黄芩有清热燥湿、解毒止血的功效，可以用于治疗湿温发热、胸闷、口渴不欲饮、湿热泻痢、黄疸等，以及高热烦渴、肺热咳嗽、热盛迫血外溢、热毒疮疡等；还有清热安胎的功效，可用于胎动不安。现代医学研究证明，黄芩具有抗炎、抗菌、解热、降血压、利尿、降血脂及降血糖的作用。

使用宜忌

湿热体质者适合服用。脾胃虚寒、食少便溏者禁服。

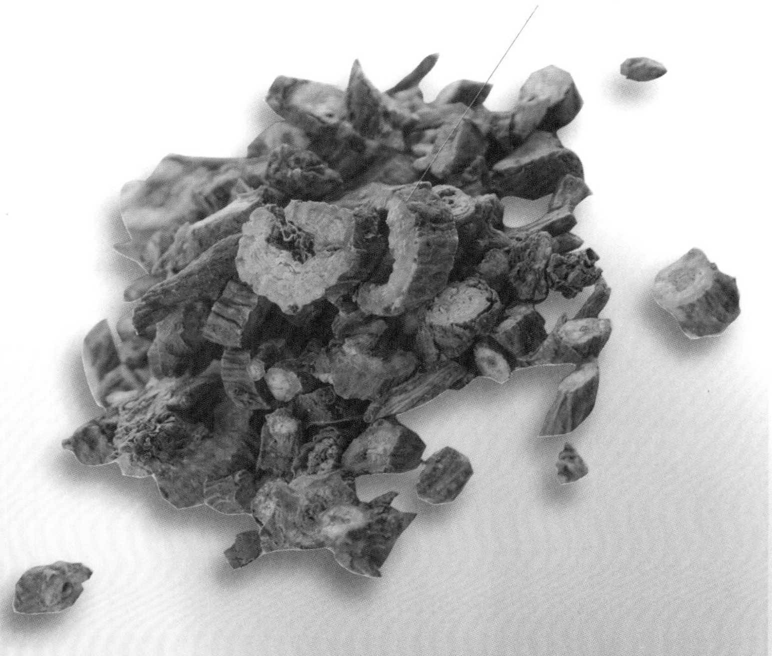

黄芩长于清泻肺与大肠之火、上焦之热，为治疗湿热病证的主药。

性味归经 

性寒，味苦，归肺经、胆经、大肠经、脾经、小肠经。

如何挑选 

以根条粗长、菊花心鲜明、空洞小、破皮少、味苦者为佳。

代茶饮 

黄芩 6 克，绿茶 3 克。黄芩用适量水煎沸后取汁，冲泡绿茶 5~10 分钟即可，冲饮至味淡，也可直接冲泡服用。此饮有清热除烦、降压利尿的作用。

煮粥 

黄芩、柴胡各 10 克，粳米 50 克，白糖适量。黄芩、柴胡水煎取汁，加粳米煮粥，待熟时调入白糖，再煮沸服食。每日 1 剂，连服 5~7 日。此粥适用于发热头痛、全身酸痛等症状。

水煎 

热泻热痢、泻下赤白、腹痛里急、肛门灼热：黄芩、芍药各 9 克，炙甘草 3 克，大枣 4 枚。水煎，去渣，温服，早晚各服 1 次。

额窦炎：黄芩、白芷各 30 克。水煎服，每日 1 剂。

黄连 泻火燥湿

黄连，别名川连、雅连、云连，为毛茛科植物黄连、三角叶黄连或云连的干燥根茎。《神农本草经》记载：味苦，寒。主热气，目痛，眦伤，泣出，明目，肠澼、腹痛，下痢，妇人阴中肿痛。久服，令人不忘。

养生功效

黄连有清热燥湿的功效，可用于湿热内蕴、肠胃湿热导致的呕吐、泻痢等；还有解毒泻火杀虫的作用，用于温病高热、口渴烦躁、血热妄行，以及热毒疮疡、蛔虫病等。黄连有泻火、解毒、清热、燥湿、抗炎、抗溃疡、抗癌、抗氧化、保护胃黏膜、增加冠状动脉血流量及降低血压的作用。

使用宜忌

湿热体质者适合服用。脾胃虚寒、阴虚伤津者忌用。

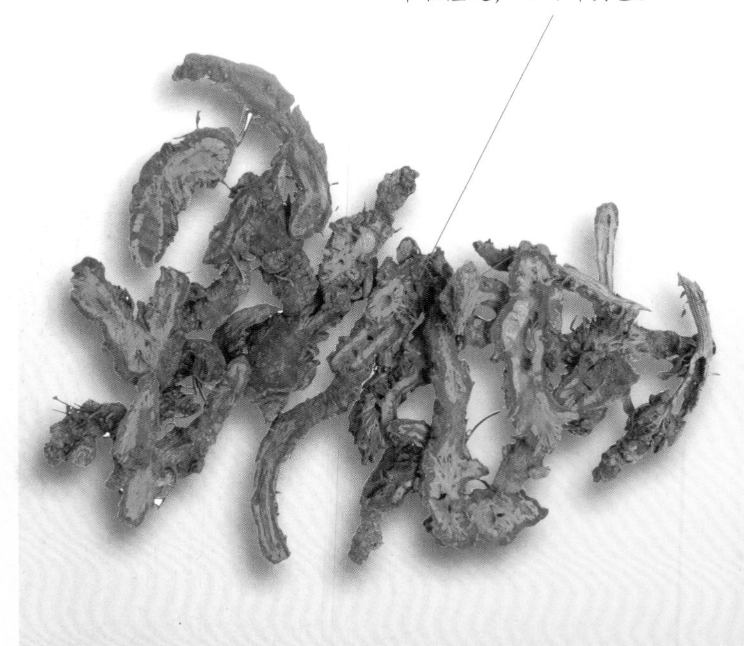

黄连表面灰黄色，有不规则结节状隆起，切面鲜黄色。

性味归经

性寒，味苦，归心经、脾经、胃经、肝经、胆经、大肠经。

如何挑选

以干燥、条细、节多、须根少、色黄者为佳品。

泡茶

黄连 3 克，绿茶 5 克，白糖 15 克。用 200 毫升开水冲泡 5~10 分钟即可，冲饮至味淡。此饮有泻火解毒、消渴、清胃火的作用。

煮粥

黄连、白头翁各 10 克，粳米 30 克。将黄连和白头翁一起放入砂锅，用水熬煮一段时间，取汁。另取一锅，加水 400 毫升，加入粳米，煮至米熟，加入药汁，再煮成粥即可。此粥能清热解毒。

水煎

失眠（阴虚火旺型）：黄连 1 克，合欢花 5 克，郁金 3 克（切小块），夜交藤 5 克（切小块）。水煎服，每日睡前服。

胃炎（脾虚湿阻型）：黄连、厚朴、茯苓各 10 克，半夏、苍术、甘草各 5 克。水煎服，每日 1 次。

知母 滋阴泻火

知母，别名连母、水须、穿地龙等，全国各地均有栽培，主要分布在河北、内蒙、河南等地。《药性论》记载：主治心烦躁闷，骨热劳往来。

养生功效

知母具有清热泻火、滋阴润燥的功效，可用于治疗热病高热、烦躁、口渴等；知母具有抗菌、消炎、解热、减肥、降血脂、降血糖、降血压等功效，可用于治疗肺热咳嗽、"三高"症、肥胖症、肠燥便秘等。

使用宜忌

阴虚、气虚体质者适合服用。脾虚便溏者不宜服用。

知母常同黄柏相须为用，配入养阴药，如知柏地黄丸。

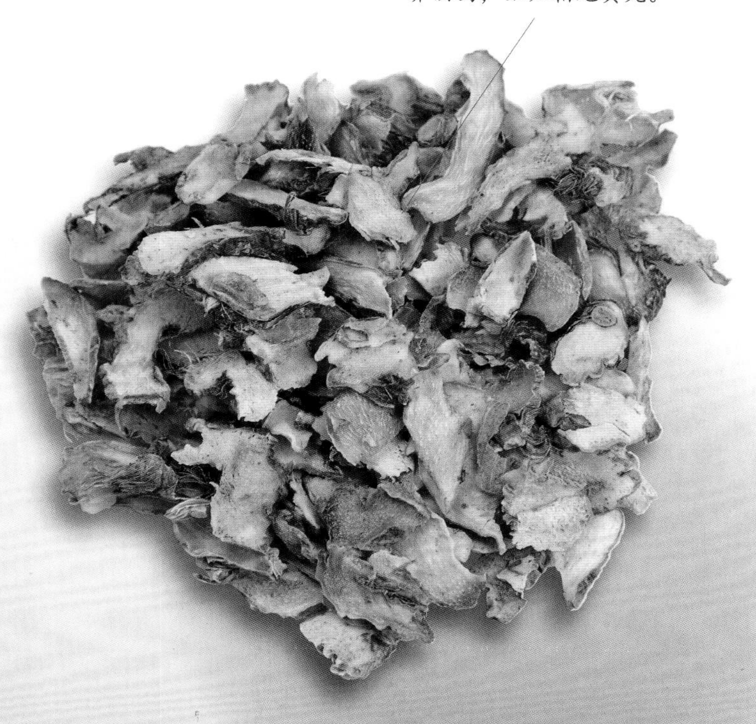

性味归经 

性寒，味苦、甘，归肺经、胃经、肾经。

如何挑选 

以颜色黄棕色、质硬、断面黄白色、嚼之略带黏性者为佳。

制丸 

知母10克，洗干净，晾干，研末，糊成绿豆大小的丸粒，每日服1丸，用人参汤送服，可治疗胎动不安、烦躁失眠等。

煮汤 

知母、百部、地骨皮各9克，生地黄24克，甲鱼1只，盐适量。将甲鱼洗净斩小块，用沸水氽去血水。将百部、知母、地骨皮、生地黄分别洗净，和甲鱼块一起放入砂锅内，加适量水，用大火烧开后转小火煮2小时，加盐调味即可。此汤可滋阴凉血。

水煎 

高热烦渴：知母10克，石膏30克，炙甘草6克，粳米9克。水煎，温服，每日2次。

肺燥、咳嗽气逆：知母、石膏、桔梗、甘草、地骨皮各等分。水煎服。

牡丹皮 清热凉血

牡丹皮，别名丹皮、丹根，为毛茛科植物牡丹的干燥根皮。《本草纲目》认为其“滋阴降火，解斑毒，利咽喉，通小便血滞。后人乃专以黄檗治相火，不知丹皮之功更胜也。赤花者利，白花者补，人亦罕悟，宜分别之”。

养生功效

牡丹皮有清热凉血、活血祛瘀的功效，能治心、肾、肝等经的伏火，可用于热入营血、迫血妄行所致的发斑、吐血、衄血；阴虚发热所致的夜热早凉，无汗骨蒸；气血运行不畅所致的血滞经闭、痛经、跌打伤痛、痈肿疮毒。现代医学研究证明，牡丹皮有抗炎、镇静、降温、解热、镇痛、解痉等中枢抑制作用及抗动脉粥样硬化、利尿、抗溃疡等作用。

使用宜忌

阴虚、血瘀、湿热体质者适合服用。胃气虚寒、孕妇及月经过多者慎服。

牡丹皮不可与菟丝子、贝母、大黄、芫荽、蒜等一同使用，否则会降低药效。

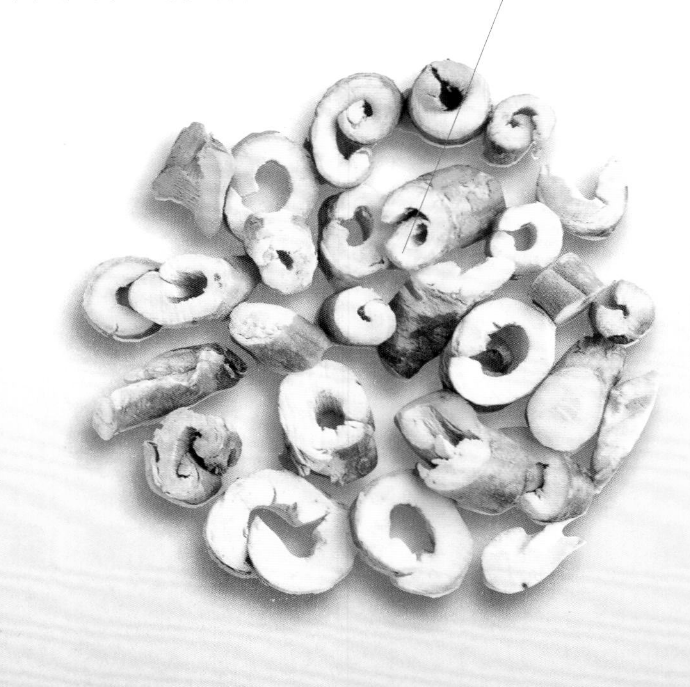

性味归经

性微寒，味苦、辛，归肝经、肾经、心经。

如何挑选

以条粗长、皮厚、粉性足、香气浓、结晶状物多者为佳。

煮汤

牡丹皮、柴胡各6克，白芍10克，猪瘦肉块300克，盐适量。柴胡、牡丹皮、白芍分别洗净，与猪瘦肉块一同炖，至肉烂熟，加盐调味，饮汤食肉。本汤有疏肝解郁、柔肝清热的作用。

煮粥

牡丹皮15克，粳米50克，白糖适量。牡丹皮洗净，放入锅中，加水适量，水煎去渣取汁。粳米煮粥，待粥熟时放药汁，加白糖调味，再煮沸即成，早晚食用。此粥有良好的活血化瘀作用，且凉血活血兼备，有凉而不滞、活而不峻的特点，内有瘀血且兼有热者尤为适宜。

水煎

月经不调：牡丹皮、栀子、当归、白芍、茯苓、白术各9克，柴胡6克，甘草、薄荷各3克。水煎服，早晚分2次服，每日1剂。

竹叶 清热生津

竹叶是禾本科植物淡竹又称（毛金竹）的叶，分布于山东、河南及长江流域以南各地。《名医别录》记载：主胸中痰热，咳逆上气。《重庆堂随笔》记载：内息肝胆之风，外清温暑之热，故有安神止痉之功。

养生功效

竹叶具有清热泻火、除烦、生津、利尿的功效，可用于治疗热病烦渴、风热感冒发热、口疮尿赤、热淋等。竹叶有解热、利尿、升血糖的作用。

使用宜忌

湿热、气郁体质者适合服用。脾胃虚寒及便溏者忌用。

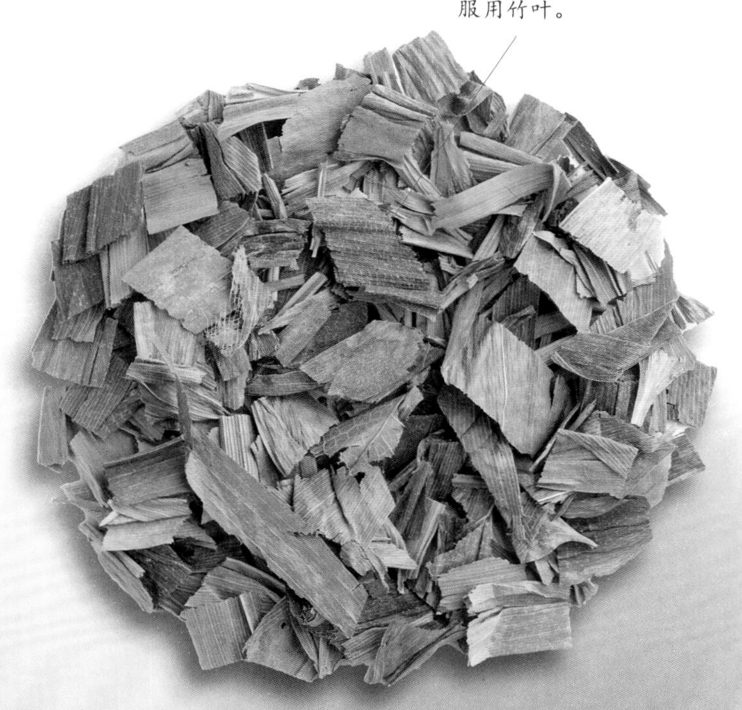

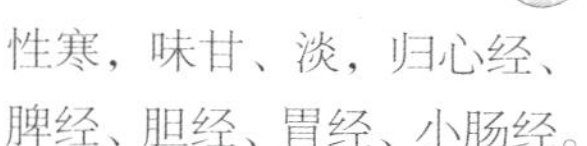

性味归经

性寒，味甘、淡，归心经、脾经、胆经、胃经、小肠经。

竹叶和淡竹叶的区别

竹叶是禾本科植物淡竹的叶，宜用鲜品。淡竹叶为禾本科植物淡竹的干燥茎叶。竹叶以清心胃热见长，淡竹叶则长于清热利尿。

制饮品

竹叶 6 克，甘草、西洋参各 3 克，石斛、麦冬各 10 克，鲜西瓜皮 500 克，白糖适量。水煎，去渣，代替饮品，服用前加白糖调味即可。此饮可清暑益气。

煮粥

竹叶、莲子心各 10 克，板蓝根 20 克，粳米 50 克，白糖适量。将粳米淘洗后放入砂锅中，加适量清水煮粥，把洗净捣烂的板蓝根、竹叶、莲子心放入粥中煮熟，加入白糖调味。此粥可清热消炎。

水煎

风热感冒： 杏仁、连翘各 10 克，竹叶 12 克，薄荷 3 克（后下）。水煎服，每日 1 剂。

眼视无明、齿焦发落、形衰体痛、通身虚热： 竹叶 10 克，茯苓 9 克，甘草、麦冬、大黄、黄芩各 6 克，生地黄 15 克，生姜 18 克，芍药 12 克。水煎，去渣，分 2 次服用。

夏枯草 清火明目

夏枯草，也叫棒槌草、大头花，有清火明目的功效，可用于肝火上炎引起的目赤肿痛、头痛，对肝阳上亢引起的高血压有效；还有散结消肿的作用，用于瘰疬、瘿瘤、乳痈肿痛；还能止咳，用于消渴、烦热、咳嗽、营养不良、身体羸弱等。夏枯草还有降血压、抗菌、收缩子宫的作用。

使用宜忌

肝火旺体质者适合服用。脾胃虚弱者慎服。气虚者禁用夏枯草。

听武博士讲夏枯草

性味归经

性寒，味辛、苦，归肝经、胆经。

如何挑选

以穗大、棕色、摇之作响者为佳。

煮粥

夏枯草、当归、香附各10克，粳米100克，红糖适量。3味中药加水适量煎20分钟，取药汁加入粳米，共煮成粥，加红糖调味，每周2次。此粥能理气散瘀。

绿豆 清热解毒

绿豆具有清热解毒、消暑、利水的功效，可以用于治疗暑热烦渴、感冒发热、霍乱吐泻、痰热哮喘、头痛目赤、口舌生疮、水肿尿少、疮疡痈肿、风疹丹毒、药物及食物中毒等。绿豆粉可治疗疮肿烫伤，绿豆皮可明目，绿豆芽可解酒。如古人所言："真济世之良谷也！"

使用宜忌

适合湿盛体质者服用。脾胃虚寒滑泄者忌服。

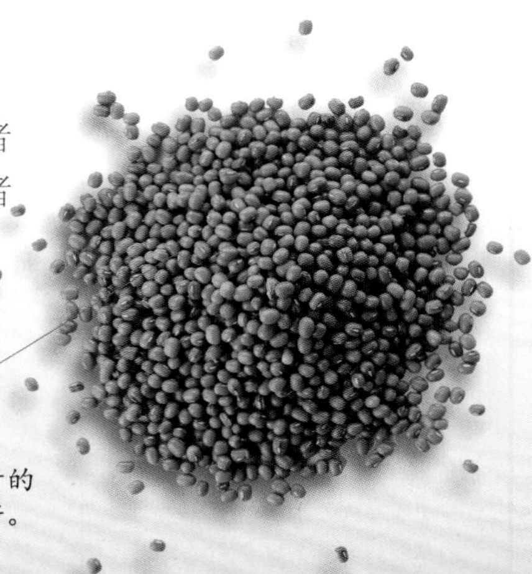

绿豆煮至微微发烂，此时的绿豆水清热消暑效果较好。

性味归经

性寒，味甘，归心经、胃经。

如何挑选

绿豆以当年产的为佳。

煮汤

热毒劳热、诸火热极： 绿豆适量，盐少许。绿豆洗净，煮熟，加盐食用，每日3次。

栀子 清热利湿

栀子，别名山栀子，是茜草科植物栀子的果实。栀子的果实是传统中药，《本草纲目》记载：治吐血、衄血、血痢、下血、血淋，损伤瘀血，及伤寒劳复，热厥头痛，疝气，汤火伤。

养生功效

栀子有泻火除烦、清热利湿的功效，可用于外感热病引起的心胸烦闷不眠、高热烦躁，肝胆及下焦湿热证引起的心烦易怒、胁痛口苦、湿热黄疸、热淋涩痛等；还有凉血解毒的作用，可用于血热妄行引起的吐血、衄血、尿血。外用可消肿活络，为民间常用的“吊筋药”。

使用宜忌

湿热、气郁体质者慎服。脾虚便溏者忌服。

栀子一般用量为6~10克，过量服用可产生头昏、心悸、腹痛等不良反应。

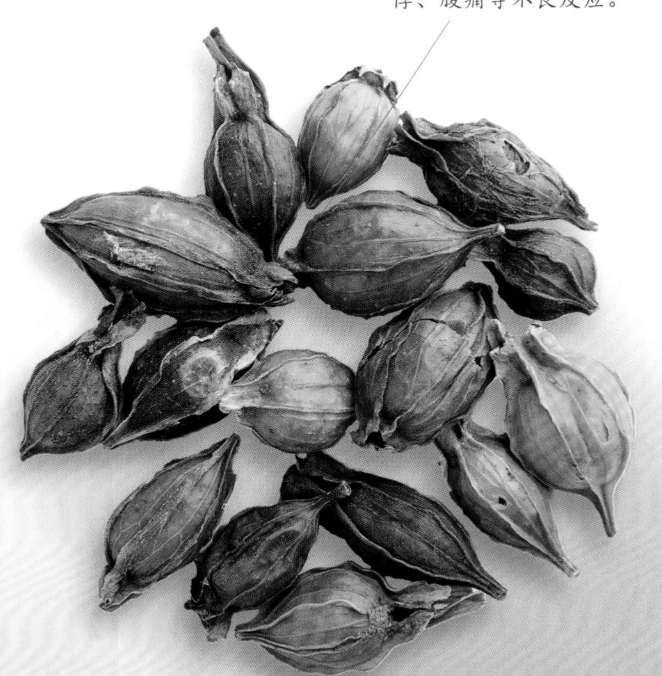

性味归经

性寒，味苦，归肺经、心经、三焦经。

如何挑选

以皮薄而脆、颗粒饱满、呈红黄色或红棕色者为佳。

代茶饮

橘红、栀子各10克，甘草、罗汉果各5克，胖大海8克。用水煎服，代茶饮，1日3次。此茶可滋阴养血、消痰理气。

煮粥

栀子3克，粳米50克，蜂蜜适量。栀子洗净，研成粉末。粳米熬粥至将熟时，下入栀子粉末，待粳米熬至软烂后盛出，晾温，调入蜂蜜即可。此粥可清热祛火。

水煎

热病心烦、烦躁不安：栀子9克，香豉4克。先煎栀子，再入香豉，再煎，去渣，分2次服用。

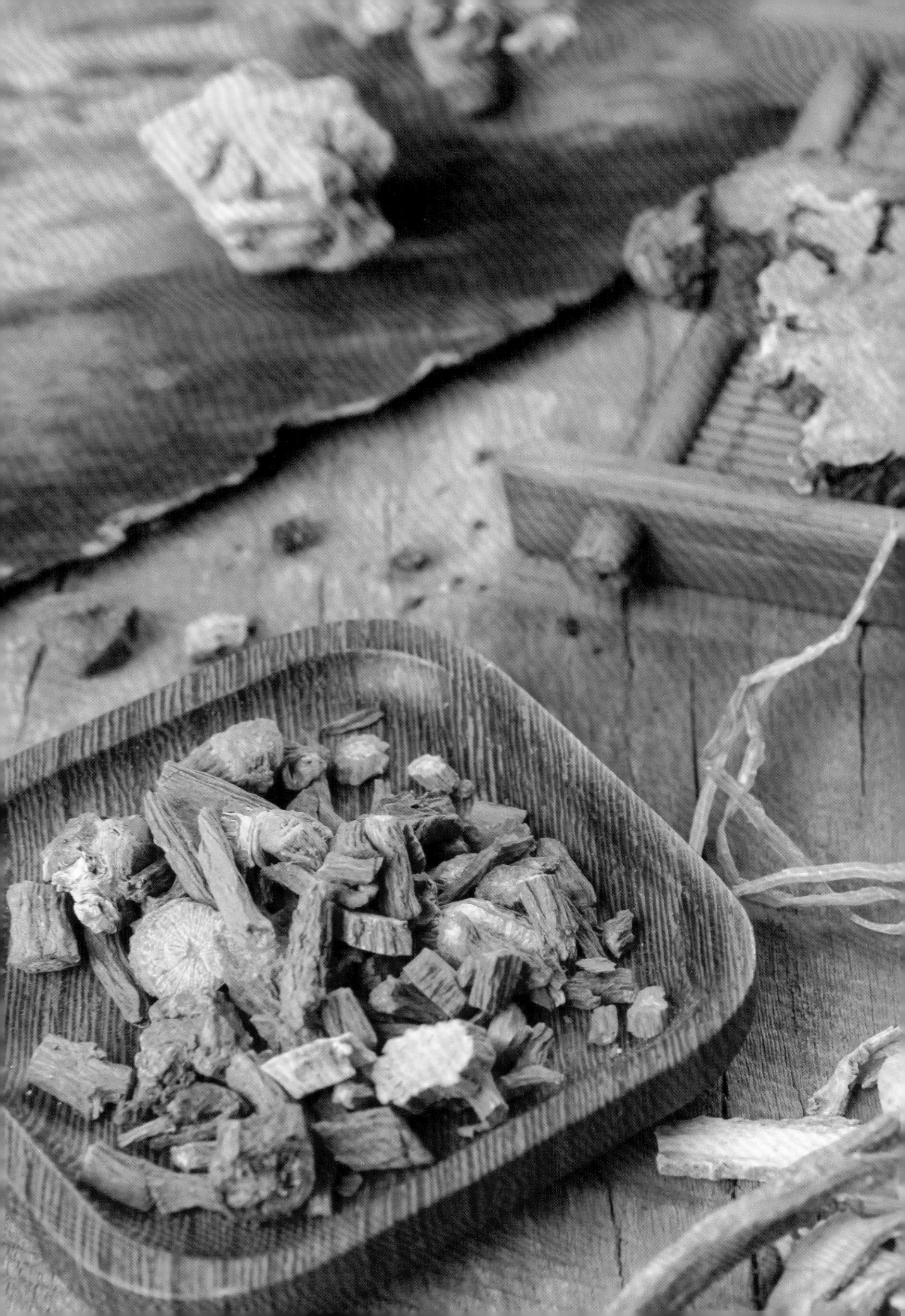

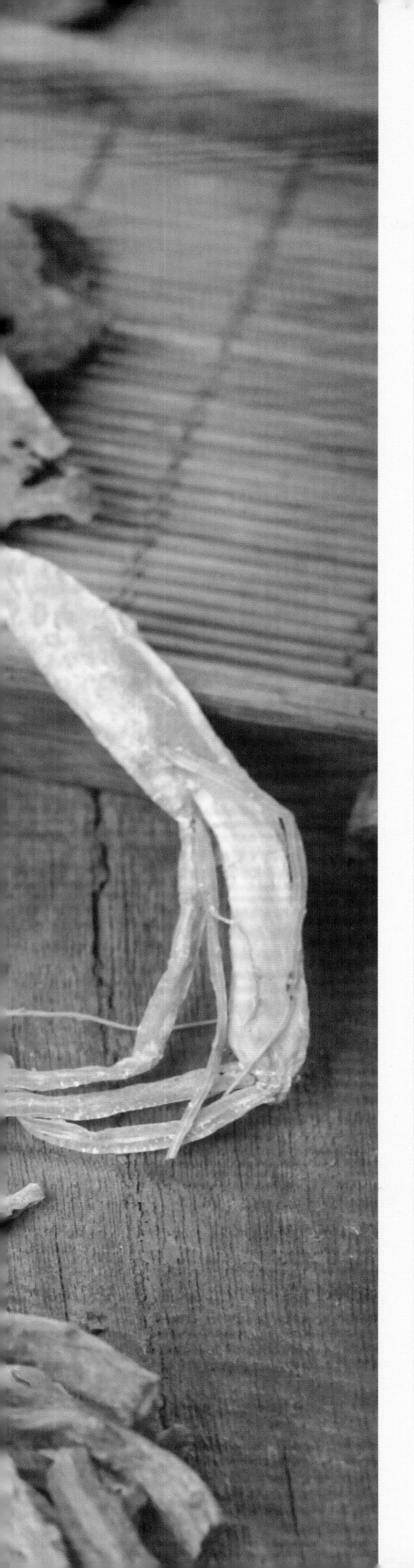

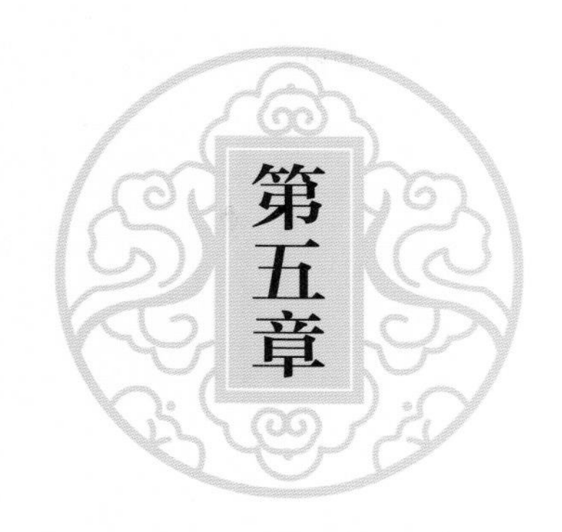

中药祛湿排毒化瘀血，美容瘦身

湿毒、肠毒、瘀血等各种毒素堆积在体内，使我们感到疲乏、无力、反应迟钝，甚至引发疾病，新冠病毒肺炎亦属于“湿毒”之范畴，只有清除体内的这些毒素，我们的身体才能重回健康。

本章介绍了一些祛湿药、利水消肿药、活血化瘀药和通便药等，如果您身体有湿毒、瘀血等，可以选择这些中药来调理身体，帮助您轻松清除体内毒素，恢复身体活力。

祛湿药

独活 祛湿止痛

独活，别名独摇草、独滑、长生草、胡王使者，为伞形科植物重齿毛当归的干燥根。《药性论》记载：治中诸风湿冷，奔喘逆气，皮肌苦痒，手足挛痛，劳损，主风毒齿痛。

养生功效

独活具有祛风胜湿、散寒止痛的功效，可用于治疗风寒湿痹、腰膝疼痛、手足疼痛、少阴头痛、齿痛、皮肤瘙痒等。独活有抗炎、镇痛及镇静作用，对血小板聚集有抑制作用；独活还有降血压、抗心律失常、抗肿瘤等作用。

使用宜忌

痰湿、风寒体质者适合服用。阴虚血燥者慎服。

独活的光敏作用可用于辅助治疗白癜风、银屑病等皮肤病。

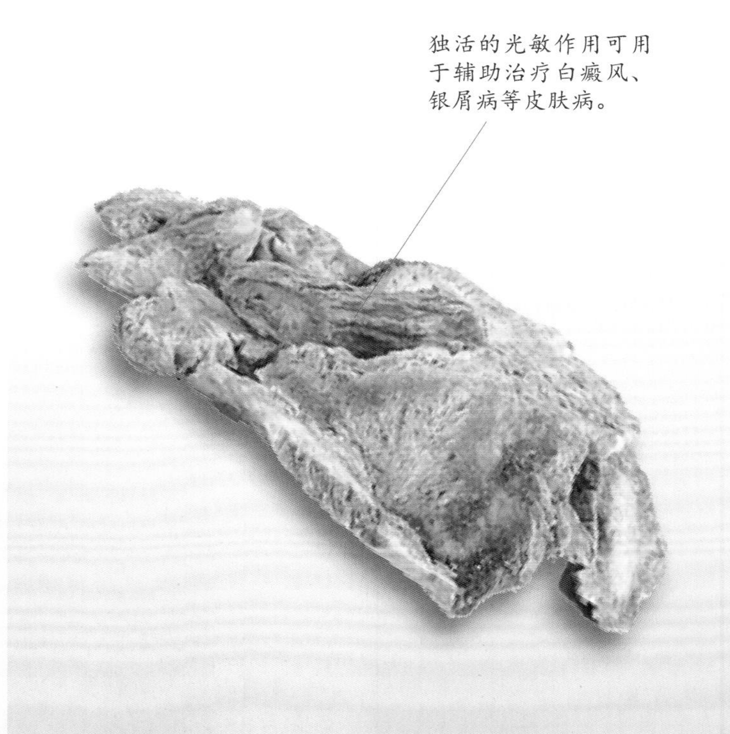

性味归经

性微温，味辛、苦，归肾经、膀胱经。

如何挑选

以条粗壮、质软、油润、香气浓郁者为佳。

煮蛋

独活9克，鸡蛋2个。二者同煮，等鸡蛋熟后，剥去鸡蛋壳，再与独活一起煮10分钟，吃蛋喝汤。此方能治疗头晕、头痛。

代茶饮

独活9克，用沸水500毫升冲泡，加盖闷15分钟，代茶饮用。每日1剂，分数次饮完。此茶能治风寒感冒引起的头痛、恶寒、发热、身体疼痛、腰腿酸痛。

水煎

手足拘挛、肢节屈伸不利：续断、杜仲、防风、桂心、细辛、人参、茯苓、当归、白芍、甘草各30克，秦艽、生地黄、川芎、独活各15克。将以上中药混合均匀，等分，每次15克，水煎，去渣，热服，不拘时服。

威灵仙 通络止痛

威灵仙，别名铁脚威灵仙、百条根、铁扫帚等，是治疗风湿病中得力的中药之一。本品辛散温通，走窜力强，能通行十二经络，是治疗痹痛痉挛麻木之要药。

养生功效

威灵仙具有祛风湿、通络止痛、消骨鲠的功效，可以用于治疗痛风顽痹、风湿痹痛、肢体麻木、腰膝冷痛、筋脉拘挛、屈伸不利、脚气、疟疾、症瘕积聚、破伤风、扁桃体炎、诸骨鲠咽等。现代医学研究证明，威灵仙有镇痛、利尿、抗疟、降血糖、降血压等作用。

使用宜忌

风寒、阳虚、痰湿体质者适合服用。气血虚弱者慎服。

现代临床用威灵仙治疗胆结石、跟骨骨刺、足跟痛等。

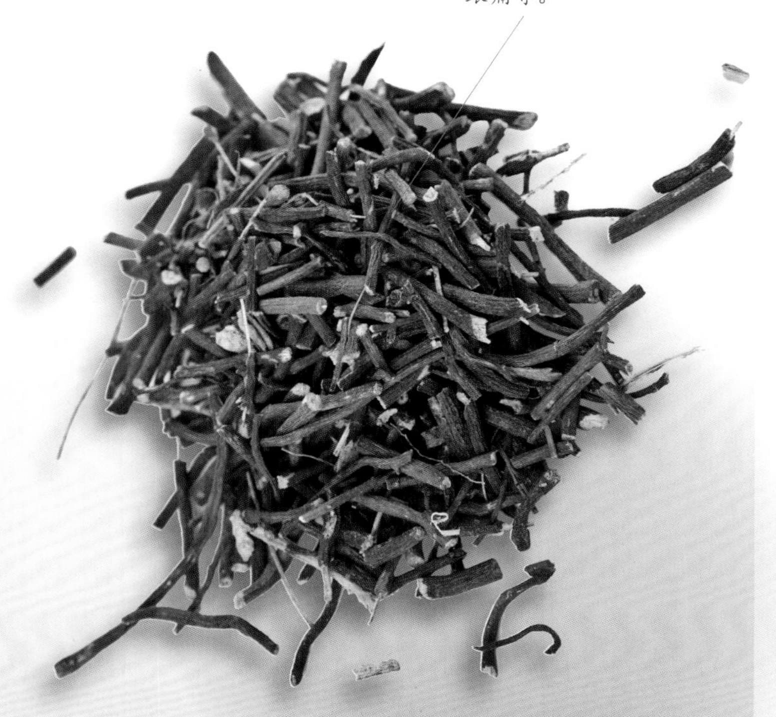

性味归经

性温，味辛、咸，归膀胱经。

如何挑选

以根茎粗壮、呈淡棕黄色、着生多数细根为佳。

外用

威灵仙150克。水煎，去渣，取汁，先熏后洗，每日1剂。可治痔疮肿痛。

研末

腰腿疼痛久不愈：威灵仙150克。将威灵仙研成细末。每次服3克，食前以温酒送服，逐日以微利为度。

痞积：威灵仙、楮桃儿各50克。将威灵仙和楮桃儿研成细末。每次服15克，温酒送服。

呃逆：威灵仙10克，黑芝麻20克，蜂蜜适量。水煎，去渣，温服。

五加皮 祛湿强筋

五加皮又名五茄、豺漆、五花、木骨、追风使、刺通、白刺等。载于《神农本草经》，被列为上品。《名医别录》记载：主男子阴痿，囊下湿，小便余沥，女人阴痒及腰脊痛，两脚疼痹风弱，五缓，虚羸，补中益精，坚筋骨，强志意。

养生功效

五加皮具有祛风湿、补肝肾、强筋骨、利水的功效，可用于治疗风湿痹痛、腰膝疼痛、筋脉拘挛、筋骨痿软、小儿行迟、体虚乏力、水肿、小便不利、脚气等。现代医学证明，五加皮有抗炎、镇痛、镇静的作用，能提高血清抗体的浓度、降低血糖等。

使用宜忌

风湿水肿者适合服用。阴虚火旺者慎服。

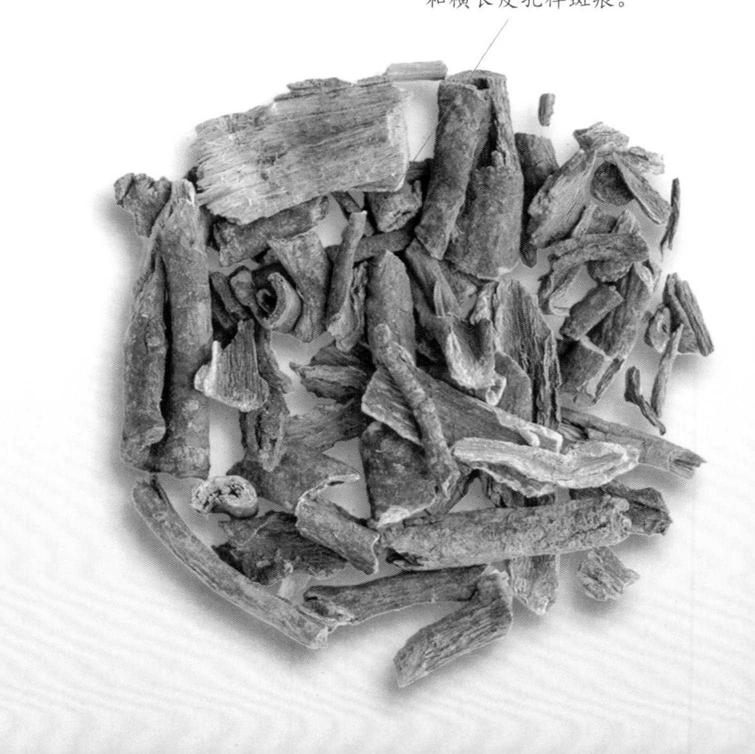

五加皮呈不规则卷筒状，外表面有稍扭曲的纵皱纹和横长皮孔样斑痕。

性味归经

性温，味辛、苦，归肝经、肾经。

如何挑选

以干燥、色黄质轻、不易折断、干净无杂质者为佳。

外用

五加皮适量。水煎，去渣，取汁，用药汁清洗患处。可治皮肤、阴部湿痒。

煮粥

五加皮 20 克，刘寄奴 10 克，粳米 100 克。将五加皮、刘寄奴煎汤，去渣取汁，以药汁煮粳米为粥。此粥有祛风胜湿、活血止痛的功效。

制丸

五加皮、杜仲各等分。将以上 2 味中药研成细末，酒糊为丸，如梧桐子大。每次服 30 丸，温酒送服。可缓解腰痛。

水煎

水肿、小便不利：五加皮、陈皮、生姜皮、茯苓皮、大腹皮各 9 克。水煎，去渣，温服。每日 1 剂。

桑寄生 补肾安胎

桑寄生，别名桑上寄生、寄生，为桑寄生科植物桑寄生的带叶茎枝。《药性论》里记载其有很好的安胎功效。《本草蒙筌》记载：散疮疡，追风湿，却背强腰痛。《本草再新》记载：补气温中，治阴虚，壮阳道，利骨节，通经水，补血和血，安胎定痛。

养生功效

桑寄生具有祛风湿、强筋骨、补肝肾、安胎止血的功效，可用于治疗风湿痹痛、腰膝酸软、筋骨无力、崩漏、妊娠漏血、胎动不安、子宫脱垂、高血压。桑寄生具有降血压、增加冠脉流量、改善冠状动脉循环、利尿等作用。

使用宜忌

肝肾虚体质者适合服用。

桑寄生水煎代茶饮可辅助治疗高血压。

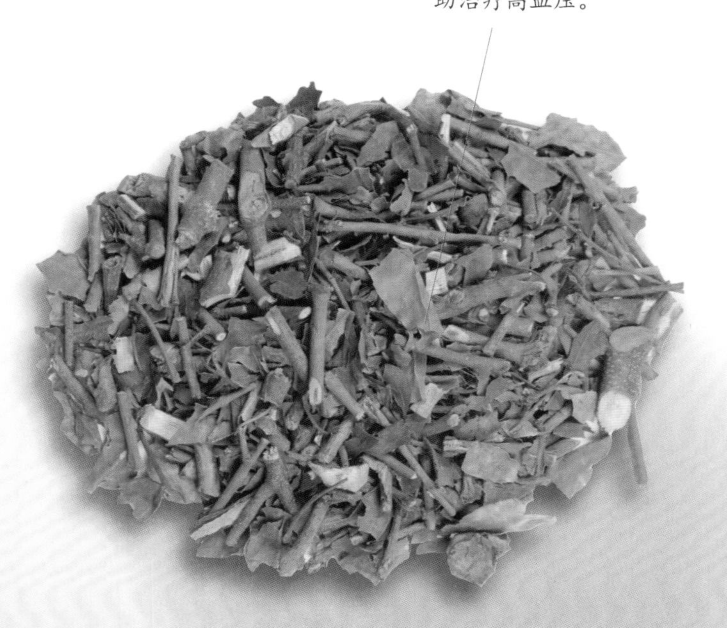

性味归经 

性平，味苦、甘，归肝经、肾经。

如何挑选 

以枝细、质嫩、色红褐、叶未脱落者为佳。

泡茶 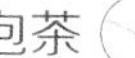

桑寄生 9 克，桂枝 15 克，冰糖适量。将以上 2 味中药放入砂锅内，加适量清水用大火煮 10 分钟，转用小火继续煲约 1 小时，加适量冰糖，等冰糖溶化后熄火，代茶饮。此茶可补肝肾。

煮汤 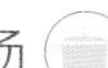

桑寄生、芦根各 15 克，黄鳝 3 条，盐适量。黄鳝处理干净，与中药一同放入砂锅中，加水熬成汤，加盐调味。此汤可清热利湿。

藿香 祛暑解表

藿香，别名土藿香、大叶薄荷、鸡苏、猫尾巴香、排香草等，为唇形科植物广藿香的干燥地上部分，主产于广东、海南等地。《名医别录》记载：疗风水毒肿，去恶气，疗霍乱，心痛。《本草图经》记载：治脾胃吐逆，为最要之药。

养生功效

藿香具有祛暑解表、化湿和胃、止呕的功效，可用于治疗感冒、寒热头痛、胸脘痞闷、呕吐泄泻、疟疾、痢疾、口臭等。藿香含有挥发油，能促进胃液分泌，增强消化能力，对胃肠有解痉作用。

使用宜忌

风寒、痰湿体质者适合服用。阴虚血燥者忌服。

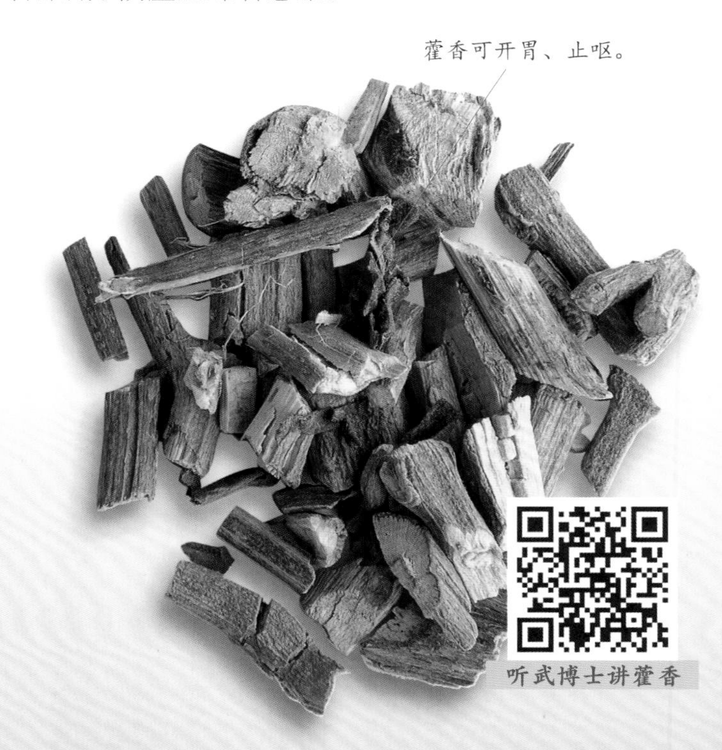

藿香可开胃、止呕。

性味归经

性微温，味辛，归脾经、胃经、肺经。

如何挑选

以质坚、暗绿色、气味芳香、味微苦而辛者为佳。

泡茶

藿香6克，茉莉花、青蒿花各3克，荷叶10克。以开水浸泡，时时饮服。此茶可用于夏季感冒暑湿、发热头胀、脘闷少食、小便短少。

研末

藿香、干姜、官桂、砂仁各0.3克，甘草30克，白术、茯苓、陈皮、泽泻各15克。将以上9味中药研成细末，用蜂蜜水调服，每天1剂。此方可治虚寒性腹泻。

水煎

湿温初起、身热恶寒、肢体倦怠、胸闷口腻： 藿香6克，半夏、泽泻各4.5克，茯苓、杏仁、猪苓、淡豆豉各9克，薏苡仁12克，白蔻仁、通草、厚朴各3克。水煎，去渣，温服。

佩兰 化湿解暑

佩兰，别名兰草、省头草、燕尾香等，是菊科植物佩兰的干燥地上部分，主产于江苏、浙江、河北等地，其香似兰花，古代妇女、儿童喜欢将其佩于身上，故名佩兰。《现代实用中药》记载：为芳香性健胃、发汗、利尿药。用于头痛，鼻塞，神经性头痛，传染性热病，腹痛，腰肾痛，结石等。

养生功效

佩兰具有芳香化湿、醒脾开胃、解暑发表的功效。可用于治疗暑湿、头痛、脘痞不饥、恶心呕吐、湿浊中阻、口中甜腻、口臭、多痰。佩兰水煎服用对流感病毒、白喉杆菌、金黄色葡萄球菌等有抑制作用。

使用宜忌

阳虚、湿热、痰湿体质者适合服用。阴虚、气虚体质者忌服。

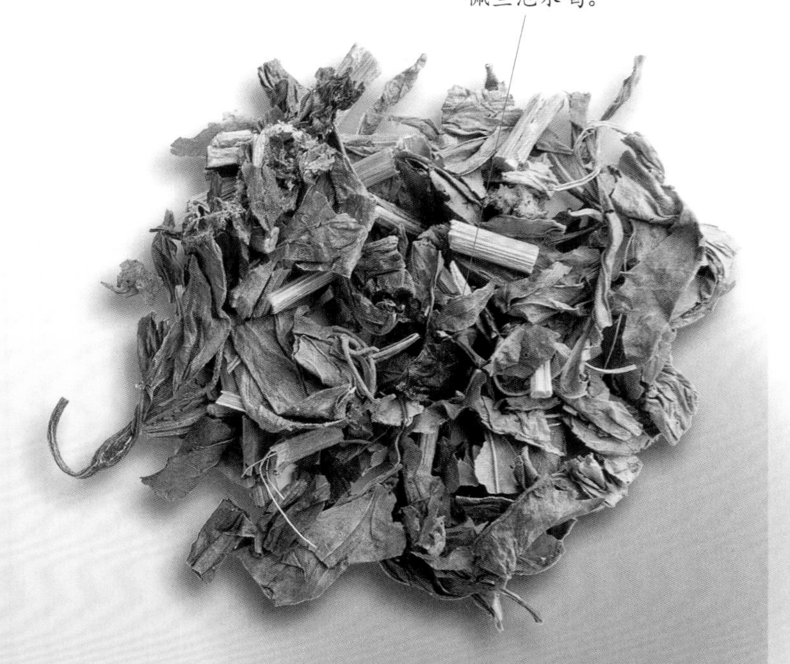

长时间口苦者、胃气不畅引起的口臭者可以用佩兰泡水喝。

性味归经 

性平，味辛，归脾经、胃经、肺经。

如何挑选 

以叶少碎、茎圆柱形、呈黄绿色、质清脆者为佳。

代茶饮 

佩兰、金银花、野菊花、绿豆衣各 10 克，白糖适量。水煎，去渣，代茶饮，可加白糖调味。此茶适用于痱子初起时。

外用 

佩兰适量。将佩兰捣烂，取汁，将药汁涂抹于患处。此方可治夏天蚊虫叮咬。

水煎 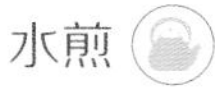

秋后伏暑： 佩兰、桑叶各 6 克，藿香叶 4.5 克，薄荷叶 3 克，大青叶 9 克，鲜竹叶 30 克。水煎，去渣，温服。

温暑初起、身大热、汗出、背微恶寒、心烦： 藿香、薄荷叶、佩兰、荷叶各 3 克，枇杷叶 15 克，水芦根 30 克，鲜冬瓜 60 克。水煎，去渣，温服。

苍术 燥湿健脾

苍术，菊科苍术属植物的干燥根茎，多年生直立草本，以江苏茅山一带产者质量最好，故称“茅术”。《本草纲目》称其可“治湿痰留饮……及脾湿下流，浊沥带下，滑泻肠风”。《新修本草》称其能“利小便”。

养生功效

苍术有燥湿健脾胃的功效，可用于湿阻脾胃引起的脘腹胀满、食欲缺乏、倦怠乏力、舌苔白腻厚浊等；还有散寒祛风的作用，用于风湿痹痛，风寒表证；还能明目，用于夜盲和眼目昏涩。现代医学研究证明，苍术有抗缺氧、抗肿瘤、促进骨骼钙化等作用。新冠病毒肺炎防治的国家方案中医部分均推荐了苍术，老百姓居家抗疫，可用苍术点燃熏烟，达到空气消毒之目的。

使用宜忌

阳虚、湿热、痰湿体质者适合服用。阴虚内热、出血者禁服，气虚多汗者慎服。

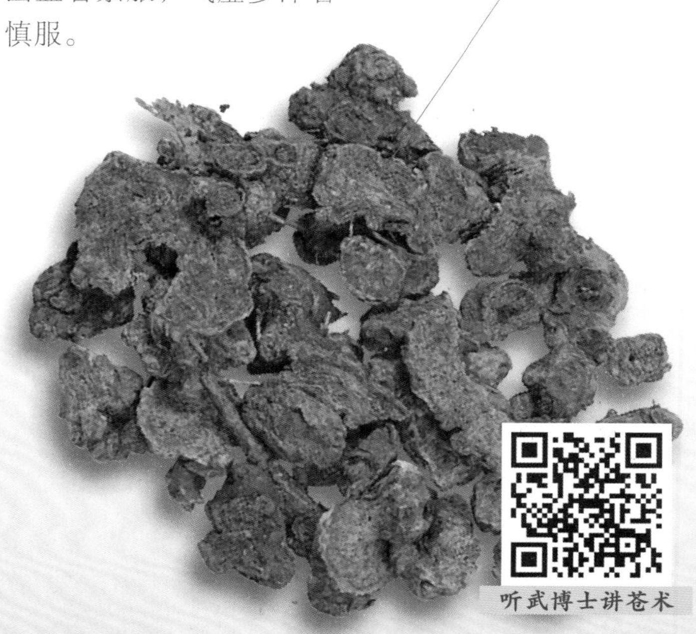

苍术用量不宜过多，否则会引起胃肠不适。

性味归经

性温，味辛、苦，归脾经、胃经、肝经。

如何挑选

以质地坚实、断面朱砂点多、香气浓者为好。

外用

苍术、黄芩、黄柏各15克，加水1500毫升，煎至600~700毫升，过滤。用药液洗患处，每日1次，病情重者2次，每次20分钟左右。此方可治湿疹。

煮粥

苍术15克，黑芝麻、核桃仁各30克，粳米60克。用纱布包好苍术，黑芝麻、核桃仁分别捣碎。将所有材料一同放入砂锅内，加水适量，小火煮粥，待米烂粥稠，弃去药包，空腹食粥，每日1次。此粥对于夜盲症有独特疗效，对视物昏花、两目干涩也有效。

研末

苍术、鸡内金、陈皮各等分，白糖适量。药材研细末，每次服1~1.5克，每日3次，加适量白糖调服，可提高食欲。

厚朴 燥湿除满

厚朴，别名厚皮、重皮、赤朴、川朴等，是木兰科植物厚朴或凹叶厚朴的干燥干皮、根皮及枝皮。《神农本草经》记载：厚朴，主中风伤寒，头痛，寒热，惊悸，气血痹，死肌，去三虫。

养生功效

厚朴具有行气消积、燥湿除满、降逆平喘的功效，可用于治疗食积气滞、腹胀便秘、湿阻中焦、脘痞吐泻、痰壅气逆、胸满喘咳、梅核气等。厚朴还具有抗溃疡、降血压、抗病原微生物、抗肿瘤、抗血小板等作用。

使用宜忌

阳虚、痰湿、湿热体质者适合服用。气虚津亏者及孕妇慎用。

厚朴恶泽泻、寒水石、硝石。

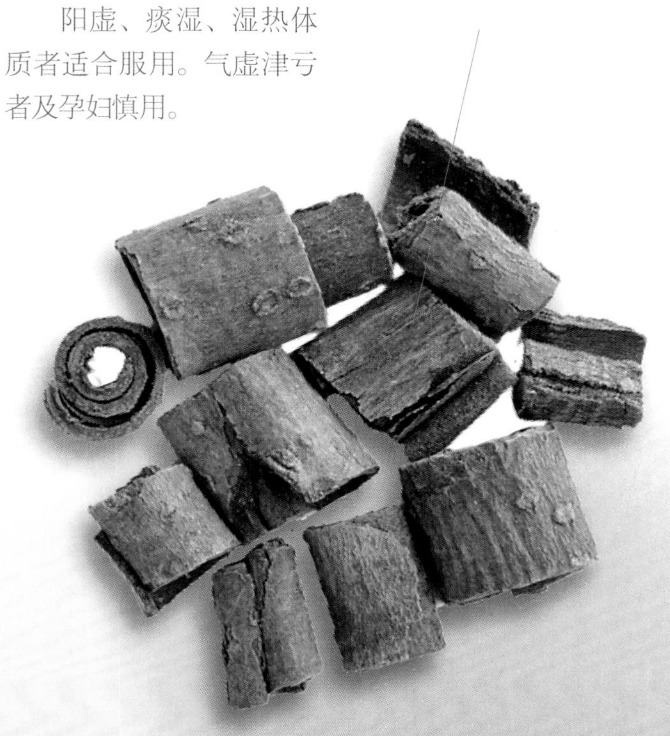

性味归经 

性温，味辛、苦，归脾经、胃经、肺经、大肠经。

如何挑选

以皮厚、肉细、油性大、香气浓者为佳。

代茶饮

泽泻、陈皮、半夏、苍术、厚朴各10克，甘草5克。水煎服。此茶可降血脂。

制丸 

麻子仁20克，大黄12克，杏仁10克，厚朴、白芍、枳实各9克。将以上6味中药研成细末，炼蜜为丸，如梧桐子大。每次服10丸，温水送服。此药丸可养血敛阴。

水煎 

腹满、大便燥结：厚朴、大黄各10克，枳实5枚。水煎，去渣，温服。每日1剂，以利为度。

哮喘：厚朴、半夏各3克，灵芝10克，苏叶6克，茯苓9克，冰糖适量。水煎，去渣，温服，每日3次。

砂仁 化湿行气

砂仁，是姜科植物阳春砂、绿壳砂或海南砂的干燥成熟果实。砂仁在我国的应用已经有1300多年的历史，古代有很多书籍对砂仁的药用功效有所记载，称其有化湿开胃、温脾止泻、理气安胎的功效。

养生功效

砂仁有健脾化滞、消食、化湿气滞的功效，可用于湿阻或气滞所致脘腹胀痛，尤其对寒湿气滞最为适宜；对脾胃虚寒导致的吐泻也有效；还有安胎的作用，用于妊娠恶阻及胎动不安。现代医学研究证明，砂仁可调节胃肠功能，并有抑制血小板聚集的作用。

使用宜忌

阴虚血燥、火热内炽者慎服。后下，捣烂，不宜久煎。

患有肺结核、支气管扩张、干燥综合征等病症者不宜服用砂仁。

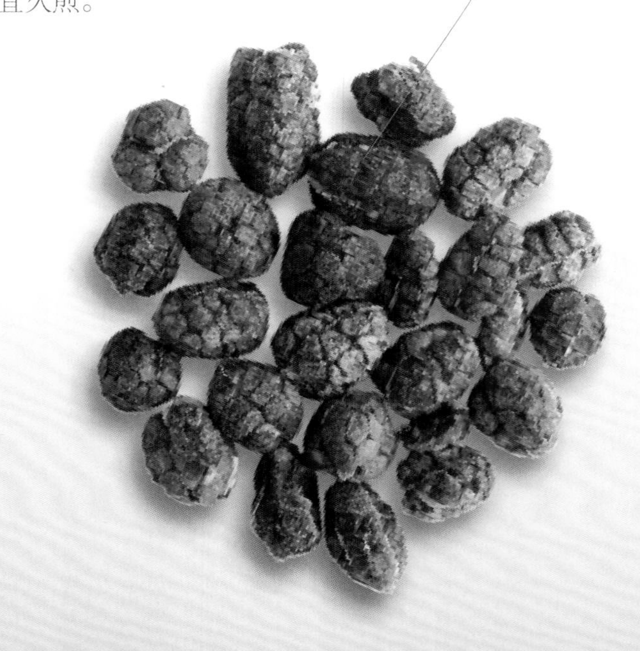

性味归经

性温，味辛，归脾经、胃经、肾经。

如何挑选

以个大、坚实、仁饱满、香气浓者为佳。有阳春砂、进口砂仁（西砂仁）之别。

泡酒

砂仁、佛手、山楂各30克，米酒500毫升。砂仁、佛手、山楂一起浸入米酒中，7日后可饮用。每日早晚各1次，每次15~30毫升。此药酒适用于气郁月经后期，伴经期延后、量少色暗有块，小腹及胸胁、乳房胀闷不舒等。

煮粥

砂仁3克，鸡内金、陈皮各5克，粳米60克，白糖适量。3味药共研成细末，待粥熬至将熟时放入，至粥熟烂，加入白糖调味。每日1剂，连用7~10日。此粥适用于小儿疳积、胃纳减少、恶心呕吐、消化不良等。

研末

砂仁、白术各10克，黄芪、太子参各10~30克，陈皮10~15克，升麻9~12克，枳壳10~18克，大黄（后下）3~12克，制马钱子2~4克，甘草3~6克。水煎服，每日1剂，可缓解胃下垂。

豆蔻 化湿行气

豆蔻，别名白豆蔻、圆豆蔻、紫蔻、十开蔻等，是姜科植物白豆蔻或爪哇白豆蔻的干燥成熟果实。主产于泰国、越南、柬埔寨，我国云南、广东、广西等地亦有栽培，按产地不同，分为“原豆蔻”和“印度尼西亚白蔻”。

养生功效

豆蔻具有化湿行气、温中止呕的功效，可用于治疗湿浊中阻、不思饮食、湿温初起、胸闷不饥、寒湿呕逆、胸腹胀痛、食积不消等。

使用宜忌

阳虚、湿热、痰湿体质者适合服用。阴虚血燥者禁服。用时捣碎，后下，轻煎。

切忌过多食用豆蔻，否则会导致口干、伤肺、损目。

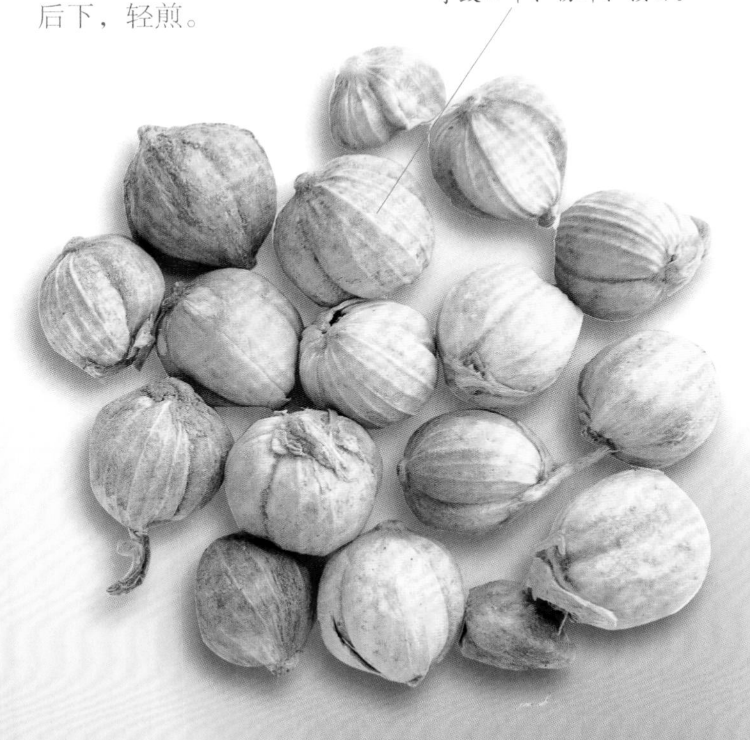

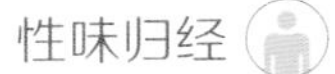

性味归经

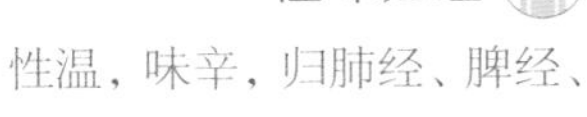

性温，味辛，归肺经、脾经、胃经。

四种豆蔻的区别

能入药的分别有豆蔻、草豆蔻、肉豆蔻、红豆蔻。这4种豆蔻功效相近，豆蔻偏重于开胃消食，红豆蔻多用于温中散寒或解酒毒，肉豆蔻有涩肠止泻的作用，草豆蔻可燥湿行气。

煮粥

豆蔻3克，生姜3片，粳米50克。豆蔻、生姜浸泡5~10分钟，水煎取汁，加粳米煮成稀粥。每日1剂，连续服用5~7日。此粥适用于肠胃疼痛、食欲不振、肠鸣泄泻等。

水煎

肠胃受湿、濡泻无度、腹痛、饮食不化：豆蔻、诃子、陈皮、干姜各15克，厚朴22克。将以上5味中药研成粗末，每次服5克，水煎，去渣，饭后半小时温服，每日2次。

利水消肿药

茯苓 利水渗湿

茯苓，别名松苓，为多孔菌科植物茯苓的干燥菌核。茯苓以云南所产品质较佳，安徽、湖北产量较大。茯苓自古被视为“中药八珍”之一，有消除百病、润泽肌肤、强健身体的作用，久服能使人面若童颜，延年抗衰老，所以古人称服食茯苓为神仙度世法，有“仙家食品”之称。明代中医药学家李时珍在《本草纲目》中称茯苓是由“松之神灵之气，伏结而成”。

养生功效

茯苓有利水渗湿的功效，可用于水湿内停导致的头眩、咳嗽、水肿等；还有健脾的作用，可用于脾胃虚弱引起的便溏或泄泻、食少、倦怠等；还能宁心，用于心神不安、惊悸失眠、心慌、眩晕等。

使用宜忌

阴虚、痰湿、湿热、气郁体质者适合服用。虚寒精滑者忌服。

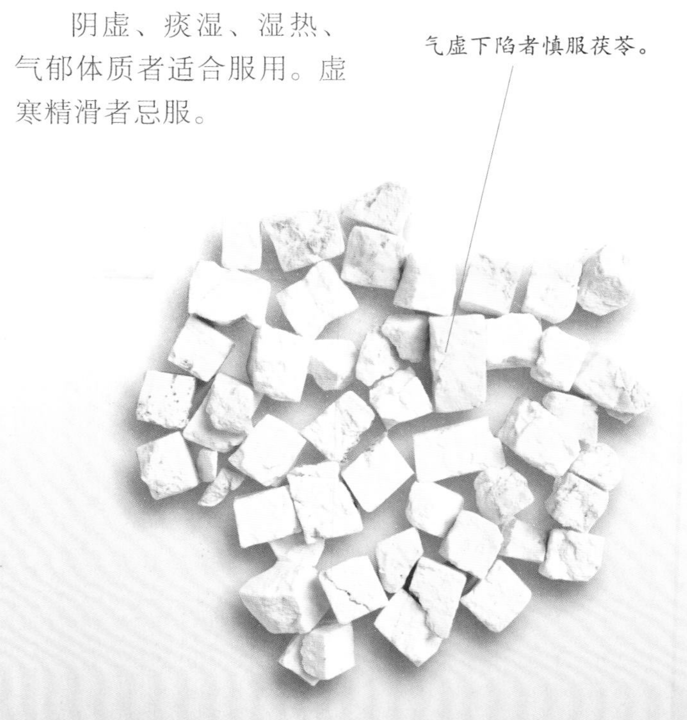

性味归经

性平，味甘、淡，归心经、肺经、脾经、肾经。

如何挑选

以体重结实、外皮棕褐色、无裂隙、断面白而细腻、嚼之黏性强者为佳。

做糕

茯苓粉50克，面粉450克，发酵粉适量。在茯苓粉与面粉中加入适量发酵粉，揉面团发酵，制糕，用大火蒸熟，作早餐食用。此糕点有宁心安神的作用。

煮粥

茯苓20克，黑芝麻6克，粳米60克。茯苓切碎，放入锅内煎汤，再放入黑芝麻、粳米煮粥即可。此粥能提神利湿。

水煎

慢性胰腺炎：茯苓、山药各20克。水煎服用。

阳痿早泄：茯苓10克，芡实15克。水煎服用。

薏苡仁 健脾利水

薏苡仁又称薏米，为禾本科多年生草本植物薏苡的成熟种仁，不仅是治病良药，亦是食疗佳品。薏苡仁营养非常丰富，每100克内蛋白质、脂肪、碳水化合物的含量均居谷类首位，可健脾利水，防治高血压、高血糖，也有嫩肤功效。

养生功效

薏苡仁有健脾止泻、利水渗湿、除痹的功效，用于脾虚湿滞导致的泄泻、湿痹、筋脉拘挛、屈伸不利、水肿、脚气、肺痿、肺痈、肠痈、淋浊、白带、扁平疣。薏苡仁有提高免疫力、降血糖、抗炎等作用。

使用宜忌

痰湿、湿热体质者适合服用。孕妇忌用。滑精及小便多者、大便干结者慎用。

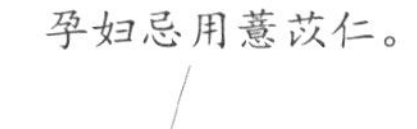

孕妇忌用薏苡仁。

性味归经 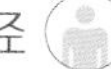

性凉，味甘、淡，归脾经、胃经、肺经。

如何挑选 

以粒大充实、色白、无破碎者为佳。

煮汤 

薏苡仁、红小豆各50克，山药15克，梨200克，冰糖适量。梨去皮，洗净切块。其余材料洗净，放入锅中，加水适量，大火煮沸后转小火煮沸，再加梨煮至豆熟，调入冰糖即可。此汤能化痰除湿。

煮粥 

薏苡仁、粳米各25克，干木耳10克，猪肝50克。木耳泡发，猪肝切碎末，薏苡仁、粳米分别洗净，加适量水共煮粥食用。此粥有利于治疗缺铁性贫血，还能养颜嫩肤。

猪苓 利水渗湿

猪苓是多孔菌科真菌猪苓的干燥菌核，寄生于桦树、枫树、柞树的根上，别名野猪食。主产于陕西、山西、河北、河南、云南等地。《药性论》记载：主肾虚精自出，治五淋，利膀胱热，宣通水。据民间经验，凡生长猪苓的地方，其土壤肥沃、发黑、雨水渗透也快，小雨后地面仍显干燥。

养生功效

猪苓具有利水渗湿的功效，可用于治疗小便不利、水肿、泄泻、淋浊、带下等。猪苓有利尿作用，对肾炎患者利尿作用更明显，还有降血压、降血脂、抗脂肪肝的作用。

使用宜忌

湿热、痰湿体质者适合服用。无水湿者忌服。

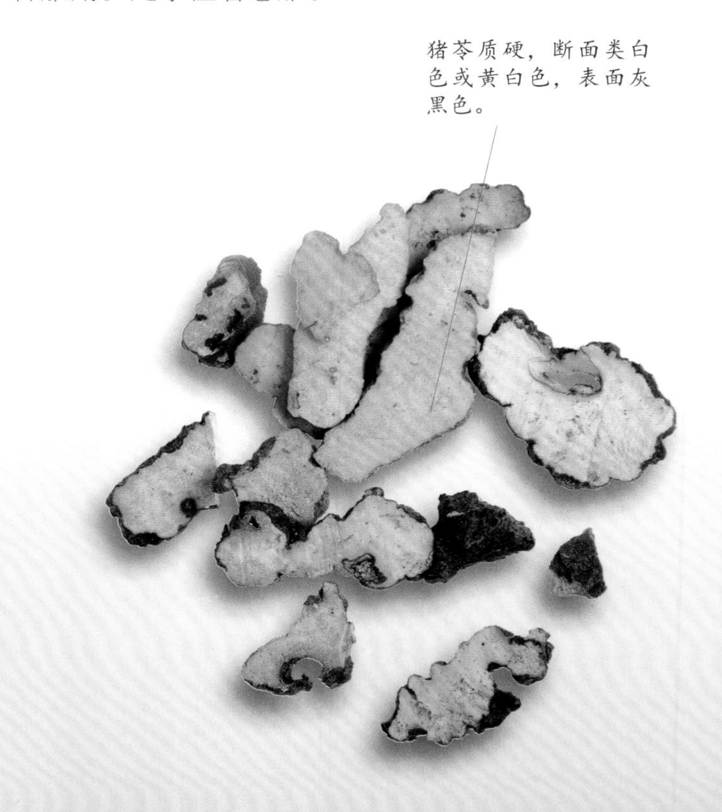

猪苓质硬，断面类白色或黄白色，表面灰黑色。

性味归经

性平，味甘、淡，归肾经、膀胱经。

如何挑选

以个大、外皮灰黑色、断面色白、体较重者为佳。

研末

猪苓、茯苓、白术各等分。将以上3味中药研成细末。每次服9克，温水送服，每日3次。此方可治呕吐、烦渴欲饮。

煮粥

猪苓10克，粳米100克，白糖适量。猪苓择净，水煎取汁。粳米洗净放入锅中，加入药汁和适量水，开火熬煮，待粳米熟时调入白糖，再煮沸即成，每日1剂。此粥能治小便不利、泄泻、淋浊、带下等。

水煎

肾炎：车前子、茯苓、猪苓、黄芪各10克，大枣5枚。水煎，去渣，温服，时时饮之。

呕吐：猪苓、茯苓、泽泻、滑石、阿胶各10克。先用水煎煮前4味中药，去渣，取汁。将阿胶放入药汁中烊化，温服。

泽泻 利水渗湿

泽泻，又名水泽、一枝花、天鹅蛋、车苦菜等，为泽泻科植物泽泻的干燥块茎。《本草纲目》记载：渗湿热，行痰饮，止呕吐、泻痢，治疝痛、脚气。张景岳谓泽泻：补阴不利水，利水不补阴。

养生功效

泽泻的主要功效是利水、消肿、渗湿、泄热，主要应用于水肿、小便不利、泄泻。因为它的利水作用比较强，所以用于治疗水肿病、小便不利时，可以和茯苓、猪苓、桂枝配伍，如五苓散。泽泻还能够利小便而实大便，治疗脾胃伤冷、水谷不分、泄泻不止，可以与厚朴、苍术、陈皮配伍，如胃苓汤。另外，泽泻对淋证、遗精作用也不错，它能够清膀胱之热，泄肾经之虚火，尤其适用于有湿热的患者，它可以与木通、车前子等同用，同时它还可以与熟地黄、山萸肉、牡丹皮配伍成六味地黄丸。现代药理作用表明，泽泻有降压、降血糖、抗脂肪肝的作用，对金黄色葡萄球菌、肺炎球菌、结核杆菌也有抑制作用。

使用宜忌

湿热、痰湿体质者适合服用。肾虚精滑无湿热者忌用。

泽泻切面呈黄白色至淡黄色，粉性，有多数细孔。

性味归经 

性寒，味甘，归肾经、膀胱经。

注意事项 

以块大、黄白色、光滑、质充实、粉性足者为佳。分“建泽泻”及“川泽泻”两科，一般认为前者质较优。

蒸服 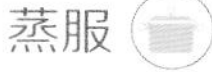

泽泻、茯苓各 60 克，母鸡 1 只，黄酒适量。将两汤匙黄酒放入鸡腹内。将母鸡与泽泻、茯苓一同放入锅中，用大火隔水蒸 3～4 个小时，去药渣吃鸡。本品适用于脾虚气弱型心神不安、惊悸失眠、妊娠水肿者。

煮粥 

泽泻 15 克，粳米 70 克。泽泻洗净，煎汁去渣，放入洗净的粳米，共煮成粥。此粥有利尿消肿的作用。

水煎 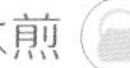

肺炎：泽泻、豆腐各适量，加水煎煮，取汁，加冰糖服用。或将泽泻鲜茎叶与豆腐同煮食，每日 1 剂，连服 1~2 个月。

脂肪肝：泽泻、郁金、虎杖、元胡、山楂各 10 克。水煎当茶饮。

冬瓜皮 利水消肿

冬瓜皮，为葫芦科植物冬瓜的干燥外层果皮，也叫白瓜皮。食用冬瓜时，洗净，削取外层果皮，晒干即成。《滇南本草》记载冬瓜皮：止渴，消痰，利小便。

养生功效

冬瓜皮具有利水消肿、清热解暑的功效，可用于治疗水肿胀满、小便不利、泄泻、疮肿、暑热口渴、小便短赤等。冬瓜皮含蜡类及树脂类物质，有明显的利尿作用。外用可治折伤损痛。

使用宜忌

湿热、痰湿体质者适合服用。因营养不良而致虚肿者慎用。

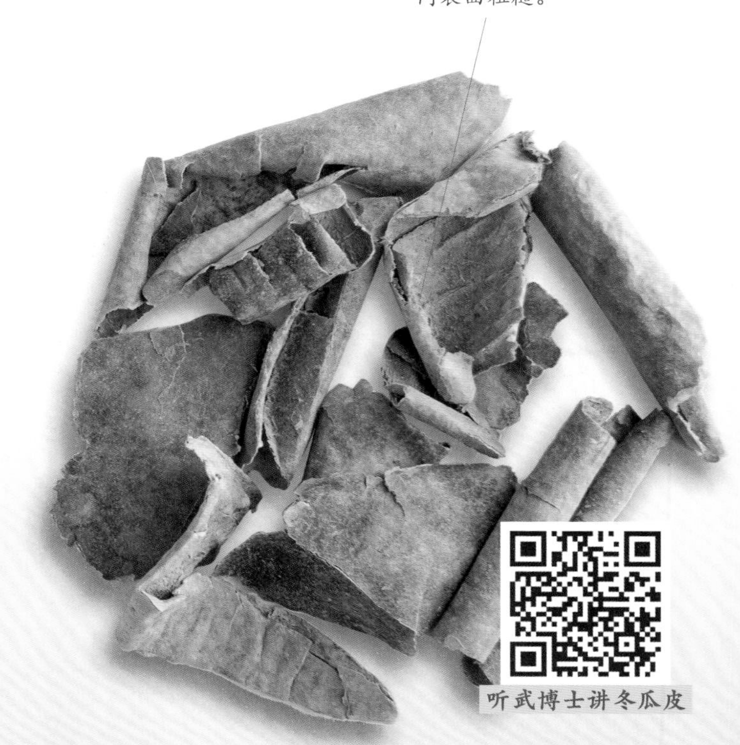

冬瓜皮外表面灰绿色或黄白色，被有白霜，内表面粗糙。

性味归经

性凉，味甘，归脾经、小肠经。

如何挑选

以皮薄、条长、色灰绿、有白霜、干燥、洁净者为佳。

研末

冬瓜皮 15 克。烧灰研末，温酒送服。可治腰痛。

代茶饮

冬瓜皮适量。水煎，去渣，代茶饮。此饮可治小便不利。

水煎

肾炎、小便不利、全身水肿：冬瓜皮、西瓜皮、白茅根各 18 克，玉米须 12 克，红小豆 90 克。水煎，去渣，取汁，早晚分 2 次服用。

咳嗽：冬瓜皮 15 克，蜂蜜适量。水煎，去渣，取汁，加蜂蜜温服。

玉米须 利湿退黄

玉米须，也称玉蜀黍须，为禾本科植物玉米的花柱和柱头。《现代实用中药》中记载：为利尿药，对肾脏病、浮肿性疾患、糖尿病等有效。玉米须还是治疗胆囊炎、胆结石、肝炎性黄疸等疾病的有效药。

养生功效

玉米须有利水消肿、利湿退黄的功效，可用于水肿、小便不利、黄疸；还能治血证，用于吐血、衄血和尿血，并可预防习惯性流产。玉米须还有降血压、降血糖、利尿的作用，还兼有一定的抑菌、抗癌作用，可用于治疗肾炎水肿、肝炎、脂肪肝、肝硬化腹水、高血压、胆囊炎、胆结石、糖尿病、鼻窦炎、乳腺炎等。外用烧烟吸入可治脑漏。

使用宜忌

阳虚、湿热、痰湿体质者适合服用。阴虚火旺、尿急尿频者忌服。

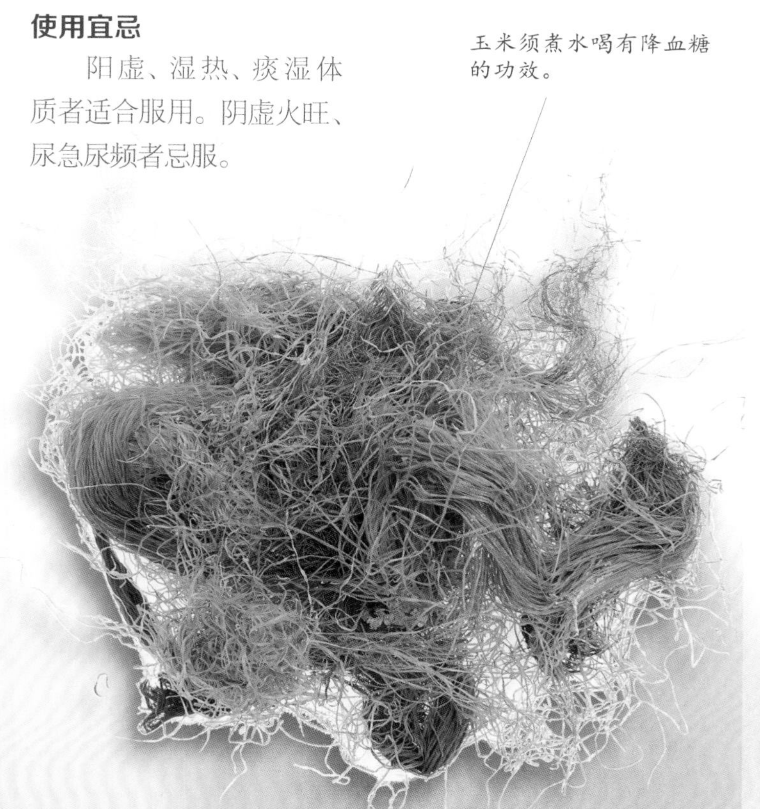

玉米须煮水喝有降血糖的功效。

性味归经

性平，味甘、淡，归膀胱经、肝经、胆经。

如何挑选

以柔软、有光泽者为佳。

煮汤

玉米须30克，豆腐300克，水发香菇5朵，盐适量。玉米须煮汤取汁，豆腐洗净切块，香菇洗净、切片。将豆腐块、香菇片放入汤汁中熬煮，熟后加盐调味即可。此汤能降血脂、降血压。

煮粥

玉米须30克，鲜荷叶1张，粳米100克，冰糖适量。粳米洗净；鲜荷叶洗净，撕小片。将鲜荷叶和玉米须一同放入锅内，加水适量，煎煮取汁。粳米、药汁放入锅内，加入适量冰糖和水，煮至米熟成粥。此粥能降脂减肥。

水煎

糖尿病（并发肾病）：玉米须、冬瓜皮、芦根各30克，车前子25克。将车前子用纱布包好，与其他药一起入锅，用水煎煮，每日1剂。

胆结石：玉米须、茵陈各30克。加水煎煮，然后把煮好的药汁倒入保温杯中，时时饮用。

赤小豆 利尿消肿

赤小豆又名红小豆，有利尿消肿的作用。陶弘景说赤小豆“性逐津液，久食令人枯燥”。《食疗本草》记载：久食瘦人。用赤小豆进行减肥，对伴有水肿的肥胖症患者效果尤好。

养生功效

赤小豆性善下行，可以治疗水肿腹满和脚气浮肿，还可解毒排脓。赤小豆具有较好的利尿消肿、解毒的作用。外用时生研调敷，可治风疹、热毒痈肿、流行性腮腺炎等。

使用宜忌

湿气盛者适合服用。尿频者忌食。

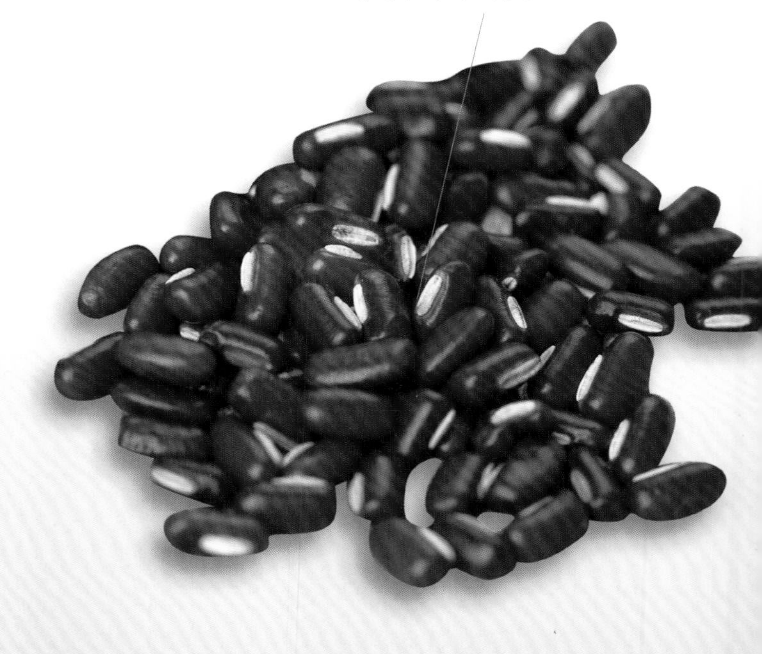

赤小豆不可久食。

性味归经

性平，味甘、酸，归心经、小肠经。

如何挑选

以颗粒饱满、颜色赤红发暗、有光泽、干燥者为佳。

煮汤

鲤鱼1条，赤小豆30克，冬瓜500克，葱段适量。冬瓜切块，鲤鱼处理干净与赤小豆、冬瓜块、葱段、适量水共同煮至熟，汤汁收浓。每日1剂，连服7~8日，吃鱼喝汤后盖被发汗。此汤适用于恶寒发热、头晕、咽喉肿痛、小便不利、色黄或赤等。

煮粥

赤小豆30克，薏苡仁60克，粳米30克。先用砂锅煮赤小豆至烂，再入薏苡仁、粳米，煮粥食用。每日早晚各1次，温热服食。此粥可健脾、利水消肿。

水煎

口苦胁痛、小便黄赤、阴囊湿痒：赤小豆20克，竹叶、乌梅各10克。水煎取汁，早晚各1次。

荷叶 清暑利湿

荷叶是睡莲科植物莲的干燥叶。夏季也可用鲜叶或初生嫩叶入药。《本草纲目》言其“生发元气，裨助脾胃，涩精浊，散瘀血，消水肿”。

养生功效

荷叶有清暑利湿、升发清阳的功效，可用于暑热烦渴、头痛眩晕、水肿、食少腹胀。荷叶还有散瘀止血的作用，用于泻痢、白带、脱肛、吐血、衄血、咯血、便血、崩漏、产后恶露不净、损伤瘀血。荷叶降血压、降血脂、减肥效果较好。

使用宜忌

体瘦、气血虚弱者忌用。

贫血者、低血压者、经期女性不可食用荷叶。
听武博士讲荷叶

性味归经

性平，味苦，归肝经、脾经、胃经。

如何挑选

以叶大、整洁、色绿者为佳。

煮汤

荷叶1张，鲜冬瓜500克，盐适量。荷叶洗净，撕成碎片；冬瓜洗净，去瓤，切成片。将荷叶片、冬瓜片一起放入锅中，加水适量煮成汤，煮沸后拣去荷叶，加盐调味即可。夏天喝此汤，有清热利尿的作用。

煮粥

干荷叶1张，粳米100克，莲子50克，枸杞子、冰糖各适量。莲子、枸杞子用水泡发。锅内倒入水，放入干荷叶，大火煮半小时左右，去渣取汁。汁水中放入粳米，煮至半熟时放入莲子，煮至粥稠米熟，加入枸杞子煮沸，放冰糖调味即可。夏天食用此粥，能祛暑清热。

泡茶

肥胖（气滞血瘀型）：荷叶、决明子各10克，山楂片15克，菊花5克。以上药材用沸水冲泡饮用，不仅能减肥，还具有健脾降浊的作用，适用于高血压、高脂血症、高血糖、肥胖症的辅助治疗。

活血化瘀药

丹参 活血祛瘀

丹参，别名红根、木羊乳、紫丹参、活血、山红萝卜。为唇形科植物丹参的干燥根，是有名的活血化瘀中药。《神农本草经》记载：主心腹邪气，肠鸣幽幽如走水，寒热积聚，破症除瘕，止烦满，益气。

养生功效

丹参具有活血调经、祛瘀止痛、凉血消痈、除烦安神的功效，可用于治疗血瘀所致的月经不调、经闭、痛经、产后瘀痛、症瘕积聚、胸腹刺痛、风湿痹痛、疮疡痈肿等。丹参能够促进血液循环，扩张冠状动脉，增加血流量，防止血小板凝结，缓解心肌缺血。

使用宜忌

血瘀、湿热、痰湿体质者适合服用。无瘀血者及孕妇慎服。反藜芦。

丹参不宜与活血药叠加使用，否则会加重出血。

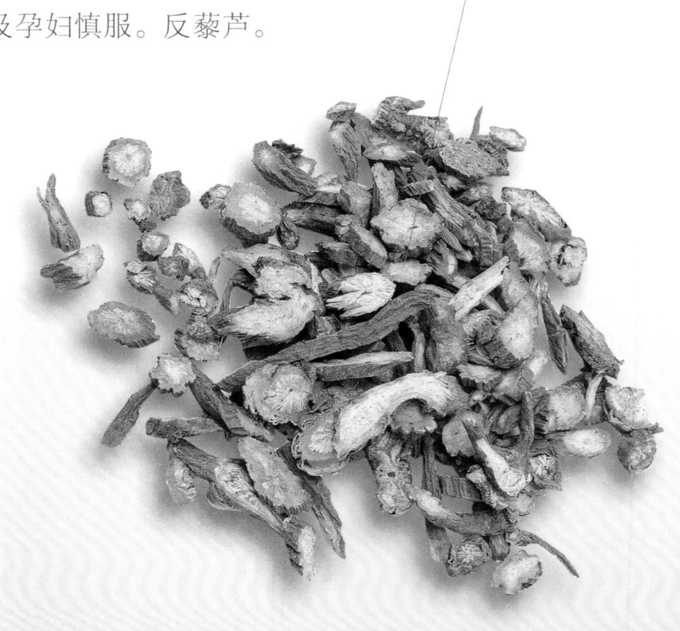

性味归经

性微寒，味苦，归心经、肝经。

如何挑选

以条粗、色紫红、无芦头、无须根者为佳。

代茶饮

丹参10克，三七、人参各5克。3味药水煎，去渣，取汁，代茶饮，不拘时服。此饮可益气活血。

泡酒

丹参30克，白酒500毫升。丹参洗净切片，放入纱布袋，扎口，放入酒罐中，倒入白酒，盖好盖，浸泡15天后服用。此药酒可治血瘀型月经不调。

研末

贫血：丹参、黄精各10克，绿茶5克。3味药共研成粗末，用开水冲泡，加盖闷10分钟后服用，每日1剂。

三七 化瘀止血

三七又名田七、盘龙七，明代著名的药学家李时珍称其为“金不换”。三七是中药材中的一颗明珠，清代药学著作《本草纲目拾遗》中记载：人参补气第一，三七补血第一，味同而功亦等，故称人参三七，为中药中之最珍贵者。

养生功效

三七具有“生打熟补”的功效，即服生三七，能活血化瘀、消肿止痛，治跌打损伤有效；服熟三七（用鸡油或其他油将生三七炸黄即成熟三七），能补血强身，擅长补血补气，可治高血脂、前列腺炎。现代医学研究证明，三七具有较强的抑癌效果。将三七研末外用，可治外伤出血。

使用宜忌

气虚血瘀体质者适合服用。孕妇慎服。

云南文山州的三七产量大、质量好，习称“文三七”。

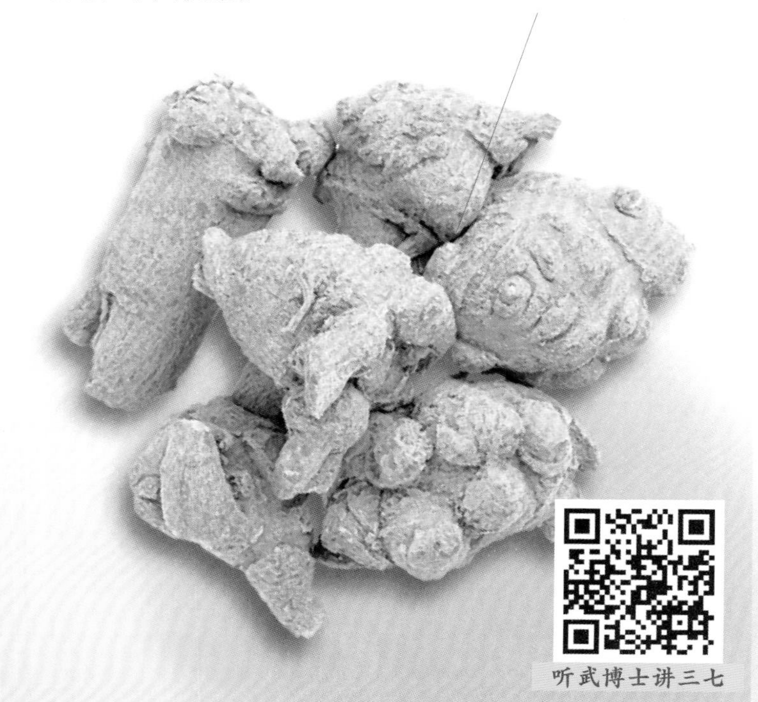

听武博士讲三七

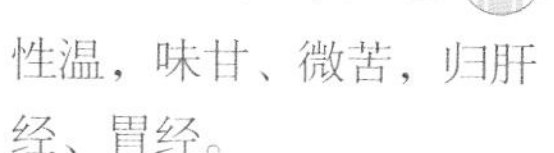

性味归经

性温，味甘、微苦，归肝经、胃经。

如何挑选

以个大、坚实、体重皮细、断面棕黑色、无裂痕者为优。

外用

三七鲜叶洗净甩干，捣烂敷于伤口表面，用纱布包扎，1~2 天更换 1 次，直至伤口愈合。此方可治褥疮。

代茶饮

三七、川芎各 10 克，水蛭 5 条，水煎代茶饮。常饮此品可治中风及中风后遗症。

冲服

冠心病心绞痛：三七粉、红参粉、元胡粉各 1 克。用温水或黄酒冲服，每日 3 次。

慢性肝炎：三七粉、灵芝粉、生晒参粉各 1 克。用开水冲服，早、中、晚分次服用，1 个月为 1 个疗程。

川芎 活血行气

川芎，为伞形科植物川芎的干燥根茎。有活血行气、祛风止痛、疏肝解郁的功效。此外，川芎还能扩张头部毛细血管，促进血液循环，增加头发营养，使头发有良好的柔韧性，保持头发润泽。

养生功效

川芎有活血行气的功效，可用于女性月经不调、经闭痛经、产后瘀滞疼痛等；还有祛风止痛的作用，用于头痛眩晕、胸胁疼痛、风寒湿痹等。川芎有扩张血管、抗血栓形成、缓解痉挛的作用。研末吹鼻可治偏头痛。

使用宜忌

阴虚火旺、月经过多、有出血性疾病者忌用。孕妇忌用。

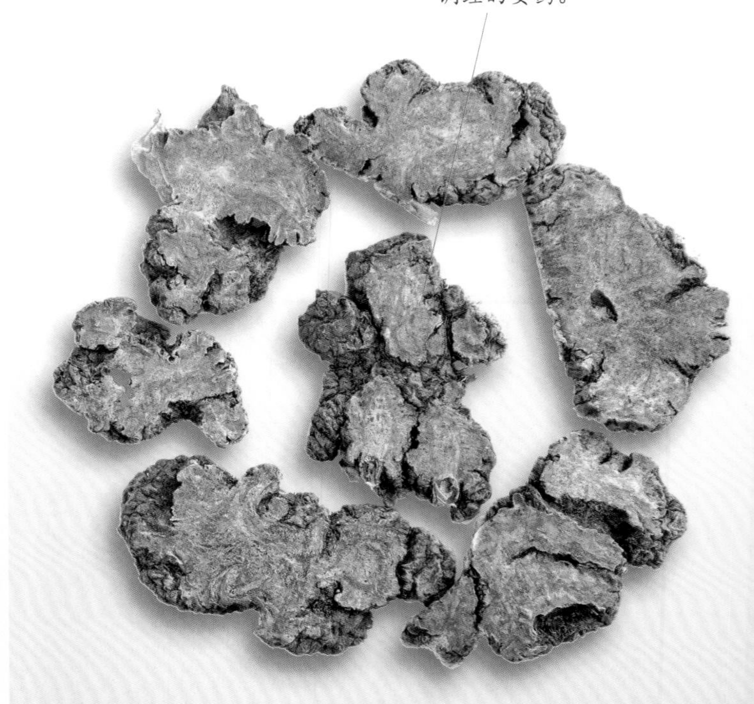

川芎适用于各种瘀血阻滞之病症，为妇科调经的要药。

性味归经

性温，味辛，归肝经、胆经、心包经。

如何挑选

以个大饱满、质坚实、断面黄白色、油性大、香气浓者为佳。

煮蛋

川芎6克，丹参12克，鸡蛋2个。将川芎、丹参、鸡蛋加水同煮，鸡蛋熟后去壳，再煮片刻，吃蛋喝汤。可用于月经量少或经行疼痛。

煮汤

川芎10克，鱼头半个，葱白1根，油、盐各适量。葱白洗净后切段，鱼头处理干净。油锅烧热，将鱼头放入锅内略煎后，加入适量水，再将川芎放入锅内，大火煮开后改小火慢炖，40分钟后，放入葱白，再次煮沸后，加盐调味即可。此汤能活血调经。

水煎

头痛（血瘀型）：川芎6克，红花3克，绿茶适量。把以上材料一同用水煎煮后取汁服用。

冠心病（气虚血瘀型）：川芎、丹参各5克，五加皮10克。水煎服用。

益母草 活血调经

益母草，别名茺蔚、坤草，是唇形科植物益母草的新鲜或干燥地上部分。它含有硒和锰等微量元素，可抗氧化、防衰老、抗疲劳及抑制癌细胞增生，有养颜功效。《本草纲目》记载：活血，破血，调经，解毒。《本草正》记载：益母草，性滑而利，善调女人胎产诸证，故有益母之号。

养生功效

益母草有活血调经的作用，可用于月经不调、痛经、经闭、恶露不尽、水肿尿少；还有利尿消肿的作用，用于急性肾炎水肿；还能清热解毒，用于跌打损伤瘀痛、疮痈肿痛。益母草有抗血小板凝集、保护心脏等作用，还可收缩子宫。

使用宜忌

血瘀、痰湿、湿热体质者适合服用。阴虚血少、血虚无瘀者忌用。孕妇忌用。

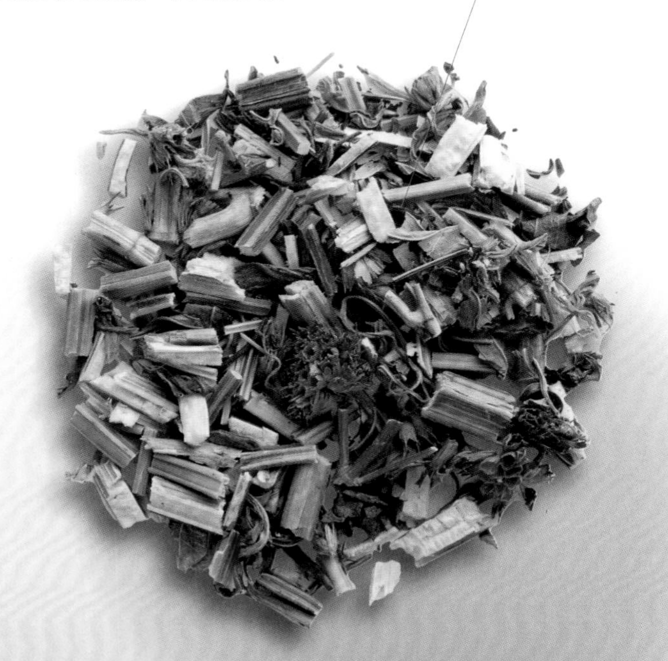

益母草可治闭经、月经不调、痛经，是历代医家用来治疗妇科疾病之要药。

性味归经 

性微寒，味苦、辛，归心包经、肝经。

如何挑选 

以质嫩、叶多、色泽灰绿者为佳。

煮汤 

益母草 50 克，鸡蛋 2 个。鸡蛋与益母草同煮，熟后去壳再煮片刻，吃蛋喝汤。此汤适用于气血瘀滞引起的痛经、月经不调、产后恶露不止、功能性子宫出血等症。

煮粥 

鲜益母草汁 9 克，鲜生地黄汁、鲜藕汁各 30 克，生姜汁 3 克，粳米 50 克，蜂蜜适量。粳米煮粥，粥熟后，加入 4 种药汁和蜂蜜即可。此粥适用于女性月经不调、功能性子宫出血、产后恶露不净、腹痛等症，能活血祛瘀。

水煎 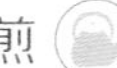

宫颈炎：益母草、贯众各 20 克，乌贼骨、苦参、党参、白芍、生地黄各 10 克，茯苓 15 克。用水煎煮，每日 1 剂，分 2 次服用。

肾炎：干益母草 90 克。加水 700 毫升，小火煎至 300 毫升，分 2~3 次，趁温服用。

红花 活血通经

红花，又称草红花、红蓝花、刺红花，为菊科植物红花的干燥花。主产河南、浙江、四川等地。《本草述钩元》记载：红蓝花，养血水煎，破血酒煮。《本草汇言》记载：红花，破血、行血、和血、调血之药也。

养生功效

红花有活血通经的功效，可用于经闭、痛经、恶露不净，以及瘀阻腹痛；还有散瘀止痛的作用，用于跌打损伤、关节疼痛、胸痹心痛。红花有降血压、降血脂、软化血管、抗衰老、调节内分泌等作用。红花泡汤外搽，可治褥疮。

使用宜忌

各种出血性疾病患者忌用。孕妇及月经过多者慎用。

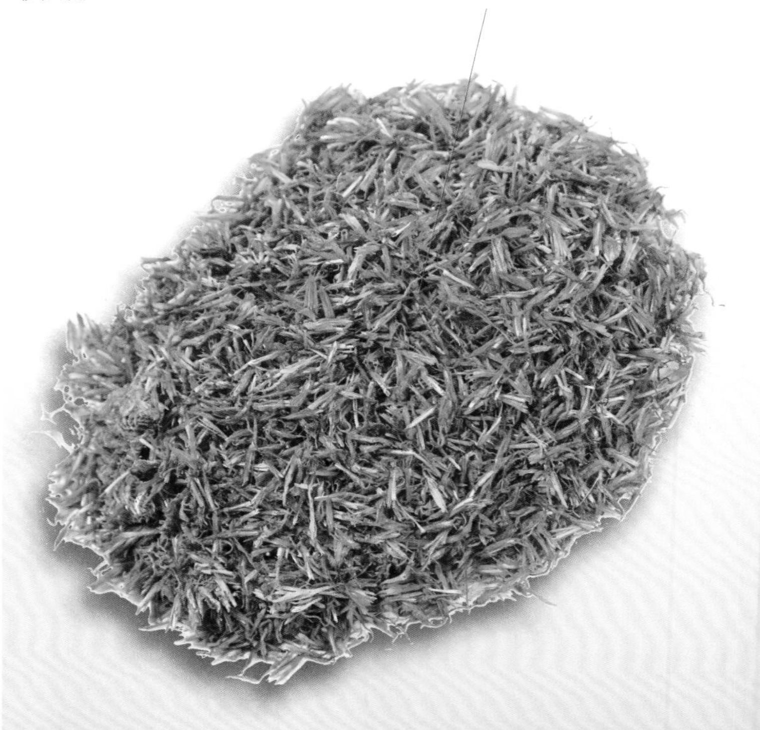

红花一般可以存放2~3年，不宜存放过长时间。

性味归经

性温，味辛，归心经、肝经。

如何挑选

以花冠长、色红、鲜艳、质柔软无枝刺者为佳。

煮粥

红花6克，桃仁15克，粳米70克，红糖适量。桃仁捣烂成泥，与红花一起煎煮，取汁；再同粳米煮为稀粥，加红糖调味，每日趁热食用。此粥能活血通经。

炖汤

红花6克，鲜山楂100克，白糖适量。山楂洗净、去核。锅中加入水、山楂肉、红花，用大火煮沸后，改用小火煮至熟烂，调入白糖即可。此汤能消食化积。

代茶饮

慢性肝炎（瘀血阻络型）： 红花、杏仁、菊花各6克，白糖适量。药材先用大火煮沸，再改用小火煮10分钟，加入白糖，当茶饮用。

痛经（血瘀型）： 红花、檀香各5克，绿茶2克，红糖30克。用沸水冲泡，加盖闷5分钟即可饮用。

红花当归鸡蛋汤

当归、红花各10克，丹参15克，鸡蛋 2 个。当归、红花、丹参分别洗净，放入砂锅中，加入适量清水，大火煮沸后转小火煲 1 小时，去渣取汤。将熬好的汤放入锅中，大火煮沸后，打入鸡蛋液，煮熟即可。

此汤有益气补血、和血止痛的功效。

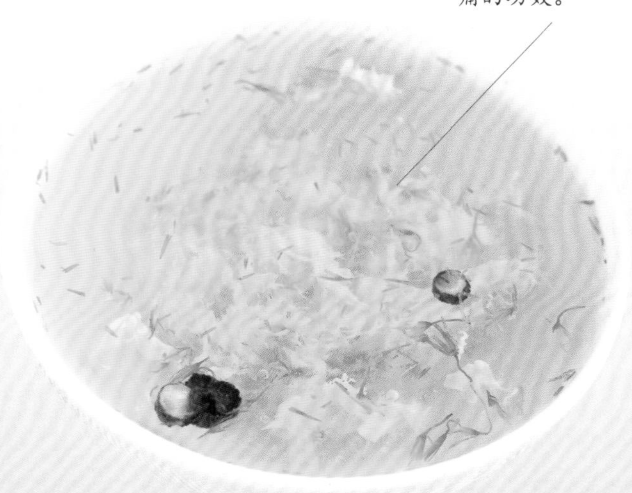

红花当归粥

红花、当归各10克，丹参30克，粳米100克，红糖、葱花各适量。将红花、当归、丹参加水一起熬煮，去渣取汁，再加入洗净的粳米煮成粥，调入红糖，再撒上少许葱花点缀即可。

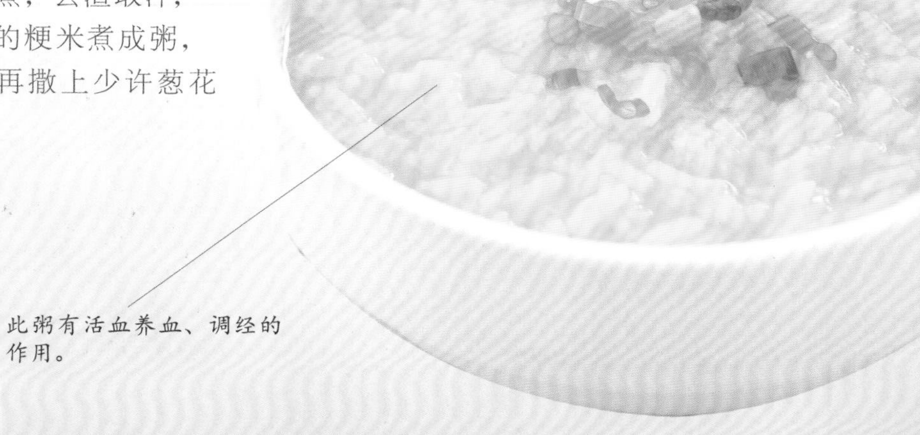

此粥有活血养血、调经的作用。

桃仁 活血祛瘀

桃仁有活血祛瘀的功效，可用于气滞血瘀引起的经闭、痛经、症瘕痞块，以及跌打损伤；还有润肠通便的作用，用于肠燥便秘。桃仁有镇痛、抗炎、抗菌、抗过敏等作用。

使用宜忌

血瘀、痰湿、气郁体质者适合服用。孕妇忌服。

血虚、有出血倾向、有肠炎史或无瘀滞者不可服用桃仁。

性味归经

性平，味甘、苦，归心经、肝经、大肠经。

如何挑选

以饱满、种仁白、完整者为佳。

水煎

继发性闭经：桃仁 20 克，红花 10 克。水煎 3 次混合，早晚分服。

月季花 活血调经

月季花有活血调经、疏肝解郁、消肿的功效，可用于治疗肝郁血滞、月经不调、痛经、经闭、胸胁胀痛、痈疽肿痛、跌打损伤、瘀肿疼痛、瘰疬等。外用捣敷，可消肿止痛。

使用宜忌

血虚、气郁、痰湿体质者适合服用。孕妇慎服。

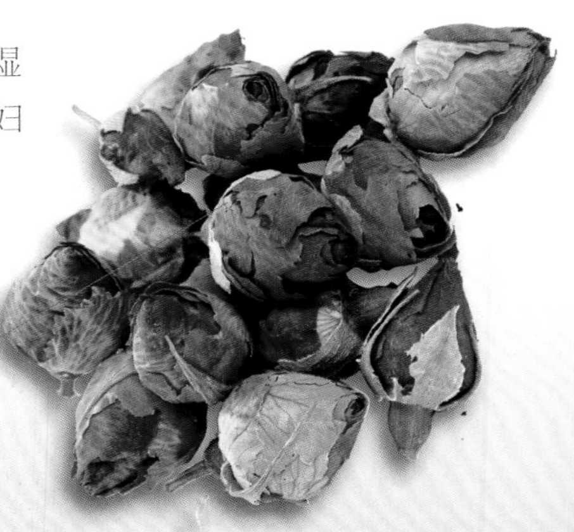

月季花和玫瑰花外形相似，但月季花香气清淡，玫瑰花香气浓郁，要注意区分。

性味归经

性温，味甘，归肝经。

如何挑选

以颜色鲜艳、干燥、完整、气味清香者为佳。

代茶饮

气滞血瘀型月经不调：香附、月季花、当归、益母草各 15 克。水煎，去渣，取汁。代茶饮，时时饮之。

鸡血藤 行血补血

鸡血藤是豆科植物密花豆的干燥藤茎，别名大血藤、血风藤，分布于广东、广西、云南等地。《饮片新参》记载：去瘀血，生新血，流利经脉。《现代实用中药》记载：为强壮性之补血药。

养生功效

鸡血藤具有行血补血、调经、舒筋活络的功效，可以用于治疗血不养筋所致的筋骨疼痛、手足麻木、肢体瘫痪、月经不调、经闭、痛经等。现代医学研究证明，鸡血藤藤茎有促进造血功能、扩张血管、抗血小板聚集、抗肿瘤、降血压、抗动脉粥样硬化等作用。

使用宜忌

阴虚火亢者慎用。

鸡血藤韧皮部有树脂状分泌物，呈红棕色至黑棕色，与木部相间排列成数个同心性椭圆形环。
听武博士讲鸡血藤

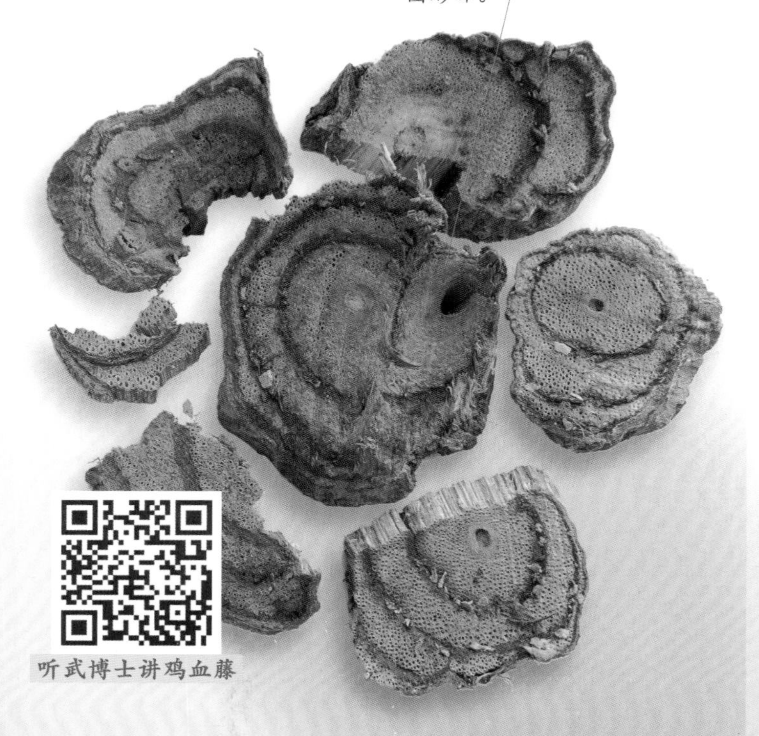

性味归经

性温，味苦、甘，归肝经、肾经。

如何挑选

以质坚硬、红棕色、扁圆柱形为佳。

泡酒

鸡血藤适量，白酒1000毫升。将鸡血藤放入密闭瓷罐中，倒入白酒，浸泡7日后服用，每日饮1小杯，连饮1个月。此药酒可治风湿、类风湿病。

煮汤

鸡血藤20克，木瓜100克，黄豆芽250克，猪膏、盐各适量。鸡血藤水煎，去渣，取汁，放入黄豆芽、木瓜、猪膏同煮汤，熟后加盐调味即可。此汤可治湿热痹阻、关节红肿。

水煎

风湿痹痛：鸡血藤、半枫荷、当归、枫香寄生、海风藤、淡豆豉各15克，牛膝9克。水煎，去渣，取汁，温服。每日1剂。

腰痛、白带多：鸡血藤30克，金樱根、千斤拔、杜仲藤、墨旱莲各15克。水煎，去渣，取汁，温服。每日1剂。

泽兰 活血调经

泽兰，别名虎兰、水香、地瓜儿苗、风药等，是唇形科植物毛叶地瓜儿苗的干燥地上部分。《本草纲目》记载：泽兰走血分，故能治水肿，涂痈毒，破瘀血，消症瘕，而为妇人要药。

养生功效

泽兰具有活血调经、利水消肿的功效，可用于治疗血瘀经闭、痛经、产后瘀滞腹痛、跌打损伤、瘀肿疼痛、疮痈肿毒、水肿、腹水等。泽兰制剂有强心作用，能促进胃肠平滑肌蠕动。

使用宜忌

血瘀、痰湿、阳虚体质者适合服用。血虚及无瘀滞者慎服。

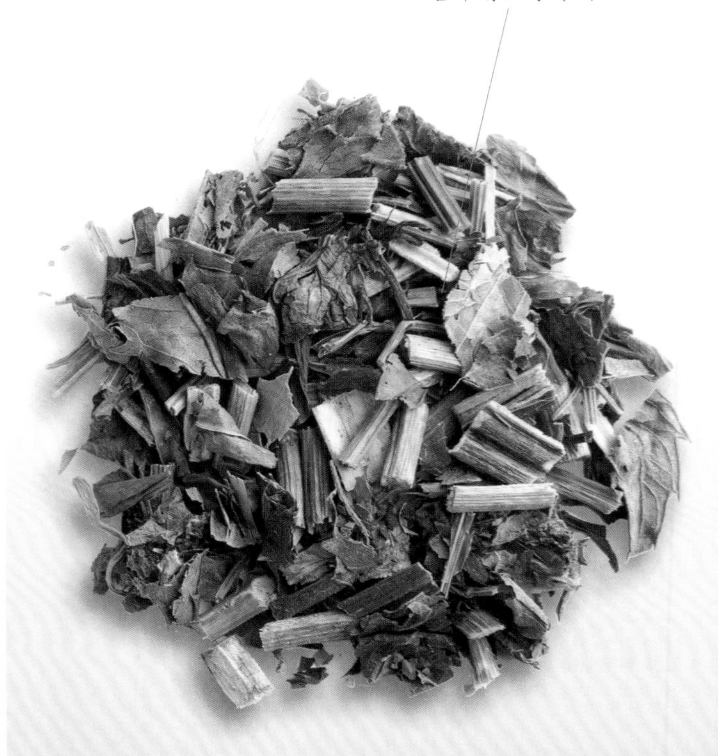

泽兰具有改善微循环、防止术后粘连、收缩子宫平滑肌等作用。

性味归经

性微温，味辛、苦，归肝经、脾经。

如何挑选

以叶多、色绿、不破碎、茎短、质嫩者为佳。

外用

鲜泽兰叶适量，蜂蜜少许。泽兰叶捣烂，调入蜂蜜，涂抹于患处。每日2次，此方可治痈疽发背。

研末

泽兰、防己各等分。将以上2味中药研成细末，温水送服，每次服6克。此药可治产后水肿、血虚浮肿。

水煎

产后瘀滞腹痛：泽兰120克，当归、白芍各30克，甘草15克。将以上4味中药研成粗末。每次服15克，水煎，去渣，温服。不拘时服。

经闭：泽兰12克，赤芍10克，益母草、熟地黄各30克，当归、香附各9克。水煎，去渣，取汁，温服。每日2剂。

王不留行 活血通乳

王不留行，是石竹科植物麦蓝菜的干燥成熟种子，别名奶米、麦蓝子、剪金子。主产于河北、山东、辽宁、黑龙江等地，以河北省产量最大。《神农本草经》记载：主金疮，止血逐痛。出刺，除风痹内寒。王不留行以善于行血知名，“虽有王命不能留其行”，所以叫“王不留行”。但流血不止者，又可以止血。在妇科，又是发乳的良药。

养生功效

王不留行具有活血通经、下乳消痈、利尿通淋的功效，可用于治疗经闭、痛经、难产、产后乳汁不下、乳痈肿痛、瘀血肿块、疮痈肿毒、热淋、血淋、石淋等。

使用宜忌

血瘀、痰湿体质者适合服用。孕妇及月经过多者禁服。

王不留行呈圆球形，上有种脐圆点状，下陷，种脐一侧有1个带形凹沟。

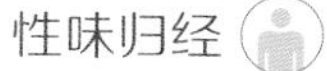

性味归经

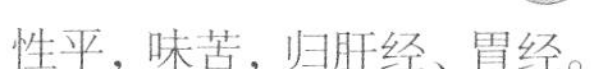

性平，味苦，归肝经、胃经。

如何挑选

以干燥、籽粒均匀、充实饱满、色乌黑、无杂质者为佳。

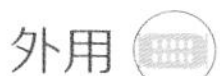

外用

王不留行适量，炒黄，研碎，过筛，取细末。如患处疱疹未破溃，用麻油将药末调成糊状外涂；如疱疹已溃破，可将药末直接撒于溃烂处。每日3次。此方可治带状疱疹。

煮汤

王不留行15克，通草6克，猪蹄1只，生姜、盐各适量。猪蹄处理干净，切块，放入砂锅中，加入王不留行、通草、生姜及适量清水，大火烧开后转小火炖煮2小时，除去药渣，加盐调味。喝汤，食猪蹄，分3次食用。此汤可通乳。

水煎

乳痈初起：王不留行、当归梢各10克，蒲公英、瓜蒌仁各15克。酒煎，去渣，取汁，温服。

头面久疮：王不留行、吴茱萸根、桃枝各15克，蛇床子、牡荆子、苦竹叶、蒺藜子各10克，大麻仁6克。水煎，去渣，取汁，洗疮，每日1剂。

姜黄 活血行气

姜黄，又名黄姜、毛姜黄、宝鼎香、黄丝郁金等，是姜科植物姜黄的干燥根茎，主产于我国四川、福建等地。《本草蒙筌》记载：主心腹结气，并疰忤积气作膨；治产血攻心，及扑损瘀血为痛。更消痈肿，仍通月经。

养生功效

姜黄具有活血行气、通经止痛的功效，可用于治疗胸胁刺痛、心痛、经闭、症瘕、风湿肩臂疼痛、跌打肿痛、牙痛、疮疡痈肿、皮癣痛痒等。姜黄有利胆、降压、抗菌、镇痛等作用。

使用宜忌

阳虚、血瘀、痰湿、气郁体质者适合服用。血虚而无气滞血瘀者忌服。

姜黄可提取黄色食用染料，姜黄中所含的姜黄素可做化学试剂。

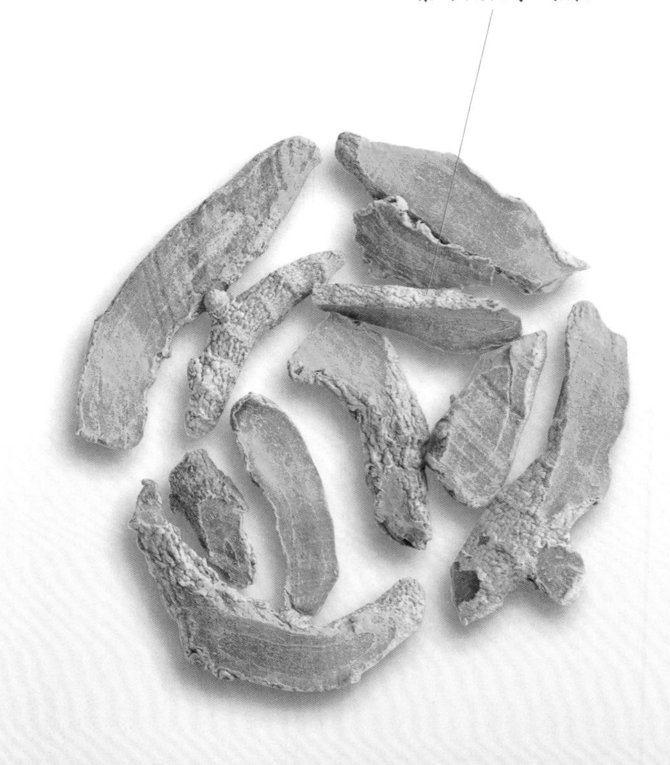

性味归经

性温，味苦、辛，归肝经、脾经。

如何挑选

以圆柱形、外皮有皱纹、断面棕黄色、皮坚实者为佳。

外用

姜黄、细辛、白芷各等分。将以上3味中药研成细末，涂抹于患处，盐水漱口。不拘时服。此方可治牙痛。

研末

姜黄3克，炒香附4克。将以上2味中药研成细末，温水送服，每日3次。此方可治跌打损伤。

水煎

风湿肩臂疼痛：姜黄、甘草、羌活各10克，白术20克。水煎，去渣，取汁，温服。

凌霄花 破瘀凉血

凌霄花，别名紫葳、五爪龙、倒挂金钟、上树龙、吊墙花、藤萝花、堕胎花等，是紫葳科植物凌霄或美洲凌霄的干燥花。《神农本草经》记载：主夫人产乳余疾，崩中，症瘕，血闭，寒热羸瘦。

养生功效

凌霄花具有破瘀通经、凉血祛风的功效，可用于治疗血瘀经闭、症瘕积聚、跌打损伤、风疹、皮癣、皮肤瘙痒、痤疮、便血、崩漏等。

使用宜忌

血瘀、湿热体质者适合服用。孕妇忌用。

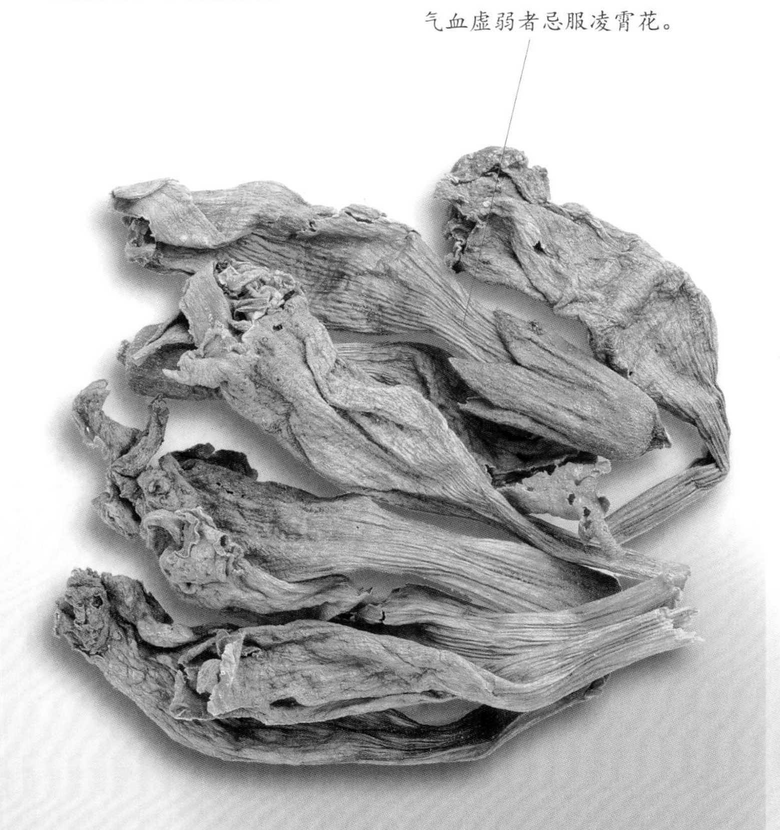

气血虚弱者忌服凌霄花。

性味归经 

性寒，味甘、酸，归肝经、心包经。

如何挑选 

以个大、花朵完整、颜色为黄棕色、无花梗者为佳。

研末 

凌霄花、羊蹄根各等分，白矾适量。将以上3味中药研成细末，涂抹于患处。此方可治皮肤湿癣。

煮粥 

阿胶、凌霄花各10克，粳米100克。凌霄花煎汁去渣，加粳米和阿胶同煮成粥，早晚食用。此粥可活血养颜。

水煎 

血热风盛引起的周身痒疹：凌霄花、归尾、防风、荆芥各9克，生地黄30克，赤芍、白鲜皮各10克，甘草6克。水煎，去渣，取汁，温服。每日1剂。

通便药

生大黄 泻下攻积

生大黄为蓼科植物掌叶大黄、唐古特大黄或药用大黄的根和根茎。大黄苦寒，药性也较峻猛。《神农本草经》记载：下瘀血，血闭寒热，破症瘕积聚，留饮宿食，荡涤肠胃，推陈致新，通利水谷，调中化食，安和五脏。

养生功效

生大黄有泻下攻积、清热泻火的功效，可治实热便秘；还有凉血解毒的作用，用于血热妄行之吐血、衄血、咯血、热毒疮疡；还能下瘀血、清瘀热，用于妇女产后瘀阻腹痛、瘀血闭经等。现代医学研究表明，生大黄有增加肠蠕动、抗感染、止血、保肝、降血压、降低血清胆固醇等作用。

使用宜忌

脾胃虚弱者慎用。妇女在孕期、月经期、哺乳期应忌用。儿童慎用生大黄。

过量服用生大黄易导致脾胃功能受损，出现恶心、呕吐、腹痛等症状。

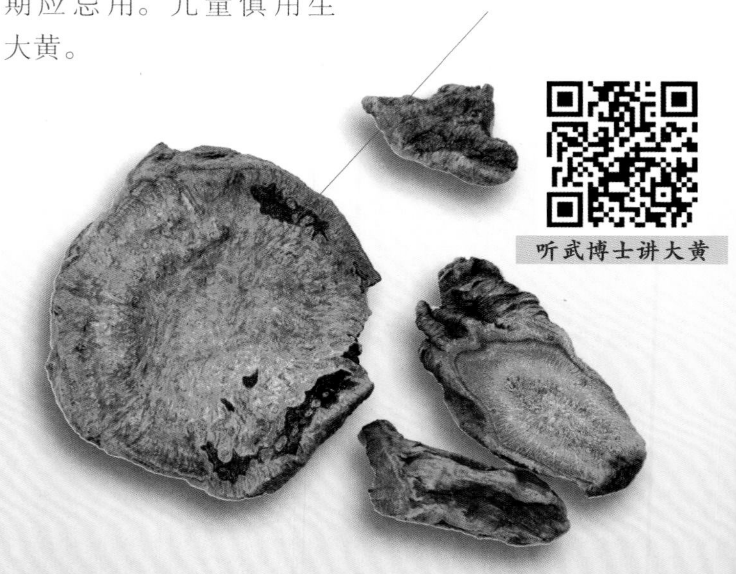

性味归经

性寒，味苦，归胃经、大肠经、肝经、脾经、心包经。

如何挑选

以外表黄棕色、有锦纹及星点明显、体重、质坚实、有油性、气味清香、味苦而不涩、嚼之发黏者为佳。

代茶饮

生大黄20克，蜂蜜适量。生大黄置于大茶缸中，冲入沸水200毫升，泡15分钟，加入蜂蜜，搅匀代茶饮用。此茶有泻热润燥、通里攻下的作用。

水煎

胆囊炎：生大黄、木香、郁金、黄芩各10克，茵陈15克，金钱草30克。水煎服，每日1剂，分3次服。

研末

水火烫伤：生大黄、地榆各30克，黄连6克，冰片3克。以上药材共研极细粉，用食用油适量，调糊外涂，每日2~3次。

火麻仁 润肠补虚

火麻仁为桑科植物大麻的干燥成熟果实，又名八大麻仁，是常用的润肠通便中药。《神农本草经》言其可“补中益气，久服肥健”。《分类草药性》记载：治跌打损伤，去瘀血，生新血。

养生功效

火麻仁有润肠通便、活血通淋的功效，用于血虚津亏、肠燥便秘，特别适用于老人、妇女产后血虚津亏、大便秘结，还可用于治疗各种原因引起的便秘、肺气肿、胆石症、胆道蛔虫、高血压、口眼歪斜等症。火麻仁不仅通便效果较好，还能降低血压。

使用宜忌

孕妇以及肾虚阳痿、遗精者慎用。

火麻仁食入量超过50克，1~2小时内即可致中毒，所以应谨慎食用。

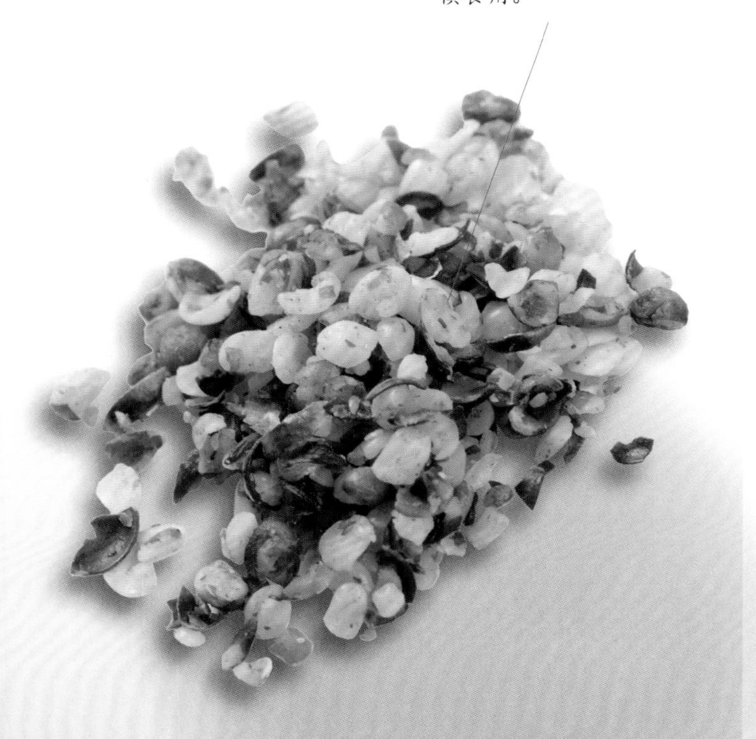

性味归经 

性平，味甘，归脾经、胃经、大肠经。

如何挑选 

以粒大、种仁饱满者为佳。

煮粥 

火麻仁、紫苏子各50克，粳米100克。紫苏子、火麻仁洗净，烘干，研成细末，倒入温开水200毫升，搅拌均匀，然后静置备用，待粗粒下沉后，滤出上层药汁，用药汁煮成粳米粥。每日1次，可连服数日。此粥适用于习惯性便秘、老年津亏便秘者。

水煎 

经期前收缩（早搏）：炙甘草15克，党参20克，生地黄30克，火麻仁、桂枝、麦冬、生姜、阿胶各9克，大枣6枚。除阿胶外，其余药材加水煎取汁，放入烊化的阿胶，每日1剂。

单纯性肥胖：火麻仁、山楂各10克，决明子30克，泽泻、郁李仁各15克。每次适量，每日1~3次，开水冲服。可能少数人有轻微腹泻、肠鸣及便前腹痛等，一般可自行缓解。

松子仁 润肺滑肠

松子仁，别名松子、海松子等，是松科植物红松、华山松、马尾松的种仁，主产于东北。《本草纲目》言其可“润肺，治燥结咳嗽”，是备受历代医家、营养学者推崇的食疗佳品，有美容抗衰、延年益寿的功效，因此有“长寿果”之称。

养生功效

松子仁具有润肠通便、润肺止咳的功效，可用于治疗肠燥便秘、肺燥干咳等；还能滋阴养血，阴血足则风自息，故常用于头风眩晕等症。松子内含有大量的不饱和脂肪酸，常食松子，可以强身健体，特别对老年体弱、腰痛、便秘、眩晕、小儿生长发育迟缓均有补肾益气、养血润肠、滋补健身的作用。

使用宜忌

脾虚便溏、湿痰者禁用。

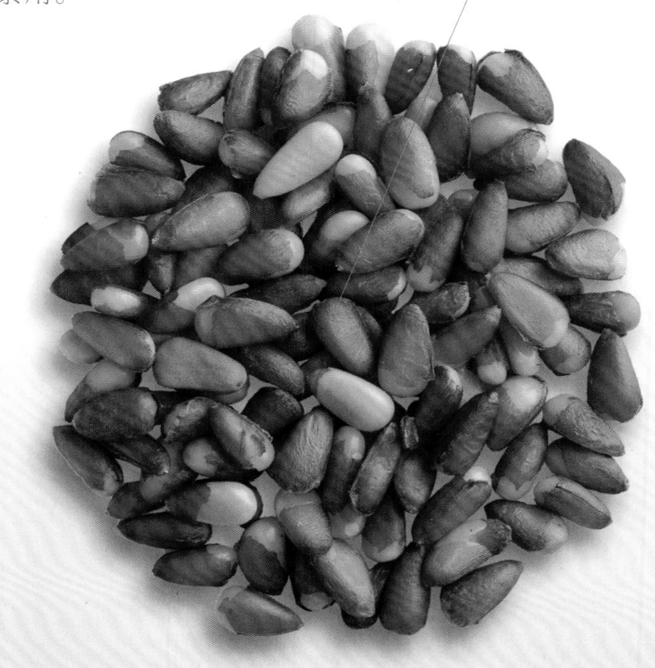
松子仁气香味美、益肺润肠，是止咳的良药。

性味归经

性温，味甘，归肺经、肝经、大肠经。

如何挑选

以色泽红亮、个头大、种仁饱满者为佳。

泡茶

松子仁、柏子仁、杏仁、火麻仁各9克。将以上4味中药一同捣烂，放入杯中用开水冲泡，加盖闷片刻即可，当茶服用。此饮可治血虚型便秘。

研末

松子仁、核桃仁各30克，蜂蜜适量。松子仁、核桃仁用水浸泡去皮，研成细末，放入蜂蜜和匀即成。每日2次，每次取1茶匙，用滚开水冲服。此方可益精润燥、补脑安神。

生吃

松子仁20克，草莓15颗，苹果半只，猕猴桃1个，沙拉酱适量，果酒少许。将草莓、苹果、猕猴桃去皮，洗净，切块，放入玻璃碗中，倒入沙拉酱与果酒，混合均匀，撒上松子仁即可。适量食用可美容养颜、增加食欲。

番泻叶 泻下通便

番泻叶是豆科植物狭叶番泻或尖叶番泻的干燥小叶。《现代实用中药》记载：治食物积滞，胸腹胀满，便秘不通。

养生功效

番泻叶有泻下导滞、通便利水的功效，可用于治疗热结积滞、便秘腹痛、腹水肿胀、习惯性便秘及老年便秘；还能养胃健脾，促进消化，适用于消化不良、食欲缺乏、积食等。现代医学研究证明，番泻叶泻下功效显著，具有抗菌、止血、降血糖的功效，主治急性便秘、食物积滞、消化不良等。番泻叶为刺激性泻药，通过肠黏膜和肠神经从而刺激肠蠕动，属于猛药，使用要慎重。

使用宜忌

脾胃虚寒者慎用。孕妇忌服。

番泻叶致泻作用因人而异，应先以小剂量试用，逐渐加量，过量则有恶心、呕吐、腹痛等副作用。

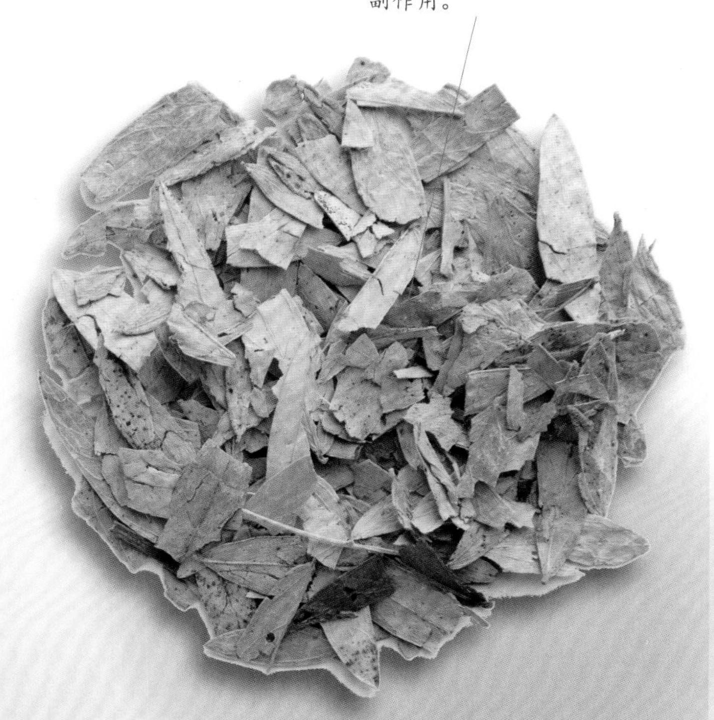

性味归经 

性寒，味甘、苦，归大肠经。

如何挑选

以叶片大而完整，梗少，没有泥沙，颜色绿者为佳。

代茶饮 

番泻叶1.5~3克，重症可加至5克。每日用开水冲泡后，代茶频频服用。此饮可治便秘。

煮汤 

番泻叶5克，鸡蛋1个，菠菜、盐各适量。鸡蛋打入碗中搅散备用。番泻叶用水煎，去渣，取汁，倒入鸡蛋液，放入洗净的菠菜烧开，加盐调味即成。喝汤食蛋，每日1次，可服用5~7日。此汤可治面赤身热、大便干结、小便短赤。

水煎

血虚型便秘：番泻叶1克，鲜百合、桑叶、桑葚、决明子、天门冬各10克。水煎，去渣，温服，不拘时服。

水肿、腹水肿胀：番泻叶、牵牛子、大腹皮各等分。水煎，去渣，温服，不拘时服。

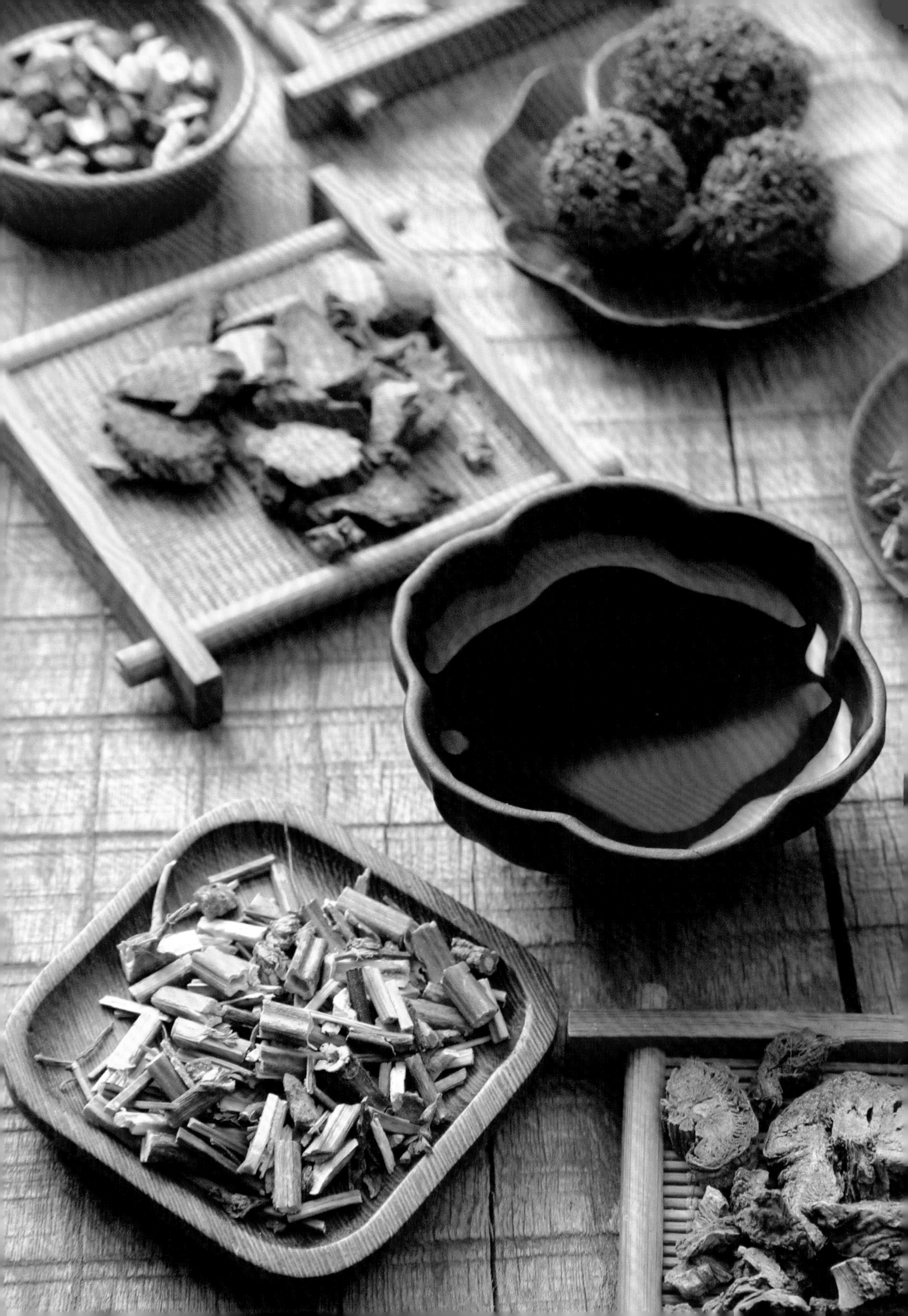

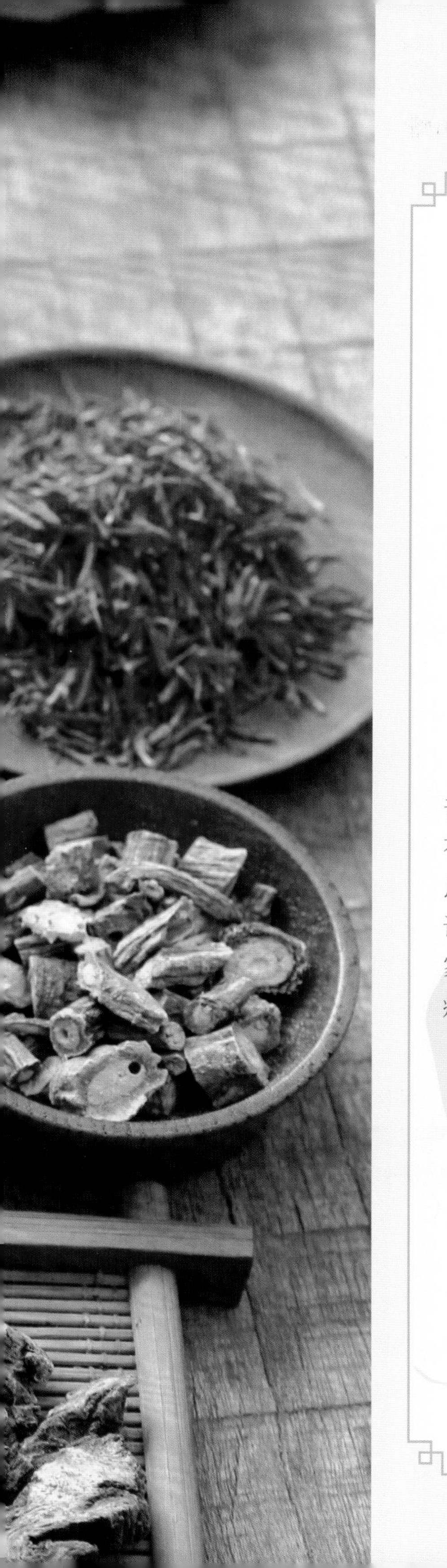

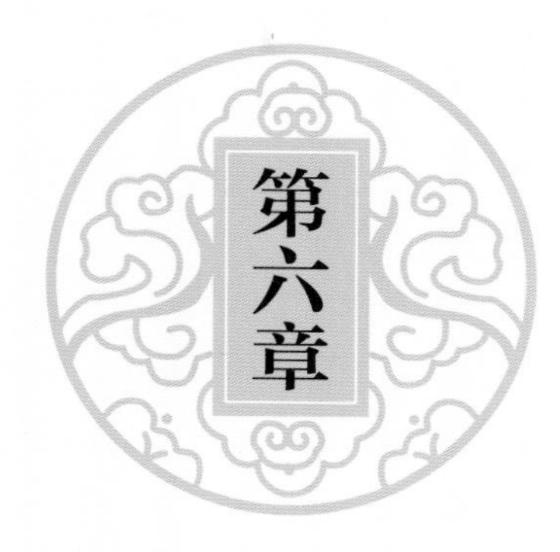

第六章

中药防治常见病效果好

人食五谷杂粮，难免会生病，每个年龄段普遍会发生的疾病就属于常见病。中医自古就有治疗常见病的专用方。本章针对不同人群易患的一些疾病给出了中药调理方法，常见病的证型不同，所选的中药也会有所区别，所以大家在用中药调理疾病时，要分清疾病证型，对症下药，才能药到病除。

感冒

感冒的定义

中医认为感冒是感受风邪或时行疫毒，引起肺卫功能失调，出现以鼻塞、流涕、喷嚏、头痛、恶寒、发热、全身不适、脉浮等为主要临床表现的一种外感。感冒全年均会发病，但以冬春季节为多，具有一定的传染性。病情较轻者称“伤风”；病情较重且在一个时期内引起广泛流行、临床表现相类似的，称为“时行感冒”。一般认为西医学中的上呼吸道感染属于本病范畴，流行性感冒与时行感冒近似。

不同类型感冒症状

①风寒型：恶寒无汗、头身疼痛、流清涕、咽喉痒、咳嗽、痰白等。②风热型：发热较重而畏寒轻、流黄涕、咳黄痰、头痛、四肢酸乏、咽喉肿痛等。③暑湿型：恶心、呕吐、身热出汗、乏力、口渴喜饮、小便不利等。④时行型：发病快、病情重、高热、寒战、头痛剧烈、疲乏等。

实用单方

菊花、金银花各 30 克，水煎，另取生萝卜 1 根，捣汁兑入药液温服；或以菊花、桑叶水各 15 克，水煎服。适用于风热感冒、头痛、口渴咽痛者。

中药调理感冒

通常认为，普通感冒是可以在短期内自愈的，但吃药有助于缓解不适症状，加快病愈速度。感冒可以服用的中药有麻黄、桂枝、柴胡、荆芥、防风、生姜、金银花、连翘、板蓝根等，同时还应多喝水，清淡饮食，多休息。

根据证型选中药

- 风寒型：麻黄、桂枝、苍术、荆芥、防风、生姜、红茶。
- 风热型：柴胡、金银花、黄芩、大青叶、板蓝根、连翘、菊花。
- 暑湿型：香薷、连翘、荷梗、藿香、生姜。
- 时行型：黄连、黄芩、金银花、连翘、板蓝根。

感冒好后仍然有不间断的咳嗽、喉咙痛怎么调理？

可以用一些止咳化痰的药物，每天熬点冰糖雪梨水喝。饮食上要注意少吃辛辣刺激的食物，多进食一些滋阴润肺的食物，如银耳、百合等。

麻黄

麻黄的发汗力强，故是发汗解表、治疗外感风寒的要药，吃药后再服用热汤，可助药力发散。

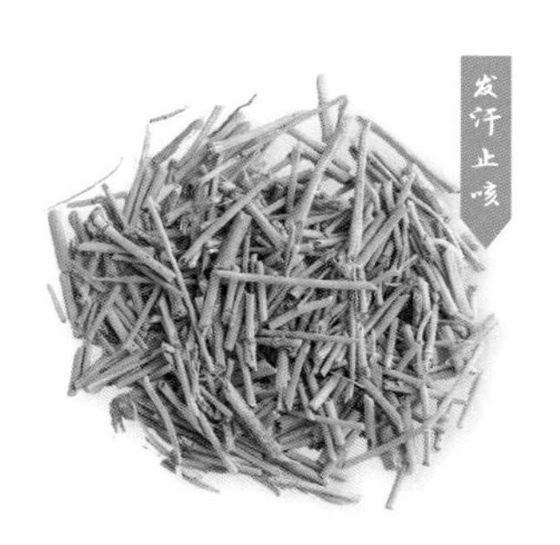

板蓝根

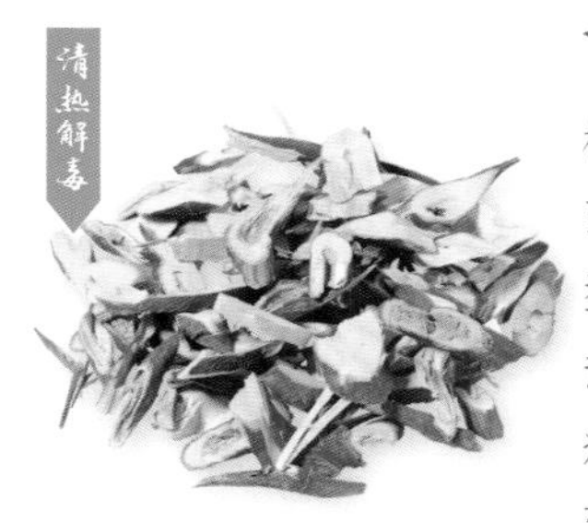

板蓝根是常用的清热药，可以起到预防时行型感冒的作用，对于风热感冒引起的发热、咽痛或扁桃体肿痛也有较好的疗效。

藿香

藿香能够化湿醒脾，还能止呕，能治暑湿型感冒引起的脾胃不舒、呕吐，湿气缠身导致的身重、腹部胀满。

解暑止呕

生姜

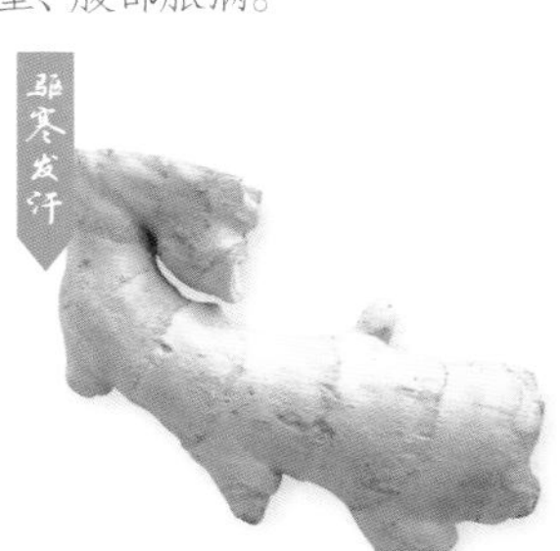

生姜能够驱寒暖身，所以一般受寒、受凉都可以服食生姜汤来预防感冒。风寒感冒后也可以服用生姜来散寒、发汗、止呕。

偏头痛

偏头痛是以反复发作、一侧或双侧搏动性头痛为特征的一种常见病症，为一类有家族发病倾向的周期性发作的疾病。患者可选用具有疏风、散寒、化湿、清热、活血、化瘀、平肝功效的中药，如川芎、白芷、白芍、菊花、薄荷、柴胡、细辛等。

根据证型选中药

- 肝阳上亢型：菊花、桑叶、夏枯草、决明子、川芎、牛膝。
- 气滞血瘀型：白芍、川芎、当归、葛根、白芷、香附、丹参。
- 外感寒热型：川芎、白菊花、荷叶、薄荷、柴胡、防风。
- 肝肾阳虚型：熟地黄、枸杞子、山药、山茱萸、菊花、丹皮、天麻、土茯苓、川芎。

偏头痛发作后怎么快速缓解？

需要立即停止工作，闭眼休息，并且把双手搓热，摩擦、揉搓肩颈部和头部，促进血液循环。

川芎 ▸

川芎能够扩张血管、疏通经络、活血破瘀，对于各种病因导致的偏头痛都很有效，可以根据体质对症配伍。

活血行气止痛

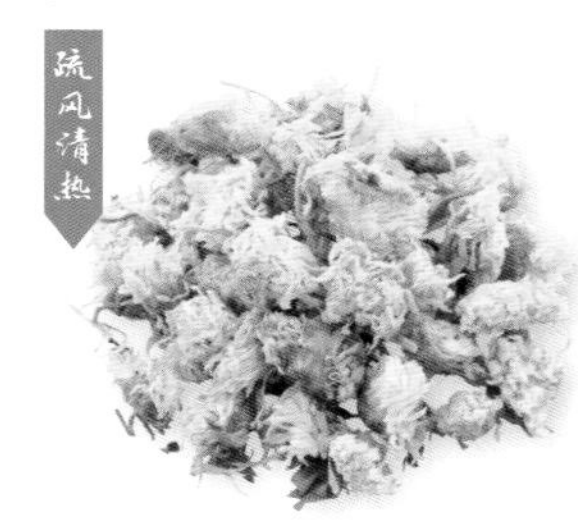

◂ 菊花

菊花可扩张冠状动脉，增加血流量，改善血液循环，降低血压，对高血压伴随的偏头痛和血瘀型偏头痛有很好的作用。

柴胡 ▸

柴胡能疏肝升阳，对于肝郁气滞导致的偏头痛有很好的效果，还能祛风除痹，缓解因受风导致的偏头痛。

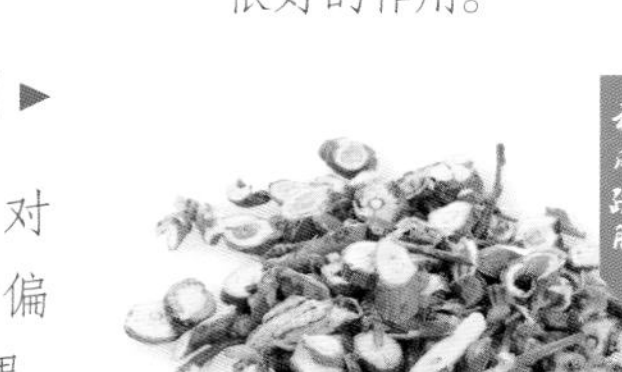

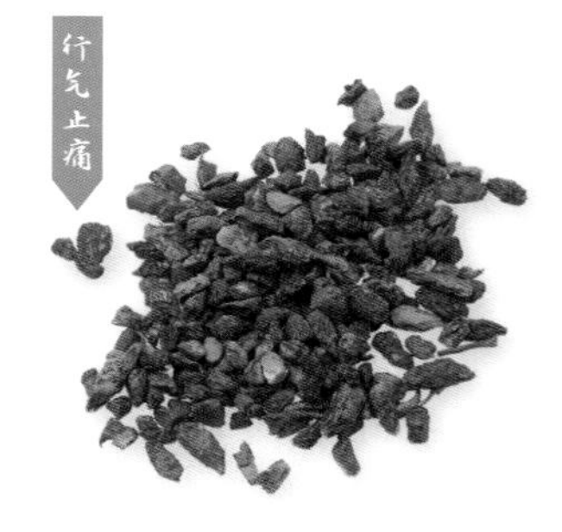

◂ 香附

香附属于理气药，可以用于气滞血瘀型偏头痛，能够缓解疼痛感。

咳嗽

咳嗽是呼吸系统疾病中常见的症状之一，中医将咳嗽分为热咳、寒咳、燥咳和内伤咳嗽，用药时要分清咳嗽类型，对证用药，常用的止咳化痰中药有川贝母、枇杷叶、生姜、百合、胖大海、白果、罗汉果、桔梗等。

根据证型选中药

- 风热型：黄芩、金银花、川贝母、薏苡仁、枇杷叶、桔梗。
- 风寒型：陈皮、半夏、生姜、紫菀、杏仁、人参、甘草。
- 痰湿型：罗汉果、胖大海、薏苡仁、白果、生姜。
- 燥火型：桑白皮、阿胶、百合、银耳、陈皮、罗汉果、半夏、麦冬、茯苓、川贝母、菊花。
- 体虚型：西洋参、地黄、银耳、阿胶、冬虫夏草、人参、五味子。

咳嗽不能吃什么？

咳嗽时不宜喝冷饮；不宜吃肥甘厚味的食物与油炸食物；不宜吃鱼腥虾蟹。生活中要注意房间的换气与通风，并加强身体锻炼。

川贝母 ▸

川贝母有清热化痰的功效，比较适合燥火型咳嗽，也是润肺止咳的名贵中药材。

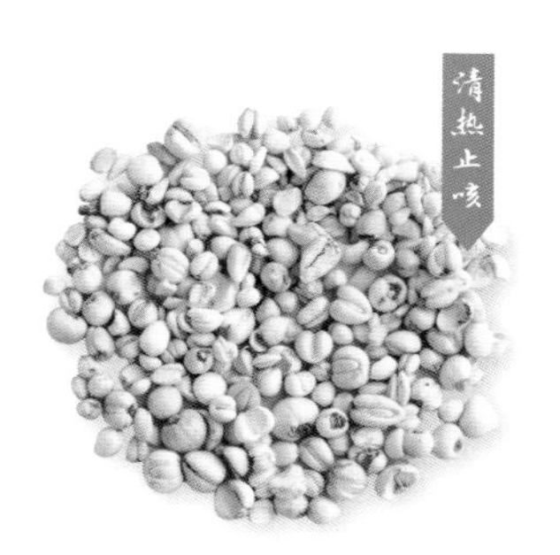

◂ 生姜

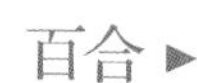

生姜味辛，对于肺寒咳嗽有很好的疗效，主要用于风寒型、痰湿型咳嗽。

百合 ▸

百合是传统的润肺止咳药物，对于阴虚燥咳和过劳咳嗽都有较好的滋养止咳作用。

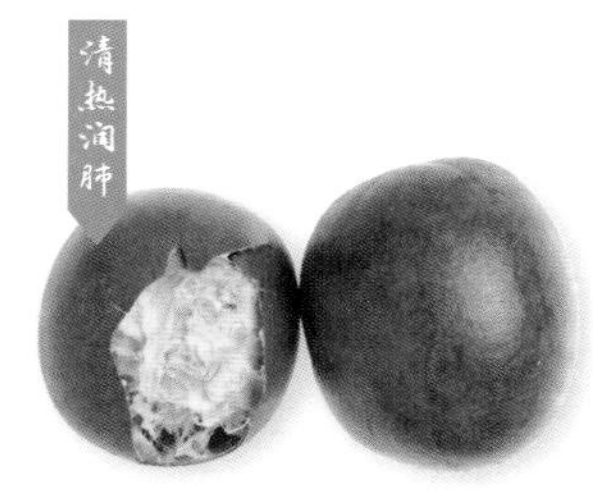

◂ 罗汉果

罗汉果有生津止咳、清热润肺的功效，对风热咳嗽、肺热咳嗽等有一定的防治作用。

便秘

便秘的定义

便秘是指由于大肠传导功能失常，排便周期延长；或周期不长，但粪质干结难解；或粪质不硬，虽有便意，但排出不畅的一种病症。临床常伴腹痛、腹胀、嗳气、食欲减退等症状。中医认为，便秘与肾阴亏虚、肝阴亏虚、脾胃失调、肺气失于肃降息息相关，因此调理便秘时要根据病因辨证治疗。便秘还分为习惯性便秘和慢性便秘，一般人发生便秘主要还是和不良饮食、生活习惯有关，因此生活中要注意调理。

日常调理便秘

①调整饮食结构，不吃辛辣、油炸、油腻的食物，多吃富含膳食纤维的蔬菜和粗粮，多喝水，可减轻肠道压力，增加胃肠道蠕动。②适当的运动有助于改善肠道功能紊乱的状态。③调整心理，保持愉悦的心情能改变神经功能紊乱状态，建立正常的排便反射。④要注意养成良好的排便习惯，有便意就要上厕所排便，不要故意憋着。⑤每天按揉小腹，能促进肠道蠕动。

实用单方

决明子 30 克，研粉，每次 3~6 克，每日 2~3 次；或加水 2 碗，煎至 1 碗，加少许蜂蜜饮服，每日 1 剂，每日 2 次，早晚各 1 次。可润肠通便。

中药调理便秘

出现便秘后，可选用中药决明子、核桃仁、桑葚、芦荟、桃仁、肉苁蓉、蜂蜜等来通腑泄热、行气导滞、益气润肠、养血润燥、温肠通便。饮食上可多吃绿色蔬菜、红薯、白萝卜、香蕉、洋葱、黄瓜、酸奶、板栗、苹果等辅助治疗。

根据证型选中药

- 肠胃积热型：石斛、芦荟、胖大海、枇杷叶、决明子。
- 气虚型：黄芪、白术、决明子、肉苁蓉。
- 血虚型：当归、生地黄、何首乌、蜂蜜、肉苁蓉、桑葚。
- 阳虚型：当归、肉桂、肉苁蓉。
- 阴虚型：玄参、女贞子、决明子、何首乌、麦冬。

老年人容易得习惯性便秘是怎么回事？

随着年龄增长，老年人的食量和体力活动明显减少，胃肠道分泌消化液减少，肠管的张力和蠕动减弱，若再不注意饮食和运动，就容易导致习惯性便秘。

决明子 ▸

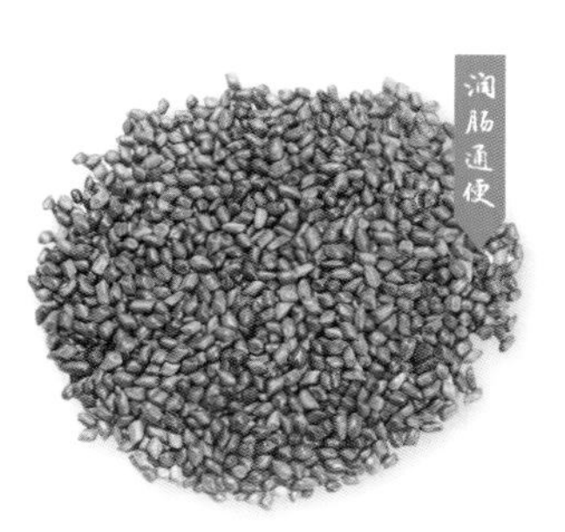

决明子有清肝明目、润肠通便的作用，日常泡茶喝就能缓解症状，适合肠胃积热型和阴虚型便秘患者。

◂ 桑葚

滋阴润燥

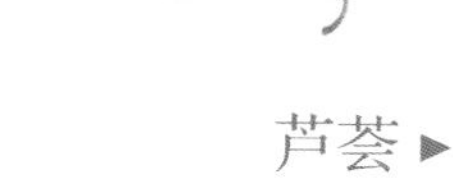

桑葚入胃能补充胃液的缺乏，促进消化，增强胃肠蠕动，因而有便秘之功效。

芦荟 ▸

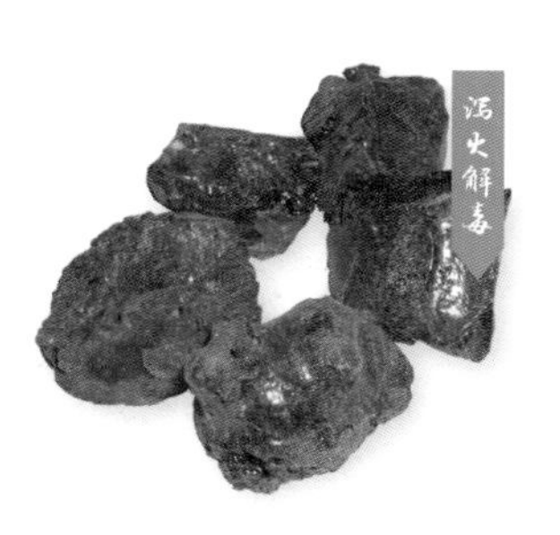

芦荟味苦性寒，主要用于肠胃积热型便秘。

◂ 肉苁蓉

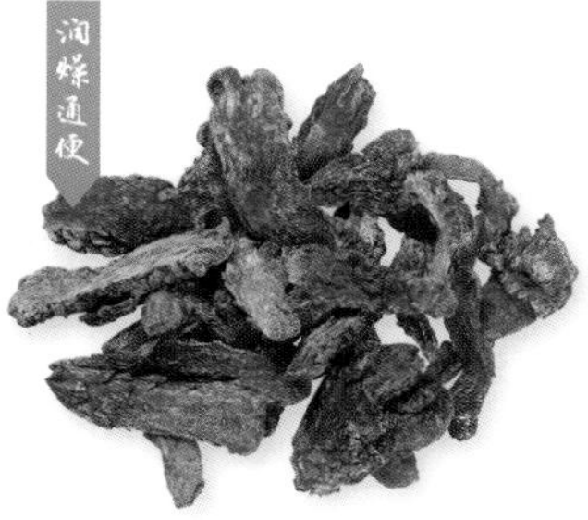

肉苁蓉性温，可以补益肾精、润肠道，体虚便秘、产后便秘、病后便秘及老年便秘患者适宜食用。

腹泻

腹泻，是指排便次数明显超过平日习惯的频率，粪质稀薄，水分增加，或含未消化食物或脓血、黏液。腹泻常伴有排便急迫感、肛门不适、失禁等症状。出现腹泻后，可选用莲子、薏苡仁、山药、芡实、肉豆蔻、五味子、乌梅等中药来调理。

根据证型选中药

- 寒湿型：苍术、陈皮、茯苓、木香。
- 湿热型：黄连、黄芩、葛根、甘草、乌梅。
- 肝脾不和型：白术、白芍、陈皮、柴胡、青皮、木香。
- 脾虚型：党参、白术、茯苓、山药、扁豆、莲子、芡实、薏苡仁。
- 肾虚型：补骨脂、肉豆蔻、五味子、吴茱萸、益智仁。

莲子

莲子有收敛作用，可以补脾止泻，用于脾虚型泄泻。

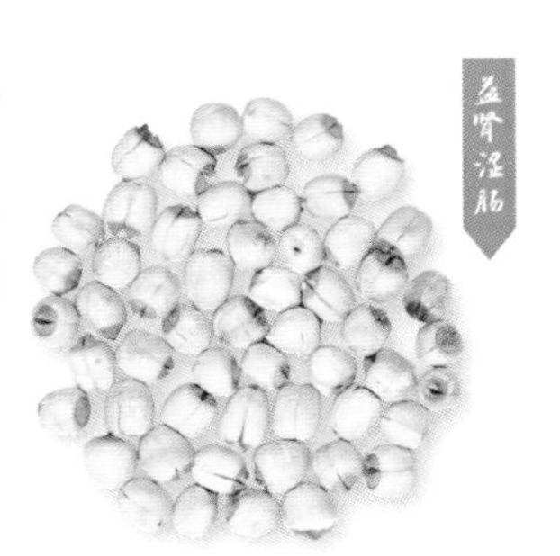

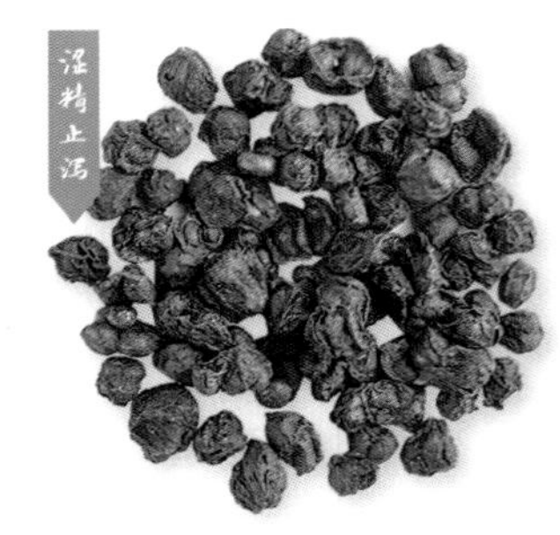

五味子

五味子可提高免疫力、保肝护肝、敛肺止咳、涩精止泻，用于久泻不止。

肉豆蔻

肉豆蔻大量使用对肠道蠕动有抑制作用，还能缓解虚证腹泻伴有的脘腹冷痛、呕吐等。

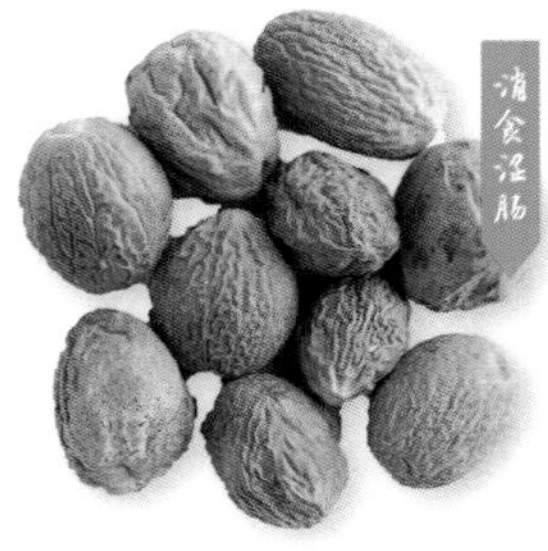

怎样区分急性腹泻和慢性腹泻？

急性腹泻发病急剧，病程在2~3周，大多是感染引起；慢性腹泻指病程在2个月以上或间歇期在2~4周的复发性腹泻，发病原因复杂。

敛肺涩肠

乌梅

乌梅味酸，酸能敛虚火、化津液、固肠脱，所以乌梅可用于湿热型腹泻。

失眠

失眠是由多种因素导致的睡眠障碍，伴随的症状有入睡困难、睡眠质量下降和睡眠时间减少，记忆力、注意力下降等。患者可选用酸枣仁、桂圆肉、莲子、大枣、柏子仁、夜交藤等具有养心安神功效的中药调理。

根据证型选中药

- 心脾两虚型：生晒参、五味子、酸枣仁、大枣、灵芝、西洋参。
- 心阴不足型：生地黄、白芍、桂圆肉、大枣、百合、合欢皮、酸枣仁、夜交藤。
- 肝郁化火型：夏枯草、玫瑰花、麦冬、柏子仁、合欢皮、五味子。
- 痰热内扰型：陈皮、竹茹。

失眠容易引起烦躁不安、睡卧不宁、多梦，怎么用中药调理？

可以喝一些解郁安神茶，如将合欢皮和陈皮用开水冲泡代茶饮，能够疏肝理气，还可以喝菊花枸杞茶、柏子仁茶、合欢茶、酸枣仁茶等，都可以安神助眠。

酸枣仁 ►

酸枣仁有镇静、催眠的作用，对血虚引起的失眠有很好的效果。

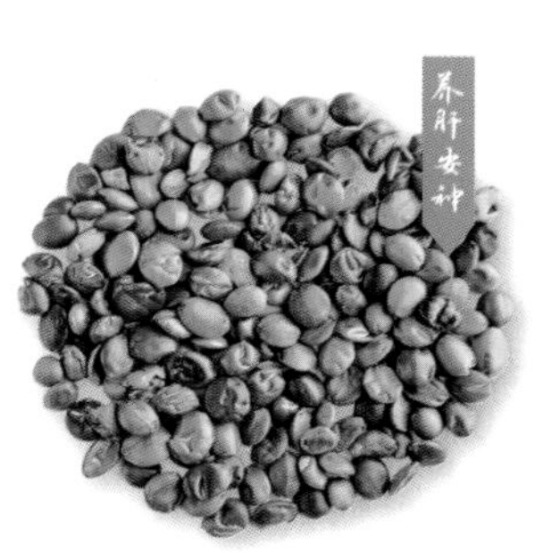

◄ 柏子仁

养心安神

柏子仁主要对阴血不足引起的虚烦失眠、心悸怔忡有效，适合心阴不足型和肝郁化火型失眠。

桂圆肉 ►

桂圆肉甘润味厚，能补心脾、益气血、宁神志，对于体弱、病后体虚、气血不足导致的失眠健忘都有效。

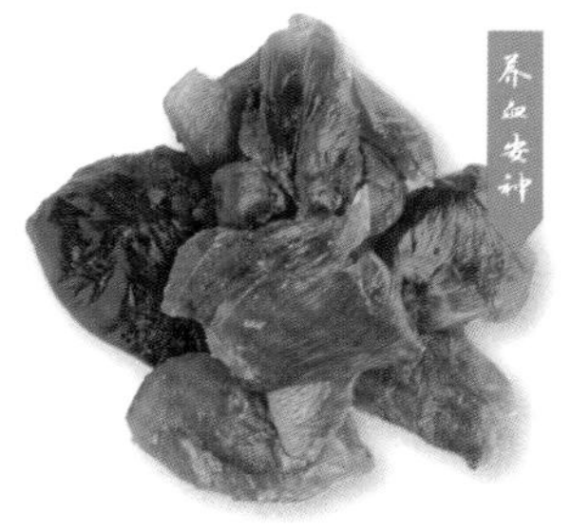

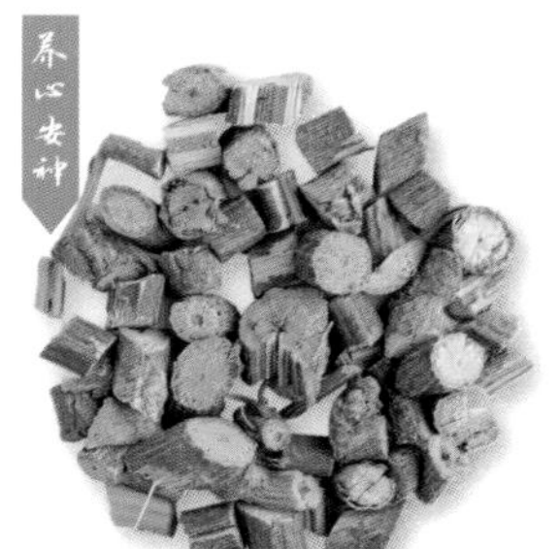

◄ 夜交藤

夜交藤具有养血和安神的作用，可用于阴虚血少所致的失眠。

高血压

高血压的界定

高血压也称血压升高，是血液在血管中流动时对血管壁造成的压力值持续高于正常的现象。成年人正常血压的标准为收缩压＜140mmHg，舒张压＜90mmHg。如果在未使用降血压药的情况下，有3次诊室血压均高于正常，即收缩压（俗称高压）≥140mmHg（或）舒张压（俗称低压）≥90mmHg，而且这3次血压测量不在同一天内，则诊断为高血压。

日常调理高血压

①日常饮食中减少钠盐摄入量，每人每日食盐摄入量逐步降至＜6克。②控制一些含钠高的调味品和食品的摄入量，如味精、酱油、腌制品、零食等。增加膳食中钾的摄入量，多食用富含钾的食物，如新鲜蔬菜、水果和豆类等。③控制体重，不要过于肥胖，尤其是腹部肥胖患者，更应注意。④戒烟限酒，可降低患高血压、心脏病和其他代谢性疾病的风险。⑤多运动，每周保持中等强度的运动4~7次，每次持续30~60分钟，如果被评估为具有心脑血管病高危因素，运动前需进行专业评估。⑥保持精神的愉悦放松，减轻精神压力，保持心态的平衡。

实用单方

决明子30克放入锅中，用文火炒至微黄（勿焦），与绿茶2克一同放入杯中，用沸水冲泡，加盖闷10~15分钟。频饮，一般可冲泡3~5次，每日1剂。可清肝明目、降脂通便，主治肝火亢盛型高血压病、高脂血症，对合并大便干结者尤为适宜。

中药调理高血压

高血压病可以通过一些中药来调理，如葛根、槐花、泽泻、决明子、菊花、玉米须、枸杞子、制何首乌、天麻、山楂等，可以软化血管、利尿、降血压、清火明目。饮食上也可以吃一些芹菜、荠菜、绿豆、冬瓜等，可以辅助降血压。

根据证型选中药

- 肝阳上亢型：杜仲、夏枯草、天麻、钩藤、白芍、决明子。
- 肝肾阴虚型：决明子、何首乌、地黄、牛膝、黑木耳、泽泻。
- 气滞血瘀型：山楂、川芎、银杏、三七、葛根、槐花。
- 肾阳虚衰型：淫羊藿、杜仲、枸杞子。

中药如何调理高血压引起的头痛、头晕症状?

可以在平时多喝一些茶饮，如葛根茶、决明子茶、菊花山楂茶、杜仲茶等，有舒张血管、降血压、改善血管弹性的功效，可以稳定血压，帮助缓解头痛、头晕症状。

葛根 ▸

葛根为中医治疗高血压颈项强痛的传统中药，对高血压引起的头痛、头晕、耳鸣等症状有明显疗效。

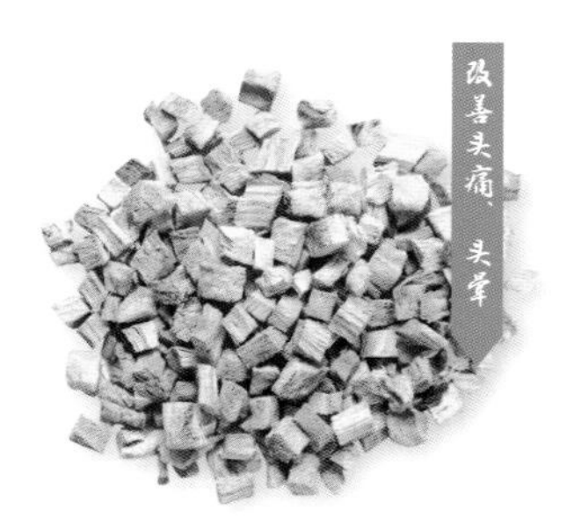

◂ 槐花

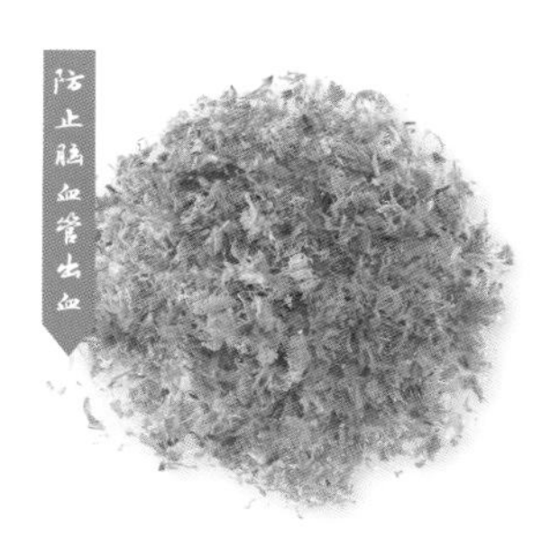

槐花可软化血管，有预防脑血管出血的作用。

泽泻 ▸

泽泻利水而不伤阴，不仅对早期高血压有效，也适用于中晚期高血压患者。

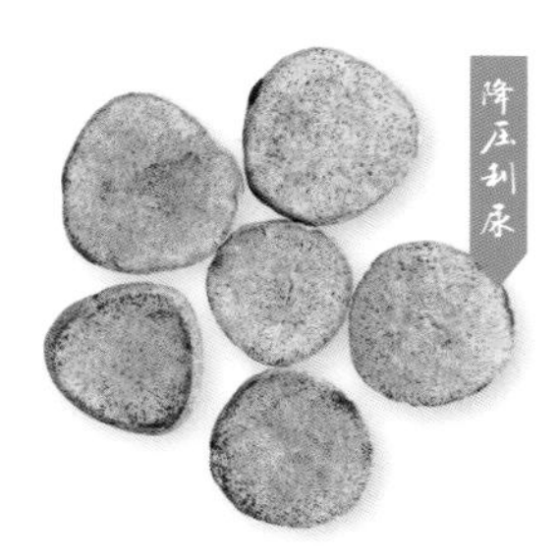

◂ 决明子

降血压、降血脂

决明子有保护视神经、降血压、抗菌，降低血清胆固醇和甘油三酯的作用。

高脂血症

高脂血症是指血脂水平过高，可直接引起一些严重危害人体健康的疾病，如动脉粥样硬化、冠心病、胰腺炎等。中医治疗高脂血症常选用的中药有山楂、绞股蓝、银杏叶、何首乌、大黄、决明子、陈皮等。

根据证型选中药

- 痰湿内阻型：陈皮、半夏、茯苓、厚朴、甘草、罗汉果。
- 脾肾阳虚型：党参、灵芝、淫羊藿、杜仲。
- 肝肾阴虚型：何首乌、决明子、女贞子、枸杞子。
- 气滞血瘀型：山楂、槐花、荷叶、陈皮、绞股蓝、葛根。

决明子 ▸

决明子具有抑制血清胆固醇升高和动脉粥样硬化斑块形成的作用。

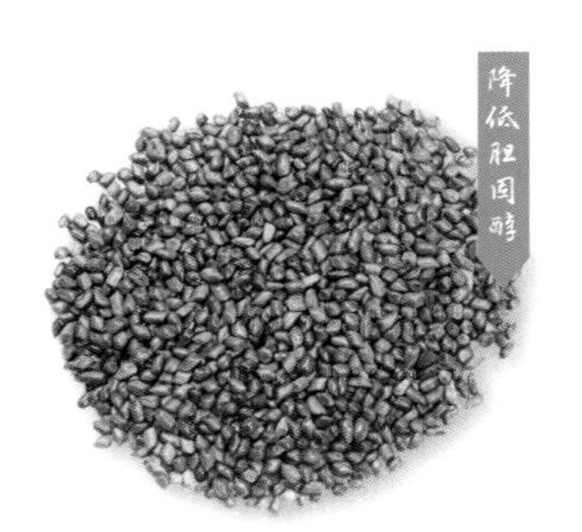

◂ 何首乌

减少胆固醇

何首乌能够促进肠道蠕动，减少胆固醇吸收，加快胆固醇排泄，从而起到降低血脂的作用。

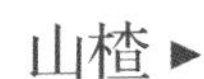

山楂 ▸

山楂可以扩张血管、降低血压、降低胆固醇等。

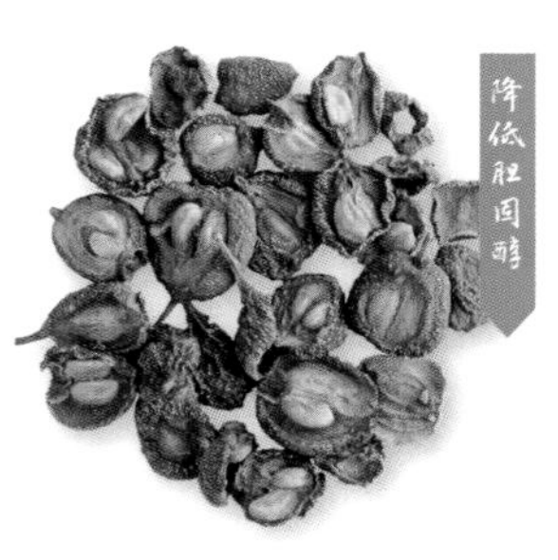

怎样防止血脂水平过高和缓解血液黏稠？

首先是多饮水；其次是多吃具有稀释血液功能的食物，比如黑木耳、洋葱、香菇、西红柿等；多吃具有降脂作用的食物，如芹菜、魔芋、海带等。

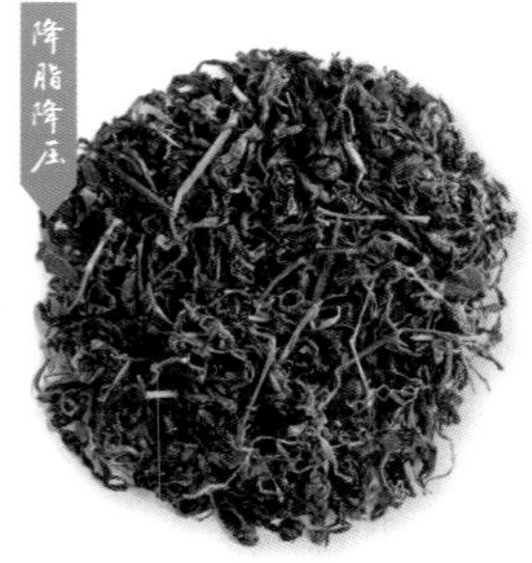

◂ 绞股蓝

绞股蓝含有多种人参皂苷和绞股蓝皂苷，有降低血清胆固醇和升高高密度脂蛋白的作用，这种脂蛋白可抗动脉粥样硬化。

糖尿病

糖尿病，中医称为消渴症。烦渴多饮为上消，消谷善饥为中消，小便如膏、面黑耳焦为下消。不同的病变部位，主要与肺、脾胃、肾有关。常选用的中药有黄芪、葛根、山萸肉、茯苓、玉竹、桑叶、桑白皮、菟丝子、玄参、丹参等。

根据证型选中药

- 肺热津伤型：麦冬、生地黄、西洋参、银耳。
- 胃热炽盛型：北沙参、麦冬、玉竹、地骨皮、西洋参、生地黄、葛根。
- 脾胃气虚型：西洋参、大枣、生晒参、黄芪。
- 肾阴亏虚型：地黄、山萸肉、五味子、女贞子、玄参。

黄芪

黄芪含有的黄芪多糖具有双向调节血糖的作用。临床常用黄芪配合滋阴药如生地黄、玄参、麦冬等治疗糖尿病。

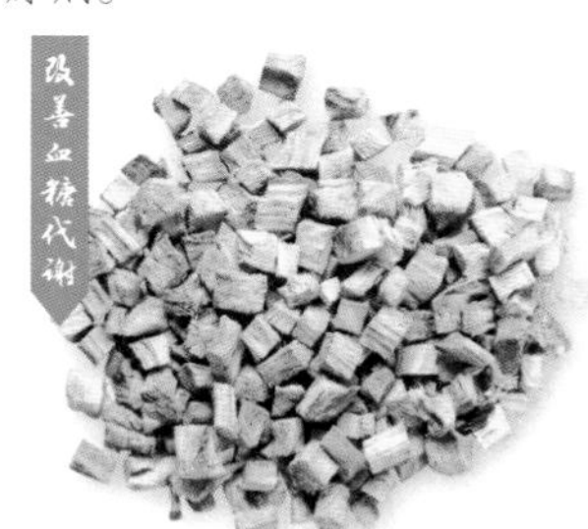

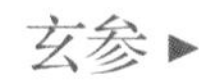

葛根

葛根所含的葛根素有明显的平稳血糖的作用。

玄参

玄参有扩张血管的作用，并有降血糖和降血压的功效。

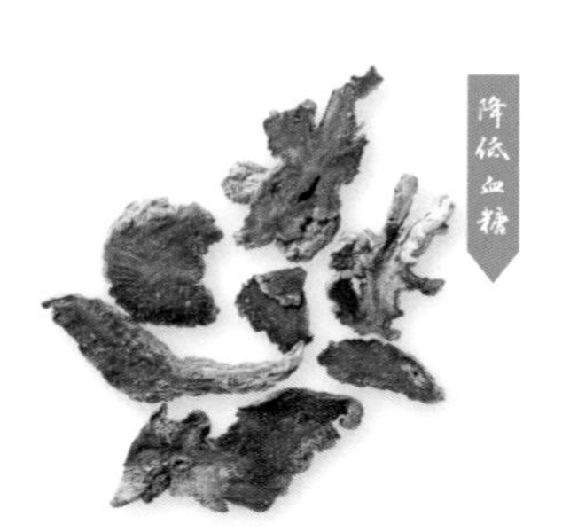

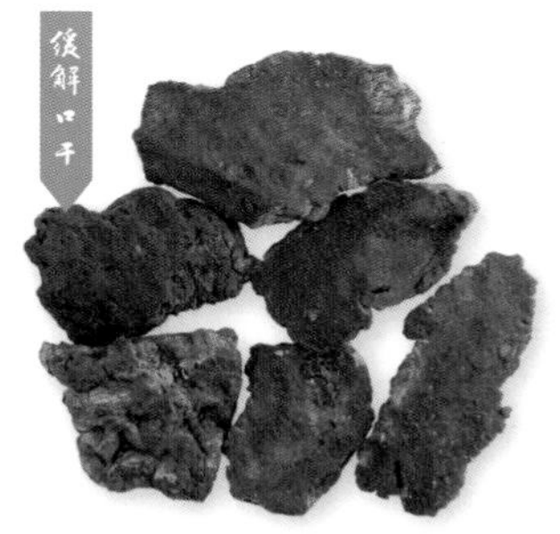

生地黄

生地黄有养血止血、养阴生津的功效，可以缓解血糖高带来的口干症状。

西医如何控制血糖升高？

糖尿病是一组以高血糖为特征的代谢性疾病，因此西医一般通过测血糖来判断和观察血糖的情况，必要时要服用降血糖药物，并要严格控制饮食。

冠心病

冠心病的定义

冠心病是由于冠状动脉粥样硬化使血管阻塞导致心肌缺血缺氧而引起的心脏病（冠状动脉粥样硬化性心脏病）和冠状动脉功能性改变（痉挛）的总称，又称“缺血性心脏病”。临床上可分为原发性心脏骤停、心绞痛、心肌梗死、心力衰竭和心律失常等类型，引起冠心病的原因有高血脂、高血压、高尿酸血症、肥胖、抽烟、熬夜、精神受刺激等。

日常调理冠心病

①注意避免情绪过度紧张和情绪波动大。②避免剧烈的体力活动，但宜进行轻度且适当的体育锻炼，以预防动脉粥样硬化及肥胖。③合理安排饮食，平素饮食宜清淡，少吃高脂肪、高胆固醇的食物，还应控制盐的摄入量，多摄取水果及蔬菜。④睡眠要充足，忌熬夜，戒烟酒。⑤定期进行健康检查，如有高血压、糖尿病等疾病，必要时要服用一些针对性的药物，比如扩血管药物，可积极治疗心律失常。⑥急性心肌梗死时宜住院监护，直至脱离危险期。⑦肥胖者要注意减肥，减少摄入食物的总热能，不宜经常饱食，宜通过锻炼来减轻体重，务必使体重控制在正常水平。

实用单方

丹参15~30克，桃仁、红花、赤芍、川芎、郁金各10克，降香6克。水煎服，每日1剂，每日2次，早晚各1次。可行气止痛、活血化瘀。气滞明显者加柴胡、枳壳各10克；血瘀明显者加乳香、没药、蒲黄各10克，元胡15克。

中药调理冠心病

冠心病在中医里属于“痹痛、真心痛、厥心痛”的范畴，主要病机是血脉不通，血脉不通是因瘀血、痰浊、气滞、寒凝所致。常选用的中药有当归、川芎、黄芪、陈皮、党参、黄精、桂枝、细辛、半夏等。

根据证型选中药

- 气虚血瘀型：党参、元胡、三七、西洋参、刺五加、灵芝、丹参、山楂、当归、黄芪。
- 心阳亏虚型：淫羊藿、红参、生晒参、川芎、干姜、桂枝。
- 心阴不足型：西洋参、丹参、白芍、麦冬、赤芍、葛根、五味子。
- 瘀血痹阻型：三七、川芎、丹参、山楂、肉桂。

冠心病早期的症状有哪些？应如何防治？

冠心病早期会出现耳鸣、胸闷、胸痛、头昏、晕厥、牙痛等症状，此时要及时去医院检查确诊，然后做好日常生活调理，注意饮食，放松精神和心态。

当归 ▸

当归可以降低血小板聚集以及抵抗血栓形成，能够对抗心肌缺血，增加冠脉血流量，降低心肌耗氧量。

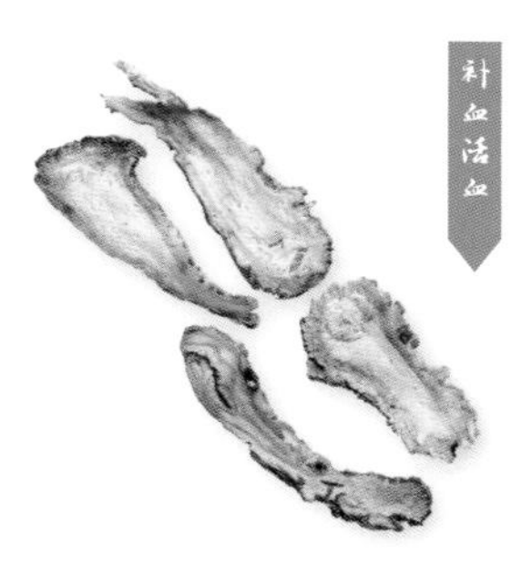

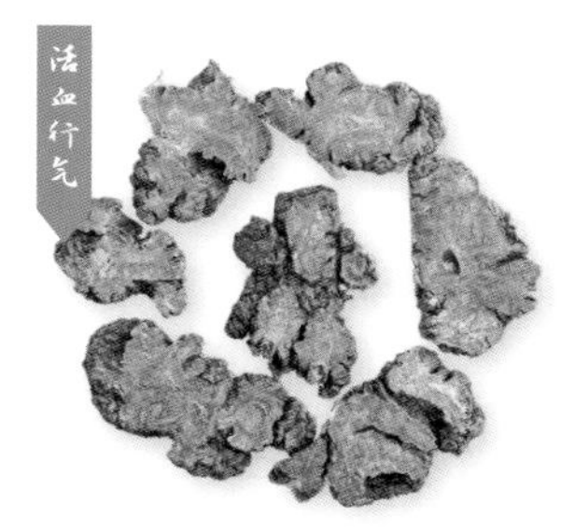

◂ 川芎

川芎可以扩张冠状动脉，增加冠脉血流量，降低心肌耗氧量，降低心肌梗死的风险。

黄芪 ▸

黄芪有很好的强心作用，可以扩张冠状动脉，增加心肌的血流量。

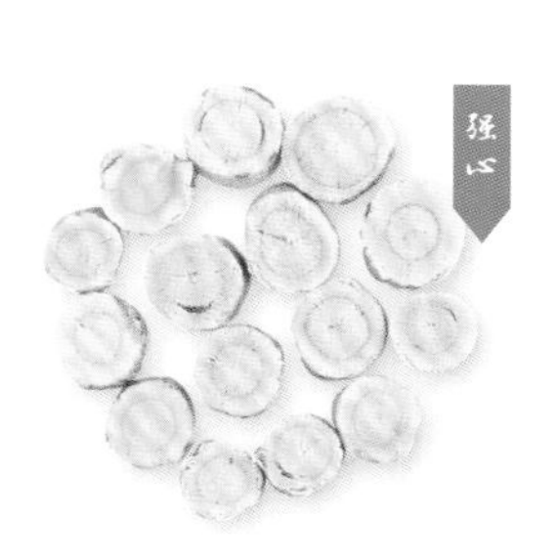

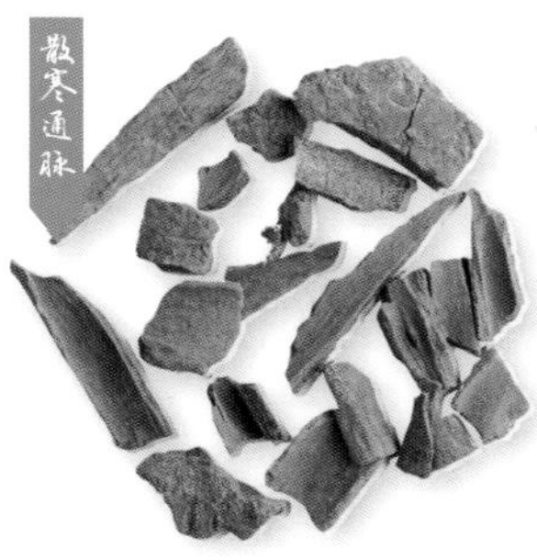

◂ 肉桂

肉桂有抗心肌缺血及抑制血小板聚集的作用，对防治冠心病有利。

支气管哮喘

支气管哮喘是一种常见病、多发病，主要症状是发作性的喘息、气急、胸闷、咳嗽。多在夜间和清晨发作、加剧，多数患者可自行缓解或经治疗缓解。中医治疗此病可选用麻黄、杏仁、甘草、桔梗、五味子、白术、防风、党参等。

根据证型选中药

- 寒哮型：射干、麻黄、干姜、细辛、半夏、紫菀、款冬花、五味子。
- 热哮型：瓜蒌皮、黄芩、桑白皮、鱼腥草。
- 肺虚型：黄芪、白术、防风、桂枝、桔梗、杏仁。
- 脾虚型：党参、白术、茯苓、陈皮、半夏。
- 肾虚型：熟地黄、山茱萸、怀山药、茯苓、五味子。

如何预防哮喘？

哮喘是由多种细菌感染气道而引起的炎症疾病，所以预防时要远离过敏原，避免感冒和呼吸道感染，还要避免过度劳累。

麻黄 ▸

麻黄含有的麻黄碱等物质，有缓解支气管平滑肌痉挛的作用。

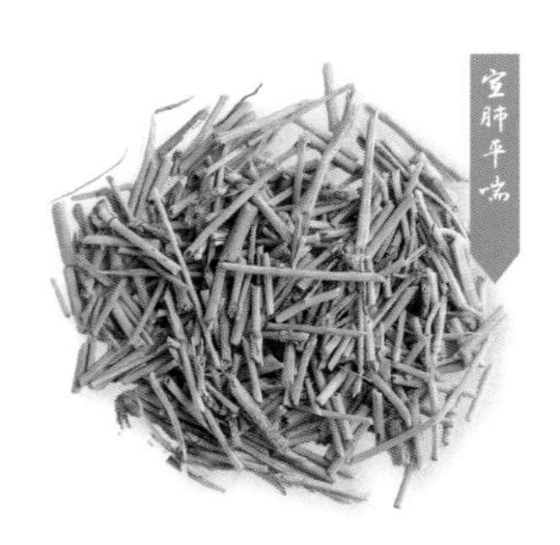

止咳平喘

◂ 杏仁

杏仁中含有杏仁苷，杏仁苷有镇咳的作用，对呼吸中枢有抑制作用，可以使呼吸加深，减轻咳嗽症状。

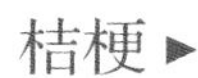

桔梗可刺激咽喉黏膜及胃黏膜，从而反射性地引起呼吸道黏膜分泌亢进，有利于痰液稀释排出。

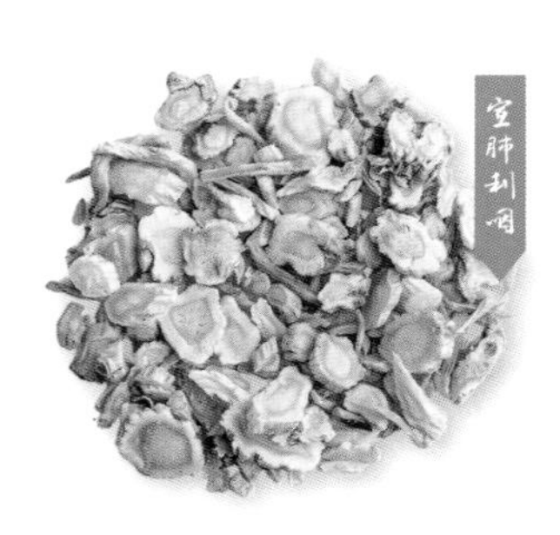

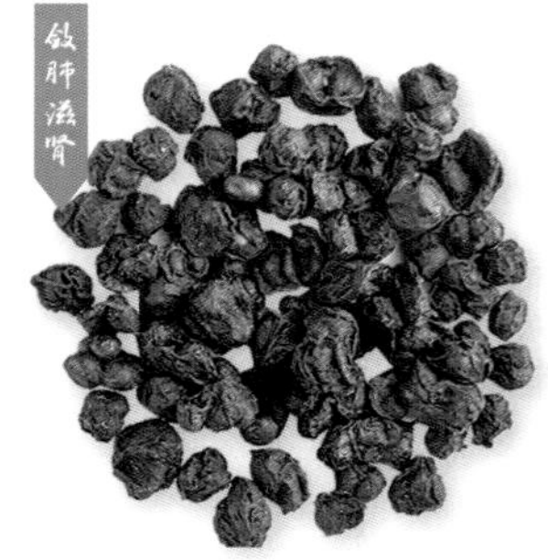

◂ 五味子

五味子有益气生津、补肾宁心的功效，为肺肾双补之要药，用于虚喘尤为适宜。

中风及后遗症

中风是中医的说法，西医称为脑卒中，可分为出血性和缺血性两种，也是较常见的心脑血管病之一。中风后遗症为突发性的急性脑血管病，多为高血压或脑血栓所引起，多表现为半身不遂、手足瘫痪、语言不利、口眼歪斜等症状。调理此病可选用黄芪、红花、川芎、当归、桃仁、郁金、石菖蒲等中药。

根据证型选中药

- 气虚血瘀型：黄芪、川芎、当归、丹参、红参、 三七、生晒参、郁金。
- 瘀血痹阻型：三七、川芎、水蛭、当归、丹参、桃仁、红花、地龙。
- 肝阳上亢型：川芎、天麻、钩藤、菊花、夏枯草、牡丹皮、牛膝、地龙。
- 阴虚风动型：生地黄、玄参、女贞子、丹参、桃仁、钩藤、麦冬、牛膝、川芎、石菖蒲。

中风及后遗症的中医疗法有哪些？

中医治疗此病可以采用针灸、艾灸和推拿特定穴位来疏通经络、恢复正气，还可以用中药泡洗、外用以促进肢体功能的恢复。

黄芪 ▸

黄芪有补气固表的功效，主治气虚乏力、久泻脱肛、自汗、水肿等，可用于气虚血瘀型的中风及后遗症。

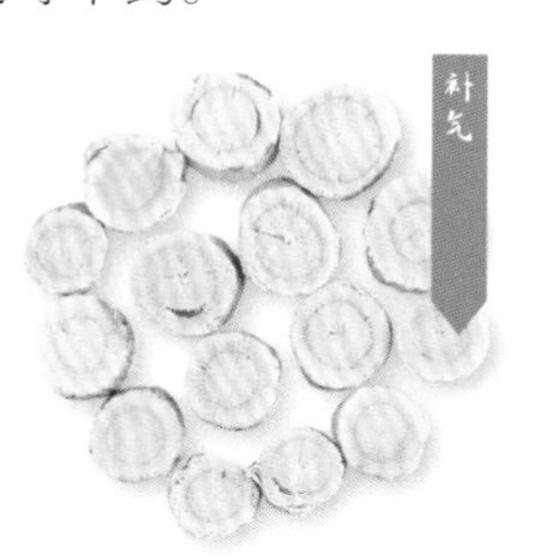

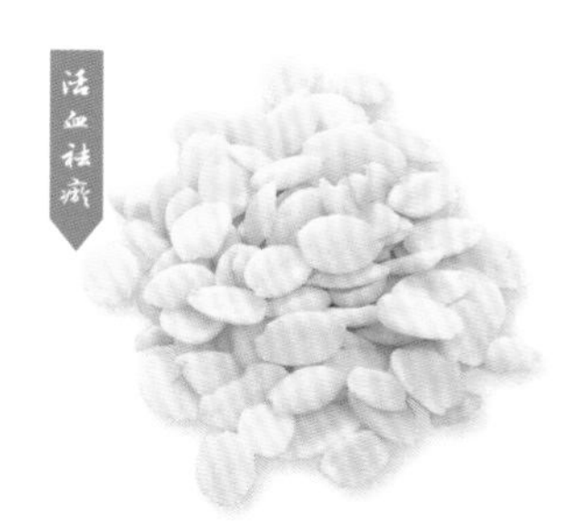

◂ 桃仁

桃仁有润燥活血、润肠通便的功效，适合血瘀体质者服用，可用于瘀血痹阻型中风及后遗症。

郁金 ▸

郁金归肝经、心经、肺经，有活血止痛、行气解郁、清心凉血的作用，可用于气虚血瘀型中风及后遗症。

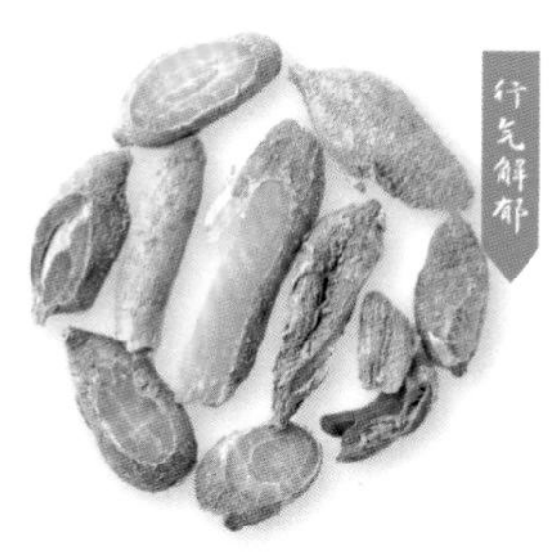

◂ 石菖蒲

石菖蒲属于开窍药，可化湿开胃、开窍豁痰、醒神益智，主要用于脘痞不饥、噤口下痢、神昏癫痫、健忘耳聋等。

痛风

痛风的界定

痛风是一种常见且复杂的关节炎类型，高尿酸血症是痛风发生的基础，指正常嘌呤饮食状态下，非同日 2 次空腹血尿酸水平：男性血尿酸 >420 微摩尔 / 升，女性血尿酸 >360 微摩尔 / 升。当血尿酸水平过多而尿酸结晶沉积在体内关节体液及周围组织时，称为痛风。各个年龄段均可能罹患痛风，且男性发病率高于女性。常发病的关节是大脚趾、手部关节、膝盖、肘部等。发病的关节会红肿、发炎，水肿后组织变软，活动受限，影响日常生活。

日常调理痛风

①每天饮水量维持在 2000 毫升以上，具体可以饮水、茶，但应避免饮用含糖饮料、果汁、浓汤、浓咖啡等。②减少食用高嘌呤食物、高脂类食物，如肉类、野味、海鲜、含酵母食物和饮料等；尽可能食用嘌呤含量较低的食物，如粳米、小麦、淀粉、高粱、鸡蛋、猪血、鸭血等。③多运动，加强锻炼，减少多余脂肪。④避免暴食、酗酒、受凉受潮、过度疲劳和精神紧张，穿鞋宜舒适合脚，防止关节损伤。⑤平时注意监测血尿酸水平。

实用单方

车前草 40 克，洗净，入锅加水适量，煎煮 40 分钟，去渣取汁即成，每日 1 剂，每日 2 次，早晚分服。可清热利湿、降低血尿酸，主治湿热痹阻型痛风。

中药调理痛风

中医将痛风归属“痹证”“历节”等范畴，认为外邪侵袭、脾胃虚弱、饮食不节是主要病因。治疗痛风可选用的中药有车前草、玉米须、鱼腥草、杜仲、虎杖、土茯苓、透骨草、威灵仙、伸筋草、大血藤等，可以祛除湿热、通络消肿、止痛。

根据证型选中药

- 湿热痹阻型：苍术、黄柏、知母、金银花、连翘、薏苡仁、川牛膝、土茯苓、车前草、鱼腥草。
- 风寒湿痹型：桂枝、白芍、生姜、制川乌、麻黄、防己、当归、川芎、羌活、苍术、玉米须。
- 痰瘀阻滞型：陈皮、半夏、茯苓、当归、川芎、赤芍、桃仁、红花、伸筋草。
- 脾肾阳虚型：制附子、肉桂、白术、党参、茯苓、黄芪、杜仲、补骨脂、肉苁蓉、骨碎补。

急性期痛风和慢性期痛风的治疗原则分别是什么？

中医认为，急性期痛风辨证为湿热内蕴，治疗宜以清热利湿为主；慢性期痛风辨证为瘀血阻络，治疗宜以活血通络为主。

车前草 ▸

车前草对于下焦湿热有很好的通利作用，可以促进尿酸的排泄，减轻疼痛。

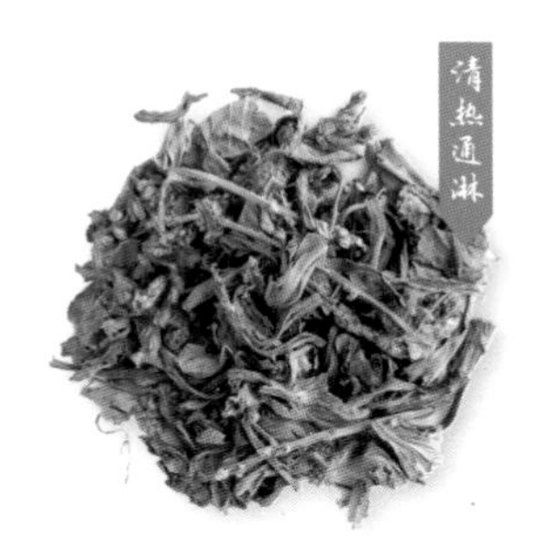

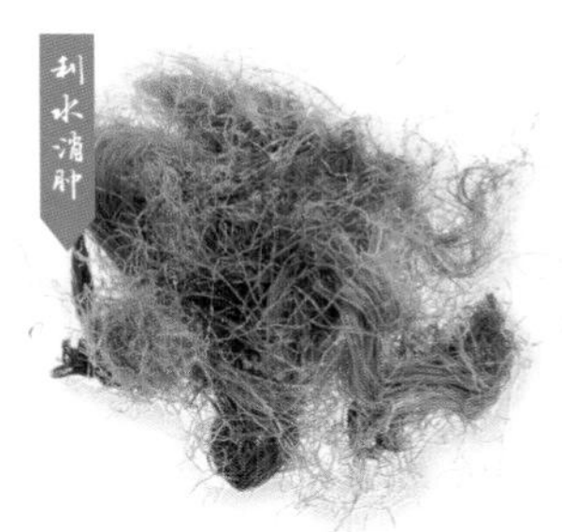

◂ 玉米须

玉米须能够增加排尿，从而加速尿酸的代谢排出。

鱼腥草 ▸

鱼腥草内服能有效加快血液流动，帮助尿酸代谢排出体外；外敷在疼痛部位，有消肿止痛的效果。

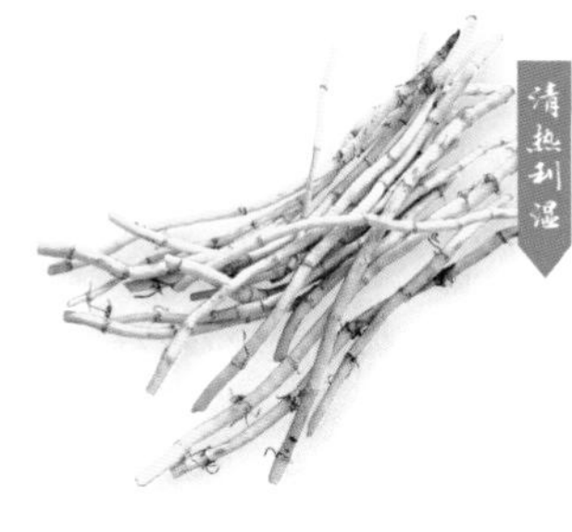

补肝益肾

◂ 杜仲

杜仲不仅可以利尿，还能补肝肾，增强肝肾的功能，可以加强体内循环代谢，也有助于减少尿酸含量在血液中的累积。

痛经

痛经为女性常见的妇科症状之一，指行经前后或月经期出现下腹部疼痛、坠胀，伴有腰酸或其他不适症状。中医认为，“不通则痛”“不荣则痛”，可选益母草、阿胶、当归、红花、山楂、玫瑰花、桃仁、小茴香等中药来调理。

根据证型选中药

- 气血虚弱型：人参、当归、黄芪、党参、桂枝、白芍、生姜、大枣、阿胶。
- 气滞血瘀型：三七、郁金、益母草、桃仁、红花、丹参、香附、五灵脂、山楂。
- 寒湿凝滞型：艾叶、麻黄、苍术、枳壳、吴茱萸、桂枝、当归、川芎、小茴香。
- 湿热瘀阻型：牡丹皮、黄连、延胡索、败酱草、薏苡仁、车前子、蒲公英、紫花地丁。

痛经的日常调理方式有哪些?

痛经患者应在非生理期注意调整生活习惯，不吃富含咖啡因的食物，禁酒；要多补充矿物质，饮食宜营养均衡，少吃或不吃寒凉性质的食物。

益母草 ▸

活血调经

益母草浸膏及煎剂对子宫有强而持久的兴奋作用，不但能增强其收缩力，而且能提高其紧张度和收缩率，因此可以活血。

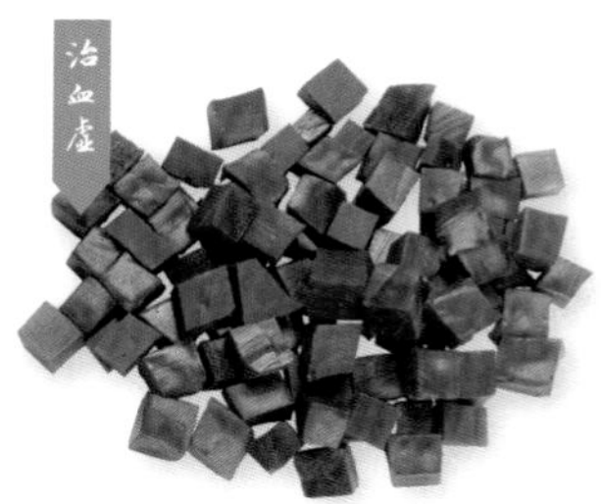

◂ 阿胶

阿胶有滋阴补血的作用，可用于治疗妇女痛经、月经不调、崩中、胎漏。

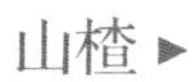

山楂 ▸

山楂有活血化瘀的功效，对于气滞血瘀型痛经有很好的治疗效果。

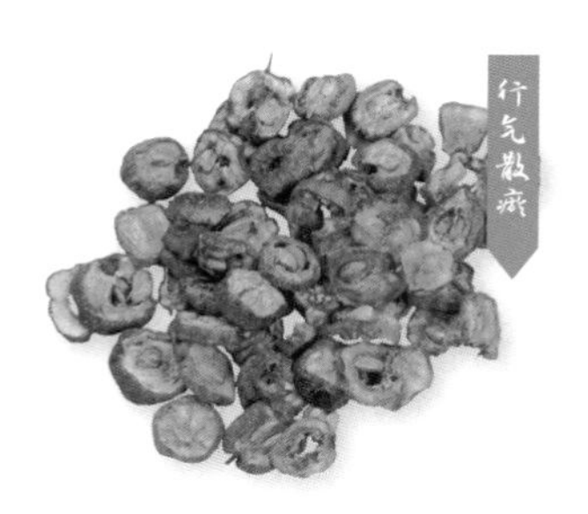

◂ 小茴香

散寒止痛

小茴香有散寒止痛、理气和胃的功效，能够促进血液循环，调理寒湿凝滞型痛经。

白带异常

白带异常一般是指白带量、色、质、味方面的异常，如白带增多、泡沫性白带、豆腐渣样白带、黄绿色脓性白带、白带中有血丝等。中医认为，带下属于湿，因此多选用祛湿的药物，如龙胆草、炒栀子、车前子、泽泻、土茯苓、薏苡仁、黄芩、黄柏、茯苓等。

根据证型选中药

- 湿热型：丹皮、黄柏、香附、泽泻。
- 肾虚型：山药、山茱萸、熟地黄、杜仲、芡实、莲须、泽泻。
- 肝火型：龙胆草、焦山栀、黄柏、车前子。
- 脾虚型：白术、山药、党参、土茯苓、薏苡仁、甘草。

龙胆草

龙胆草有清热燥湿、泻肝胆火的功效，可用于阴肿阴痒、带下、湿疹瘙痒。

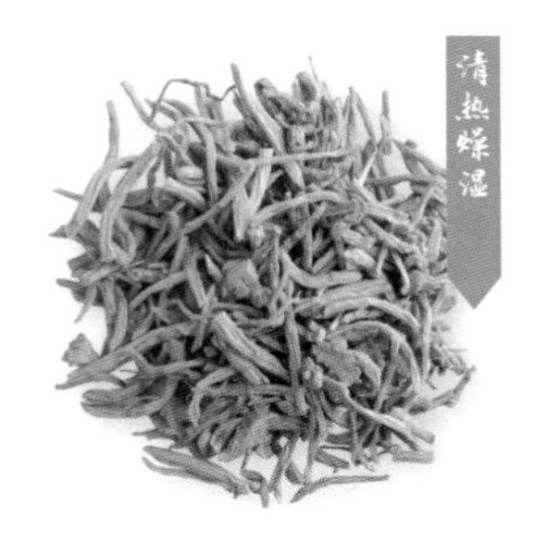

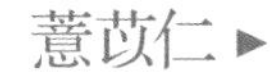

泽泻

泽泻入肾经、膀胱经，能利水、渗湿、泻热，可用于湿热型白带异常。

薏苡仁

薏苡仁是传统的药食两用的除湿食物，有利水、渗湿、健脾的功效，对脾虚型白带异常有很好的疗效。

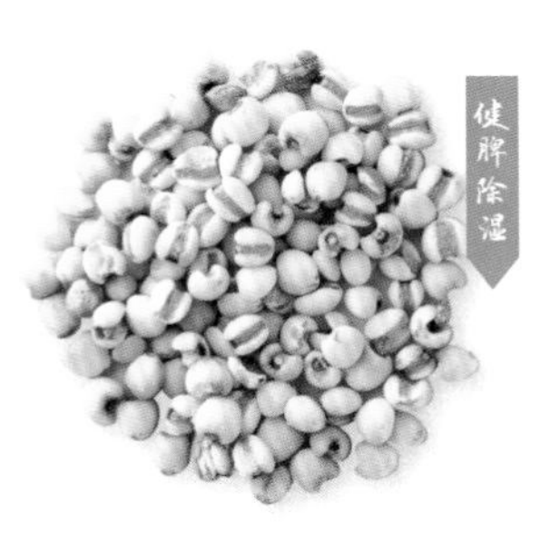

引起白带异常的原因有哪些?

女性白带异常容易受天气、体质、饮食、个人卫生、频繁使用清洗液等影响，因此平时生活中要多加注意。

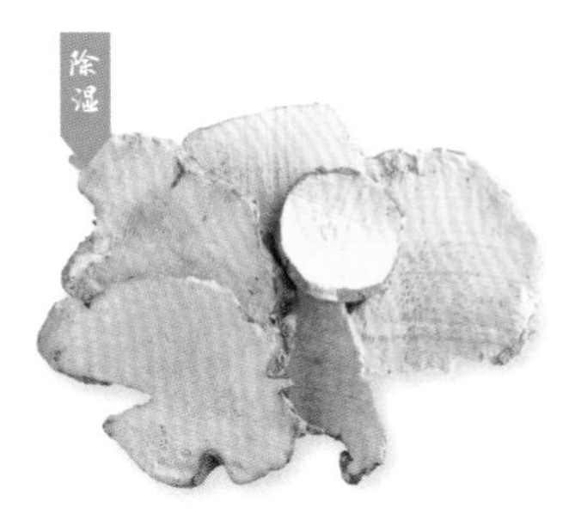

土茯苓

土茯苓有解毒除湿的功效，能治湿热淋浊、带下、痈肿。

慢性盆腔炎

慢性盆腔炎的定义

慢性盆腔炎是指女性内生殖器及其周围结缔组织、盆腔腹膜的慢性炎症。患此病的原因有急性盆腔炎未彻底治疗，在患者体质较差的情况下，病程迁延及反复发作造成；或本身无急性盆腔炎病史，而由沙眼衣原体感染所致输卵管炎；或由于邻近器官炎症直接蔓延，如阑尾炎、腹膜炎等蔓延至盆腔，导致慢性盆腔炎的发生；或性生活频繁且不注意卫生引起等。慢性盆腔炎病情较顽固，可导致月经紊乱、白带增多、腰腹疼痛及不孕等。

日常调理慢性盆腔炎

①保持个人卫生清洁，每晚用清水清洗私密处，做到专人专盆。②勤换内裤，不穿紧身、化纤质地的内裤。③月经期、人流手术后及上环、取环等妇科手术后阴道有流血现象，应避免性生活，也不要游泳、盆浴、洗桑拿浴。④多吃蔬菜、多喝水，以补充身体的水分，戒烟戒酒，禁食辛辣刺激性食物。⑤性生活幅度不宜过大过猛，避免短期内有多个性伴侣，做好避孕措施，减少意外怀孕与人工流产的次数。⑥少熬夜，多锻炼身体，提高自身抵抗力。⑦月经期间选择透气性好的卫生巾，保持私密处的卫生清洁，以免炎症加重。

实用单方

荔枝核 30 克，洗净，晾干，敲碎放入砂锅，加水浸泡片刻，煎煮 30 分钟，用洁净纱布过滤取汁放入杯中，趁温热时调入蜂蜜 20 克，拌匀即成。早晚分服。

中药调理慢性盆腔炎

慢性盆腔炎属于中医“腹痛”“月经量多”“痛经”“不孕”“带下”等范畴，主要病机为瘀，再加上正气不足，受寒、湿、热等毒邪乘虚入侵，与冲任气血相搏结，蕴集胞脉，迁延未愈，耗伤气血，可选用的中药有红花、益母草、延胡索、败酱草、夏枯草、黄柏、大血藤、白芍、蒲公英等。

根据证型选中药

- 湿热瘀结型：蒲公英、黄柏、鱼腥草、土茯苓、败酱草、桃仁、川牛膝、大血藤。
- 寒湿凝滞型：苍术、茯苓、小茴香、干姜、川芎、肉桂、乌药、赤芍、五灵脂、延胡索、荔枝核。
- 气滞血瘀型：当归、赤芍、丹参、木香、乌药、香附、延胡索、红花。
- 肾虚血瘀型：熟地黄、枸杞子、白芍、延胡索、当归、王不留行。

治疗慢性盆腔炎的方法有哪些？

一是增强治疗信心，增加营养，积极锻炼身体，注意劳逸结合；二是局部物理温热，能促进盆腔局部血液循环，以利于炎症消退；三是使用合适的抗菌药物治疗。

红花 ▸

红花具有活血通经、散瘀止痛的功效，可用于经闭、痛经、恶露不行、症瘕痞块、胸痹心痛、瘀滞腹痛、胸胁刺痛等。

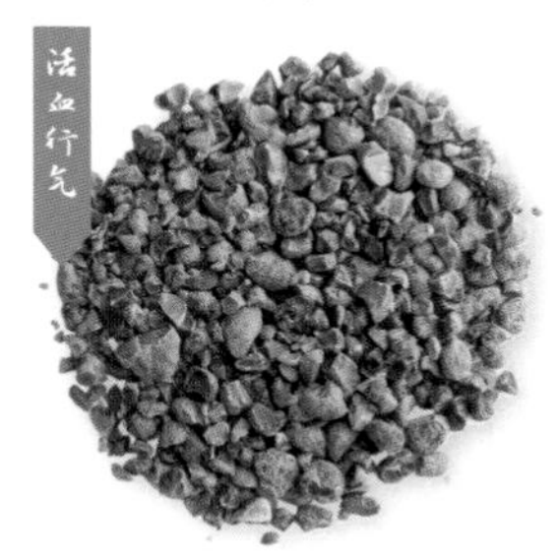

◂ 延胡索

延胡索有活血、行气、止痛的功效，可用于脘腹疼痛、胸痹心痛、经闭痛经、产后瘀阻、跌扑肿痛等。

败酱草 ▸

败酱草有清热解毒、祛瘀排脓的功效，可用于治疗阑尾炎、痢疾、肠炎、肝炎、眼结膜炎、产后瘀血腹痛。

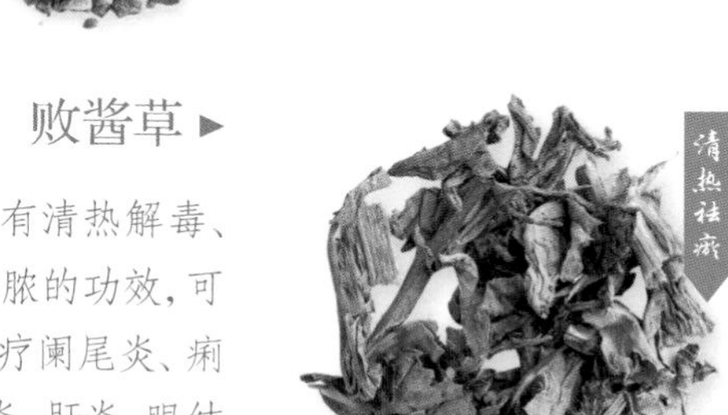

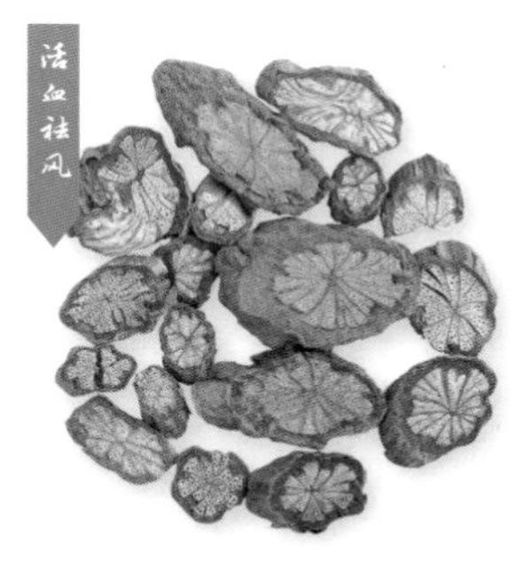

◂ 大血藤

大血藤有清热解毒、活血祛风的作用，可用于肠痈腹痛、经闭痛经、风湿痹痛、跌扑肿痛。

乳腺增生

乳腺增生常表现为乳房疼痛和乳腺结节，可同时累及双侧，多以一侧偏重。在中医里属“乳癖”“乳痞”“乳中结核”的范畴，中药可选用柴胡、当归、白芍、没药、茯苓、白术、瓜蒌、贝母、半夏、仙茅、淫羊藿等。

根据证型选中药

- 肝郁气滞型：柴胡、栝楼、白术、白芍、茯苓、香附、青皮、赤芍。
- 痰湿蕴结型：半夏、苍术、陈皮、黄连、黄芩、川贝母、橘核、柴胡、延胡索。
- 寒凝血瘀型：黄芪、当归、川芎、牛膝、桃仁、艾叶、干姜、肉桂。
- 冲任失调型：仙茅、淫羊藿、当归、巴戟天、枸杞子。

乳腺增生患者在生活中应该注意什么？

调理内分泌，不佩戴过紧的胸罩，不长期刺激精神，积极调整饮食结构和生活状态，劳逸结合，多运动，这些都可缓解乳腺增生。

柴胡 ▸

柴胡能和解表里、疏肝解郁，对于肝郁气滞型乳腺增生有较好的疗效。

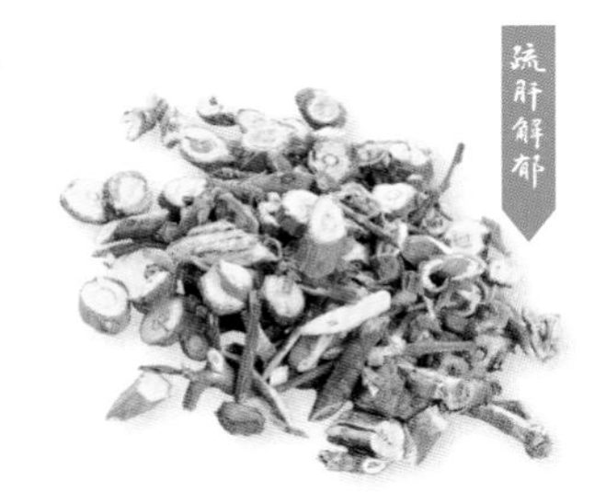

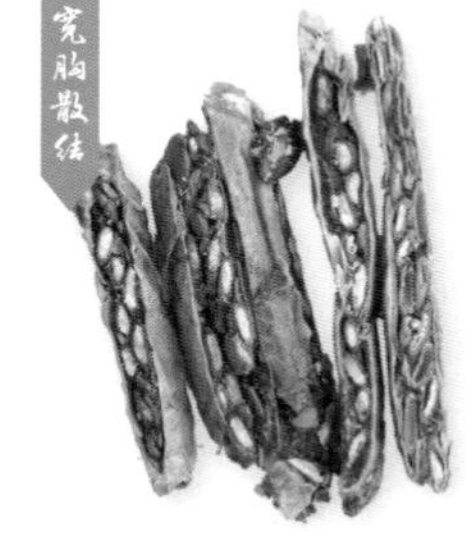

◂ 瓜蒌

瓜蒌能清热涤痰、宽胸散结，可用于胸痹心痛、结胸痞满等。

川贝母 ▸

川贝母有散结消肿的功效，主治肺痈、瘰疬、痈肿、乳痈等。

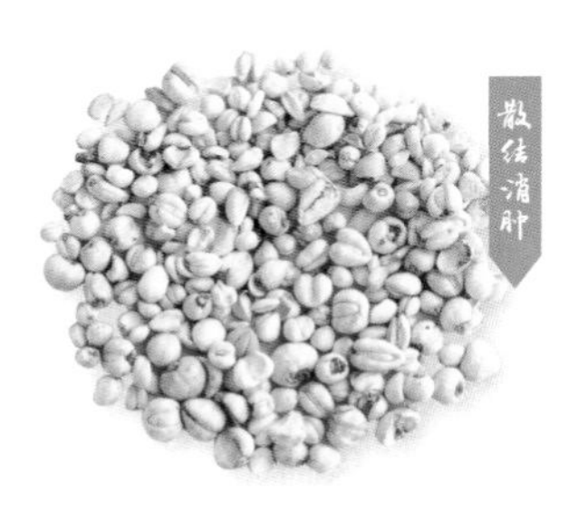

◂ 仙茅

仙茅可补肾阳、强筋骨、祛寒湿，可调理冲任失调型乳腺增生。

更年期综合征

因性激素分泌量减少，出现以自主神经功能失调为主的症候群，称更年期综合征。主要症状有月经紊乱、阵发性潮热、出汗、心烦、失眠、头痛等，可选用酸枣仁、柏子仁、柴胡、当归、白芍、白术、茯苓、生姜、党参、黄芪、桂圆肉、远志等中药健脾、疏肝、养心。

根据证型选中药

- 肾阴虚型：女贞子、旱莲草、枸杞子、生地黄、酸枣仁。
- 肾阳虚型：鹿茸粉、枸杞子、益智仁、肉桂、甘草。
- 肝气郁结型：柴胡、白芍、枳壳、元胡、当归、佛手、薄荷。
- 心肾不交型：生地黄、白芍、五味子、夜交藤、黄连、黄芩、酸枣仁、远志、桂圆肉。

酸枣仁 ▸

酸枣仁可养肝、宁心、安神、敛汗，主治虚烦不眠、惊悸怔忡、烦渴、虚汗。

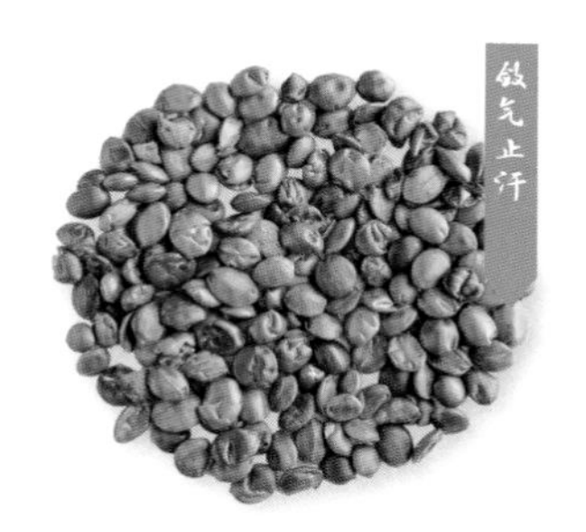

健脾宁心

◂ 茯苓

茯苓可调理心神不安、心悸、抑郁、失眠、多梦等，还能健脾、补气虚，辅助调理带下、月经不调等。

远志 ▸

远志归心经、肾经、肺经，可用于心肾不交引起的失眠多梦、健忘惊悸。

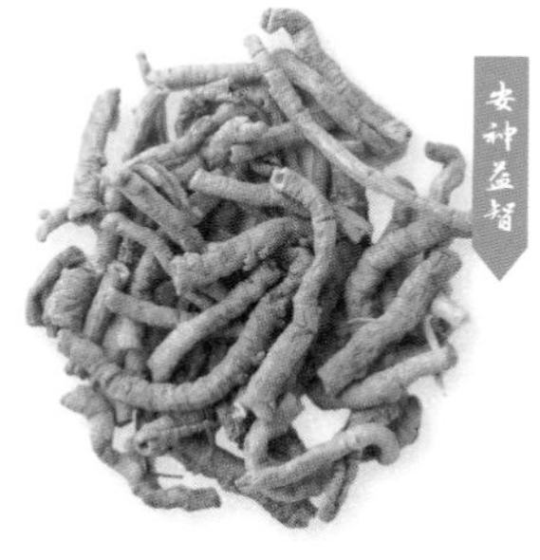

更年期综合征日常调理方式有哪些？

清淡饮食，多吃新鲜蔬菜和水果，加强身体锻炼，提高机体的免疫力。还要注意休息，避免劳累。也可服用逍遥丸等中药来调理，必要时可适当服用雌激素。

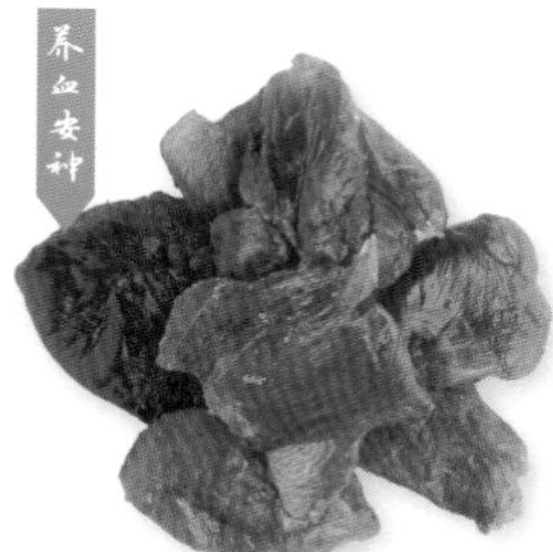

◂ 桂圆肉

桂圆肉有补益心脾、养血安神的功效，可用于气血不足导致的更年期综合征。

阳痿

阳痿的定义

阳痿是男性常见的一种男科疾病，主要是指男性有了性欲时，阴茎不能勃起，或者勃起的硬度不够，有的男性虽然可以勃起，也有一定的硬度，但是不能维持性交所需要的时间，所以导致性交失败。“阳痿”是“勃起功能障碍”的曾用名。阳痿的发生不仅受到年龄、心血管疾病、糖尿病及高脂血症等疾病的影响，还和性伴侣关系、家居状况等心理和环境因素有关，不良生活习惯、药物、手术等也可能会导致阳痿。

日常调理阳痿

①节制性生活、规律性生活、避免过度手淫。②吸烟、喝酒会影响阴茎的血液流动，影响性反应的速度，所以男性平时要做到戒烟戒酒。③合理饮食，多吃一些补肾壮阳的食物，比如狗肉、羊肉、动物的肾脏等，还要多吃一些含锌的食物等，可以提高男性的性能力。④积极进行各种体育锻炼，增强体质，平时做到劳逸结合。⑤保持充足、高质量的睡眠，不熬夜，少熬夜。⑥进行适当地精神治疗，解除精神上的负担，消除性交疑虑、担心、害怕、紧张的情绪。⑦查清病因，对器质性疾病引起的阳痿，要尽快去医院诊治。

实用单方

淫羊藿 500 克，加白酒 1500 毫升，密闭浸泡 20 天，过滤。每次服 10~20 毫升，每日 3 次，主治阳痿、腰膝酸软。

中药调理阳痿

中医将阴茎疲软不举或举而不坚，以致影响性生活谓之阳痿，“阴痿”或“筋痿”其意即为阳痿。阳痿有虚实之分，虚有阴虚、阳虚、心脾两虚、心肾不足之别；实有肝郁、湿热、血瘀之异，可选用人参、海马、覆盆子、枸杞子、菟丝子、巴戟天等中药调理。

根据证型选中药

- 阴虚火旺型：生地黄、菟丝子、五味子、丹皮、天花粉。
- 命门火衰型：熟地黄、锁阳、仙茅、淫羊藿、巴戟天、人参、肉苁蓉、海马。
- 心脾两虚型：党参、黄芪、白术、茯神、酸枣仁、桂圆肉、木香。
- 恐惧伤肾型：桂枝、龙骨、牡蛎、白芍、巴戟天、菟丝子、茯神。

人参▸

人参有大补元气、补脾益肺、生津止渴、安神益智的功效，对于气血津液不足引起的阳痿有一定的疗效。

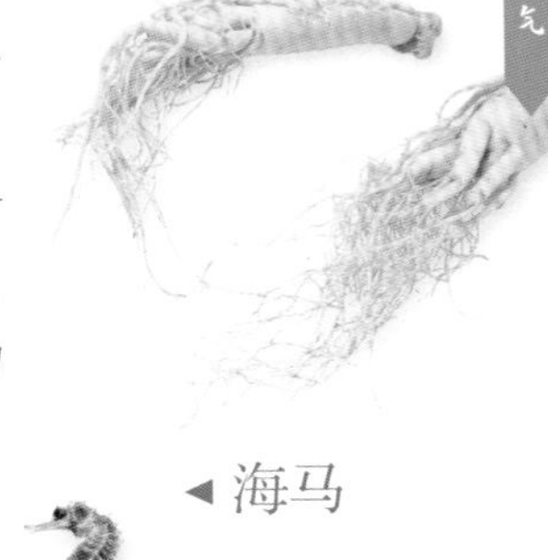

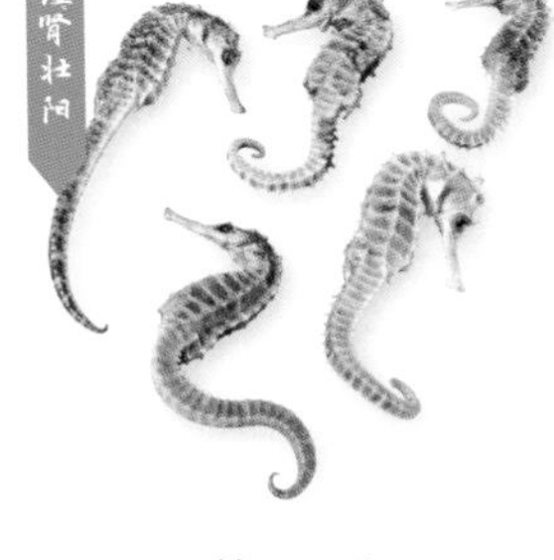

◂海马

海马有补肾壮阳、舒筋活血的功效，制成药酒按时饮用能起到很好的效果。

菟丝子▸

菟丝子有补益肝肾之功，可治肝肾不足引起的腰膝酸软、阳痿遗精、遗尿尿频、脾肾虚泄。

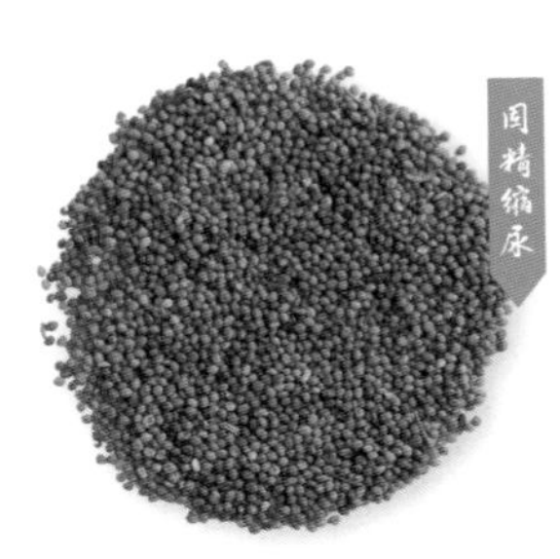

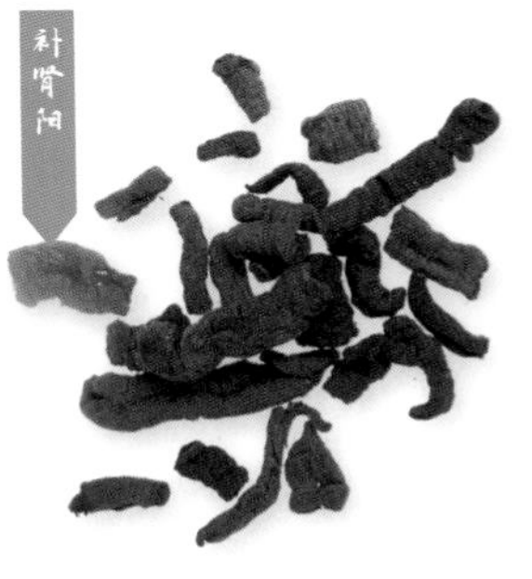

◂巴戟天

巴戟天入肾经、肝经，有补肾助阳、祛风除湿的功效，主治阳痿不起，可强筋骨、安五脏、补中益气。

中医治疗阳痿还可以用什么方法？

可以选用按摩疗法，可疏通经络、补肾助阳。选择下腹部、腹股沟、睾丸、双耳、肾府等部位，用摩擦、摩揉等手法作用至发热。

早泄

中医认为，早泄除与精神因素有关外，主要还与“精瘀”有关，因精瘀而致使精关开阖失度，终致早泄。治疗方法主要是活血化瘀、疏肝理气、通精固肾兼心理治疗，可选用王不留行、路路通、金樱子、菟丝子、柴胡、白芍、枳壳、石菖蒲、远志、冬瓜仁、通草、土茯苓等中药。

根据证型选中药

- 命门火衰型：地黄、山茱萸、肉桂、附子、牡丹皮、山药、芡实。
- 心脾受损型：党参、当归、莲子、陈皮、黄芪、芡实、茯苓、桂圆肉、远志、冬瓜仁。
- 恐惧伤肾型：生熟地黄、山茱萸、知母、黄柏、龙骨、金樱子。
- 肝郁不舒型：柴胡、白术、白芍、当归、合欢皮、金樱子、牡蛎、芡实、枳壳、路路通。

心理疗法对治疗早泄的重要性有哪些?

早泄的产生有一部分原因和心理因素有关，而且在治疗时，也有很多人因克服不了心理因素而迟迟无法恢复。因此放松心态，和爱人坦诚沟通配合是很重要的。

枳壳 ▸

枳壳有疏肝解郁，缓解紧张情绪之功效。

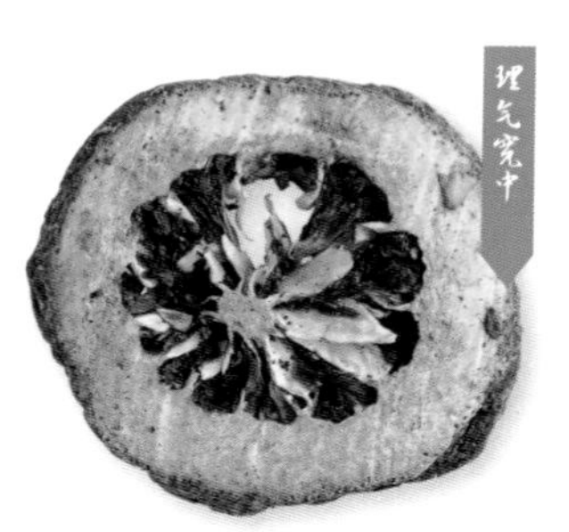

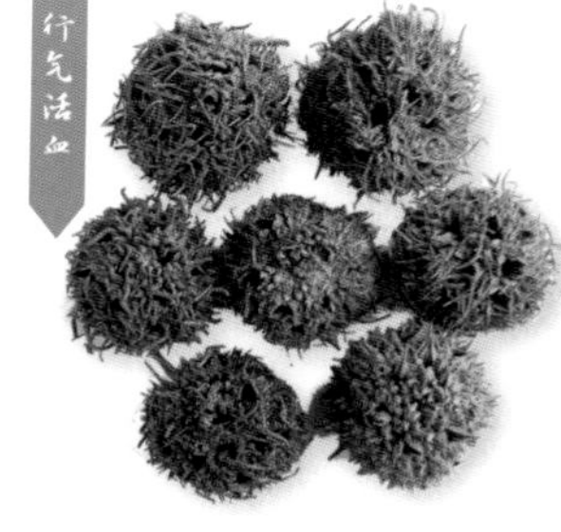

◂ 路路通

路路通具通利之性，可行气宽中而活血，起祛瘀通精之功，可解决“精瘀”之证。

金樱子 ▸

金樱子起补肾固精之效，以达防止射精过快之目的。

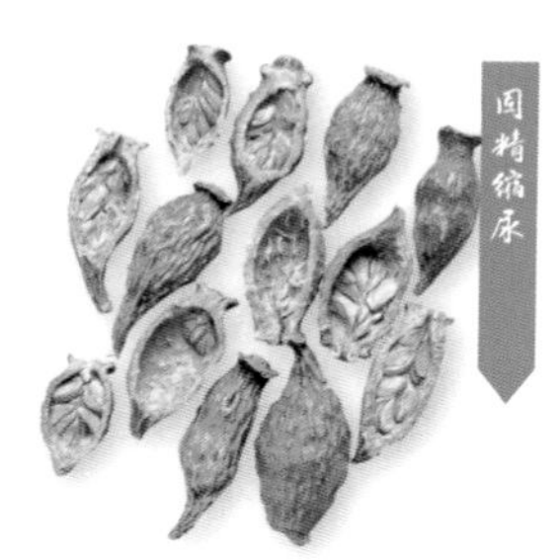

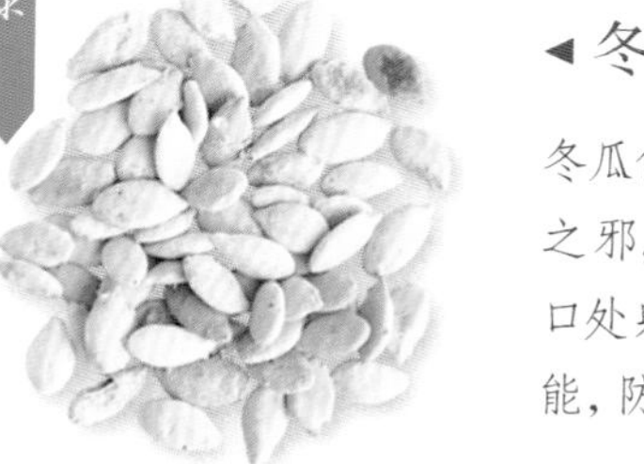

◂ 冬瓜仁

冬瓜仁能解下焦湿热之邪，改善前列腺开口处射精括约肌的功能，防止早泄。

遗精

遗精是未经性交而流出精液的现象。男子遗精次数过多，还伴有头晕体倦、精神不振等病理表现，常与神经衰弱、生殖系统炎症等有关，要尽早医治。中医可选用五味子、芡实、金樱子、龙骨、牡蛎、锁阳、肉苁蓉、沙苑子等中药调理。

根据证型选中药

- 心肾不交型：黄连、肉桂、生地黄、麦冬、茯苓、五味子、郁金、山药。
- 阴虚火旺型：北沙参、阿胶、麦冬、玉竹、石斛、枸杞子、生地黄、银耳、百合、龙骨。
- 肾虚不藏型：沙苑子、芡实、莲子、莲须、牡蛎、锁阳、肉苁蓉。
- 肝火亢盛型：牡丹皮、栀子、柴胡、白芍、当归、薄荷、甘草。

刺激哪些穴位可以辅助治疗遗精？

补肾固精止遗的穴位主要有肾俞、关元、气海、足三里、三阴交、涌泉、太溪、长强、至阳、会阴等，可以采取按揉、艾灸等疗法。

五味子 ▶

五味子有收敛固涩、益气生津、补肾宁心的功效，主治梦遗肾虚、遗尿尿频、心悸失眠、白浊。

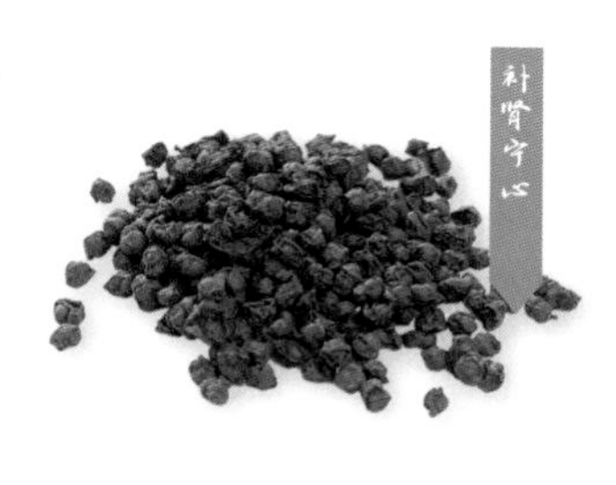

◀ 芡实

芡实具有益肾固精、补脾止泻的功效，主治梦遗滑精、遗尿尿频、脾虚久泻、白浊等。

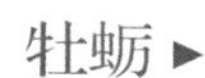

牡蛎 ▶

牡蛎具有敛阴、潜阳、止汗的功效，主治惊痫、眩晕、自汗、盗汗、遗精、淋浊等。

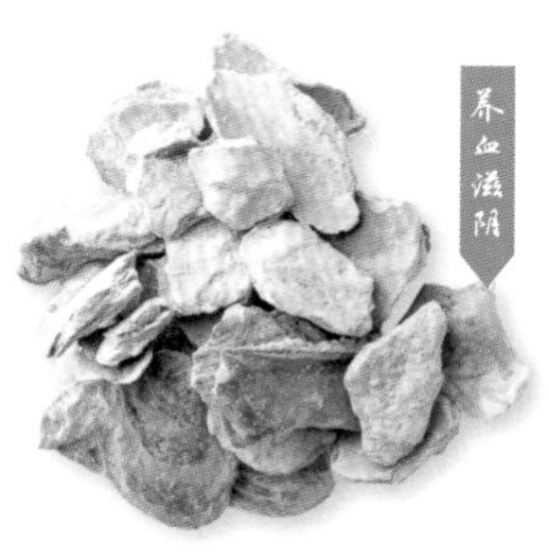

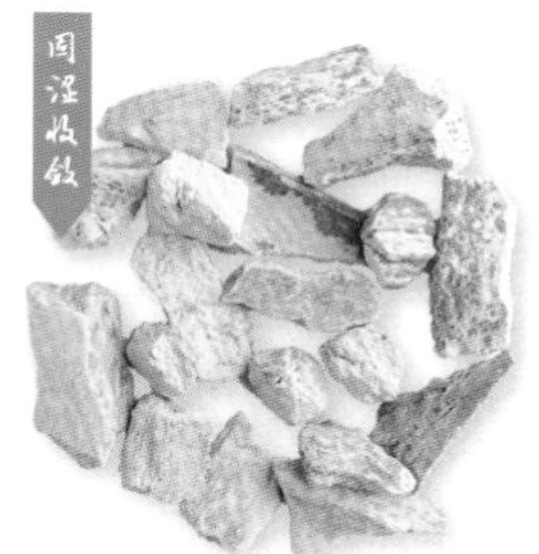

◀ 龙骨

龙骨具有宁心安神、平肝潜阳、固涩收敛之功效，常用于心悸怔忡、失眠健忘、头晕目眩、自汗盗汗、遗精遗尿等。

小儿百日咳

百日咳是由于百日咳杆菌感染而导致出现一种以反复痉挛性咳嗽为主要表现的症状，在小儿当中比较常见。中医治疗本病以止咳化痰为基本原则，可选用的中药有款冬花、川贝母、知母、麦冬、天门冬、百合、牡丹皮、马兜铃、枇杷叶、北沙参等。

根据证型选中药

- 初咳期：桑叶、菊花、桔梗、杏仁、连翘、薄荷、款冬花。
- 痉咳期：桑白皮、半夏、苏子、杏仁、贝母、枇杷叶、马兜铃。
- 脾气亏虚恢复期：党参、白术、茯苓、五味子、麦冬、生姜、大枣、甘草。
- 肺阴亏虚恢复期：沙参、麦门冬、玉竹、甘草、麦冬。

款冬花

款冬花具有润肺下气、化痰止咳之功效，常用于新久咳嗽、气喘、劳嗽咳血。

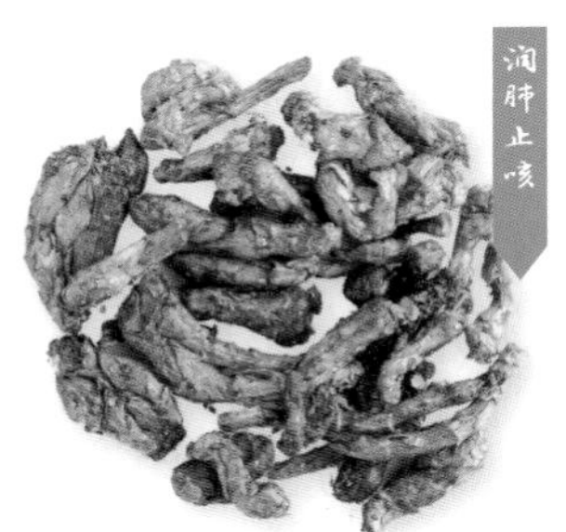

麦冬

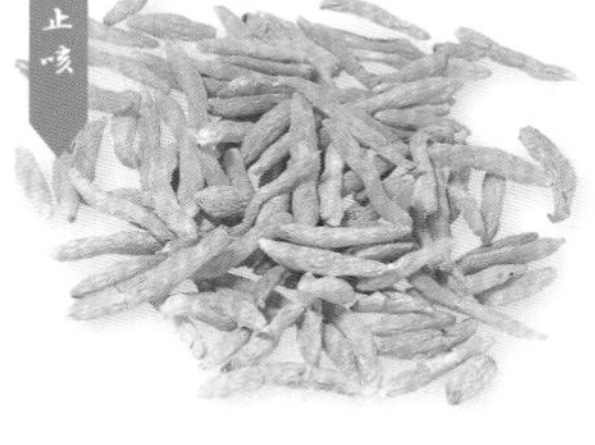

麦冬可养阴生津、润肺止咳，可用于肺胃阴虚引起的津少口渴、干咳咯血。

杏仁

杏仁性温，味苦，有小毒，入肺经、大肠经，能祛痰止咳、平喘、润肺、润肠胃。

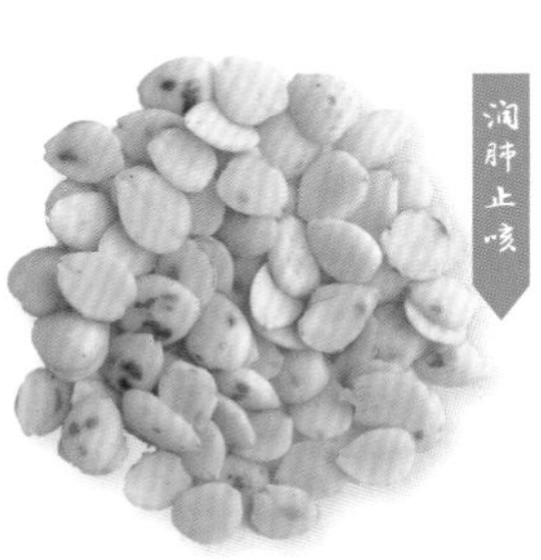

枇杷叶

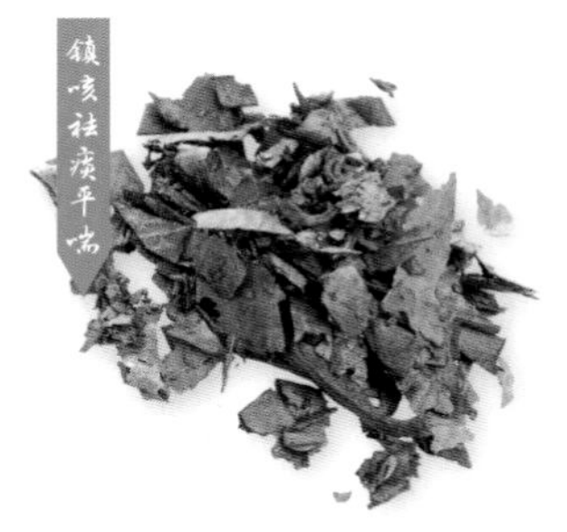

枇杷叶所含苦杏仁苷有止咳作用，所含挥发油有轻度祛痰作用。

怎样预防小儿百日咳？

首先要规范预防接种，小儿要及时接种“百白破疫苗”；其次要避免呼吸道刺激，居家环境要保持空气流通，不能在孩子面前吸烟；还要均衡饮食，给孩子补足营养。

小儿积食

小儿积食主要是指小儿乳食过量，损伤脾胃，使乳食停滞于中焦所形成的胃肠疾患。主要表现为腹部胀满、大便干燥或酸臭、矢气臭秽、嗳气酸腐、肚腹胀热。可选择山楂、炒麦芽、神曲、枳实、大黄、黄芩、黄连、茯苓等中药消食导滞。

根据证型选中药

- 乳食内积型：山楂、神曲、莱菔子、麦芽、陈皮、香附、砂仁、茯苓、半夏、连翘、厚朴、枳实、黄连、木香、槟榔、大黄、竹茹。
- 脾虚夹积型：党参、白术、山楂、神曲、炒麦芽、枳实、陈皮、藿香、砂仁、炮姜、厚朴、苍术。

山楂 ▸

山楂含多种有机酸，能刺激胃黏膜，促进胃液分泌；含有的脂肪酶，能促进脂肪的消化。

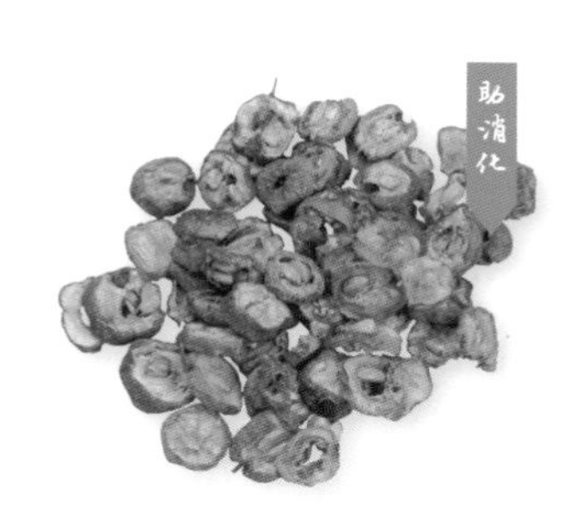

行气消食

◂ 炒麦芽

炒麦芽有行气消食、健脾开胃的功效，主治食积不消、脘腹胀痛、脾虚食少等。

神曲 ▸

神曲归脾经、胃经，有健脾和胃、消食化积的作用，主治饮食停滞、消化不良、脘腹胀满、食欲不振。

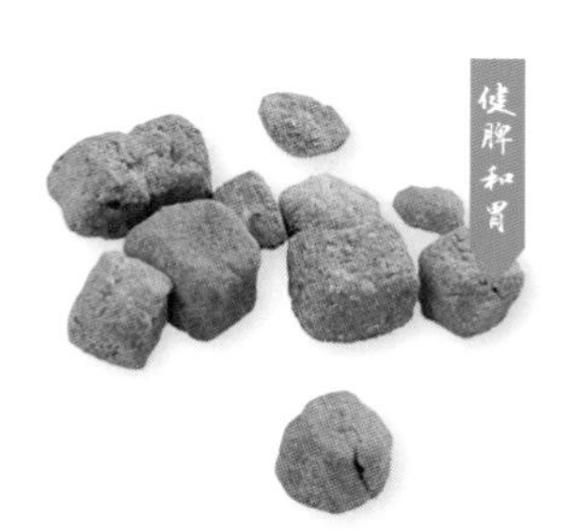

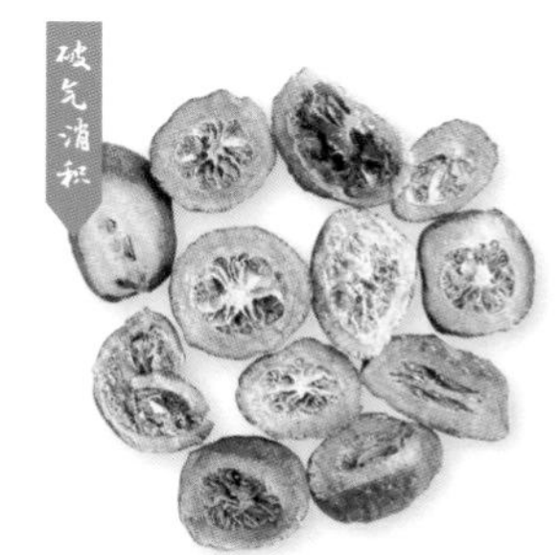

◂ 枳实

枳实可用于治疗气积所致的脘腹痞满胀痛、热结便秘、腹痞胀痛等。

日常生活中如何预防小儿积食？

“要想小儿安，三分饥与寒”，所以每餐饭不能给孩子吃得过饱，吃完后还可以去散步半小时，或引导孩子进行适量运动。

小儿遗尿症

小儿遗尿症是指 5 岁以上的小儿不能自主控制排尿，经常睡中小便自遗，醒后方觉的一种病症。大多数是由于肺、脾、肾三脏功能不足，引起膀胱失约而发病，因此可选用黄芪、覆盆子、党参、白术、金樱子、益智仁、桑螵蛸、白果、乌药等来温补肾阳、固摄缩尿。

根据证型选中药

- 下元虚寒型：桑螵蛸、远志、龙骨、人参、覆盆子、龟板、乌药、益智仁、山药。
- 脾肺气虚型：党参、白术、黄芪、当归、陈皮、炙甘草、益智仁、山药、乌药、白果。
- 肝经湿热型：龙胆草、山栀子、黄芩、生地黄、木通、柴胡、泽泻、车前子、甘草。

覆盆子 ▶

覆盆子归肾经、膀胱经，可治肾虚不固所致的遗精、滑精、遗尿、尿频等。

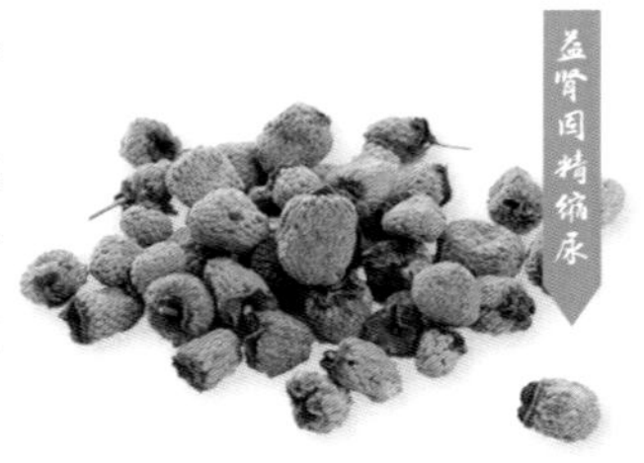

◀ 桑螵蛸

固精缩尿

桑螵蛸专攻收涩，有固精缩尿、补肾助阳的功效，主治遗精滑精、遗尿尿频、小便白浊。

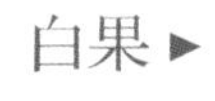

白果 ▶

白果有敛肺气、缩小便的功用，可治哮喘、痰咳、遗精、淋病、小便频数等。

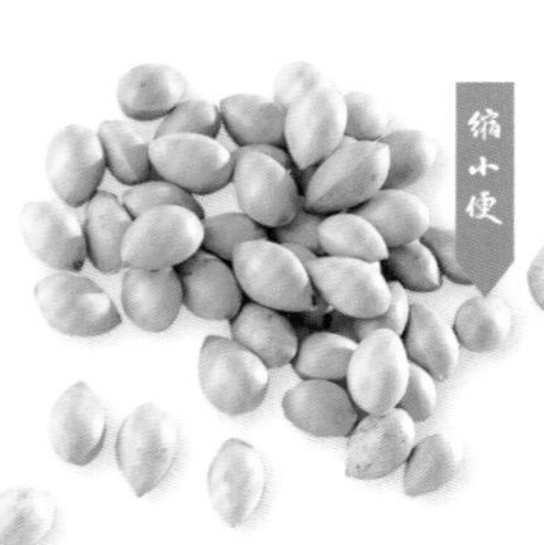

中医治疗小儿遗尿症还可以用什么方法？

可用敷脐法和推拿法。敷脐法：在小儿脐部神阙穴进行药物贴敷，可培元固本、温阳。推拿法：在小儿背部特定穴位如肺俞、脾俞、肾俞处推拿，可通经活络。

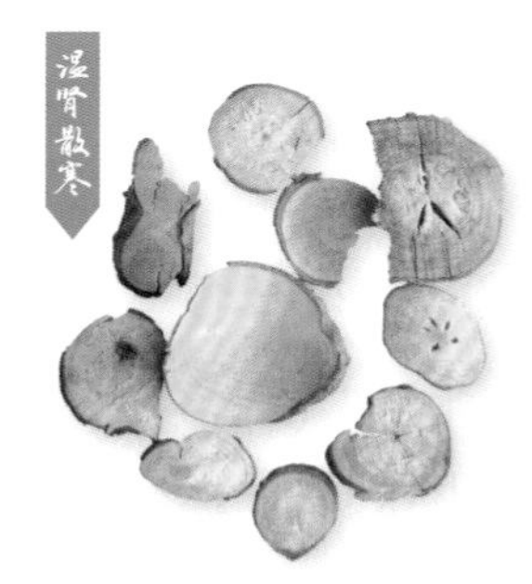

◀ 乌药

乌药归肺经、脾经、肾经、膀胱经，能行气止痛、温肾散寒，主治寒凝气滞、膀胱虚冷、遗尿尿频等，适合下元虚寒型小儿遗尿症。

小儿厌食症

小儿厌食症是以小儿长期的食欲减退或食欲缺乏为主的症状，还伴有呕吐、腹泻、便秘、腹胀、腹痛和便血等。中医治疗大多以健脾和胃、消食为主，可选用的中药有陈皮、枳实、神曲、麦芽、鸡内金、山药、白扁豆、山楂、黄连等。

根据证型选中药

- 脾失健运型：太子参、茯苓、白术、陈皮、枳实、神曲、麦芽、鸡内金、黄连。
- 胃阴不足型：沙参、麦冬、石斛、玉竹、乌梅、山药。
- 脾胃气虚型：人参、白术、茯苓、薏苡仁、桔梗、山药、白扁豆、莲子肉、砂仁。
- 脾胃不和型：苍术、陈皮、神曲、鸡内金、佩兰、山楂、莱菔子、藿香。

小儿生活中如何预防厌食产生？

饮食要规律，定时进餐，保证饮食卫生，多吃粗粮杂粮和水果蔬菜；睡眠充足，定时排便；营养要全面；改善饮食环境，使孩子能够集中注意力用餐；加强运动。

鸡内金 ▸

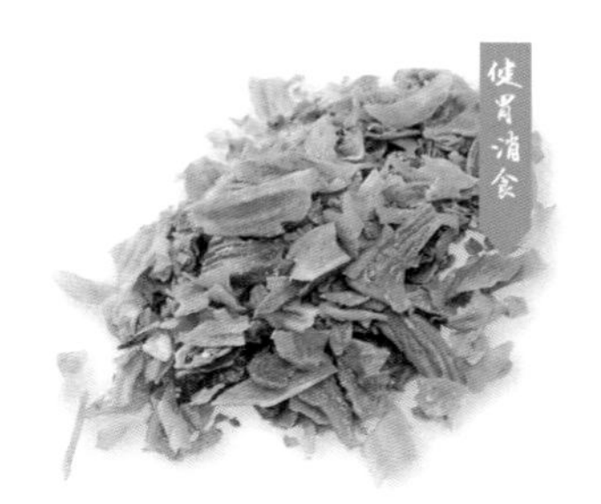

鸡内金能够帮助消化，增加食欲，可用于食积不消、呕吐泻痢。

◂ 白扁豆

白扁豆归脾经、胃经，是健脾良药，可用于脾胃虚弱、食欲不振、大便溏泻等。

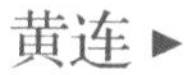

黄连 ▸

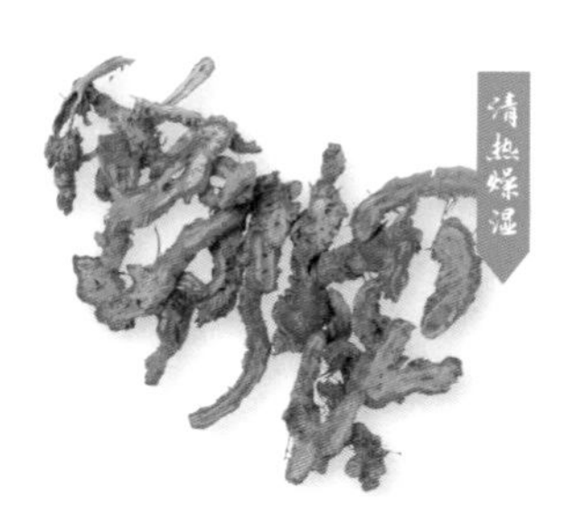

黄连有清热燥湿、泻火解毒的功效，可治厌食症伴随的湿热痞满、呕吐吞酸、泻痢等。

◂ 陈皮

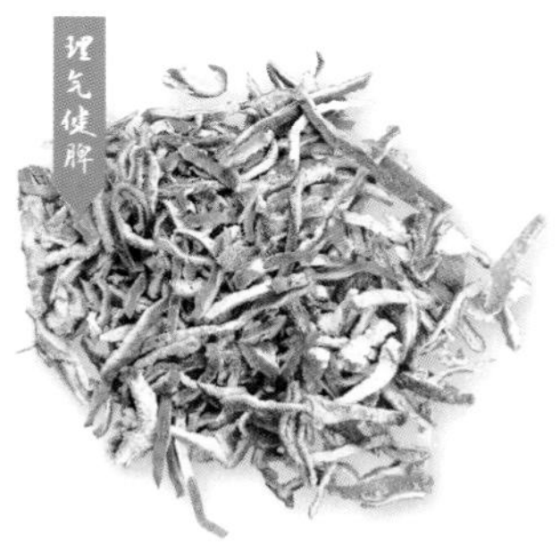

陈皮是理气常用药，对于气滞引起的脘腹胀满、食少吐泻很有疗效。

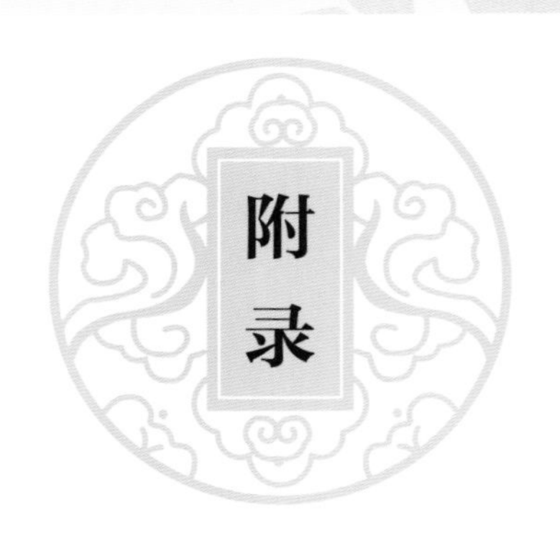

常见中药功效速查表

中药名	扩张冠状动脉	抗心肌缺血	抗心律失常	抗动脉粥样硬化	降血压	抗血栓	调节血脂	降血糖	镇静催眠	提高记忆力	止咳化痰	促进消化	增强免疫功能	增强机体耐受能力	延缓衰老
核桃仁											√		√	√	√
益智仁													√	√	√
淫羊藿					√	√	√	√					√	√	√
肉桂					√							√	√	√	
肉苁蓉													√	√	√
杜仲					√		√	√				√	√	√	√
冬虫夏草			√						√		√		√	√	√
鹿茸									√	√			√	√	√
枸杞子					√		√	√		√			√	√	√
百合									√		√		√	√	√
桑葚		√		√					√			√	√	√	√
麦冬		√	√					√	√		√		√	√	√
西洋参		√	√	√				√	√				√	√	√
黄芪	√		√			√	√	√					√	√	√

中药名	扩张冠状动脉	抗心肌缺血	抗心律失常	抗动脉粥样硬化	降血压	抗血栓	调节血脂	降血糖	镇静催眠	提高记忆力	止咳化痰	促进消化	增强免疫功能	增强机体耐受能力	延缓衰老
黄精	√			√	√		√				√		√	√	√
女贞子				√				√			√		√	√	√
黑芝麻				√				√	√	√				√	√
石斛											√	√	√	√	√
当归	√	√	√	√		√	√						√	√	√
白芍	√	√											√		
何首乌	√	√		√			√	√	√	√			√	√	√
阿胶									√	√			√	√	√
桂圆肉									√	√			√	√	√
人参	√	√	√	√				√		√		√	√	√	√
绞股蓝						√	√		√		√		√	√	√
白果											√		√	√	√
甘草							√				√		√	√	√

中药名	扩张冠状动脉	抗心肌缺血	抗心律失常	抗动脉粥样硬化	降血压	抗血栓	调节血脂	降血糖	镇静催眠	提高记忆力	止咳化痰	促进消化	增强免疫功能	增强机体耐受能力	延缓衰老
大枣					√				√	√	√	√	√	√	√
白术								√				√	√	√	√
山药								√			√	√	√		√
蜂蜜					√			√	√		√		√	√	√
山楂	√	√	√	√	√		√					√	√	√	√
麦芽								√				√			
鸡内金												√			
金银花							√						√	√	
绿豆							√						√	√	
黄连	√				√			√					√	√	
决明子					√		√						√	√	
酸枣仁			√		√		√		√				√	√	√
柏子仁									√	√		√	√	√	√
五味子					√				√		√		√	√	√

中药名	扩张冠状动脉	抗心肌缺血	抗心律失常	抗动脉粥样硬化	降血压	抗血栓	调节血脂	降血糖	镇静催眠	提高记忆力	止咳化痰	促进消化	增强免疫功能	增强机体耐受能力	延缓衰老
灵芝			√		√		√	√	√	√	√		√	√	√
芡实													√	√	√
薏苡仁					√			√					√	√	√
赤小豆					√		√	√					√	√	√
白扁豆												√	√	√	√
三七			√		√			√					√	√	√
丹参	√	√		√	√	√	√	√					√	√	√
益母草	√	√	√			√									
艾叶											√				
玫瑰花													√	√	√
柴胡							√		√		√		√	√	
川贝母					√						√		√		
枇杷叶											√		√		
莲子									√				√	√	√

图书在版编目（CIP）数据

家用中药补养全家 / 武建设主编 . -- 南京 : 江苏凤凰科学技术出版社 , 2020.11
（汉竹 · 健康爱家系列）
ISBN 978-7-5713-1104-9

Ⅰ . ①家… Ⅱ . ①武… Ⅲ . ①中药疗法 Ⅳ . ① R243

中国版本图书馆 CIP 数据核字 (2020) 第 072092 号

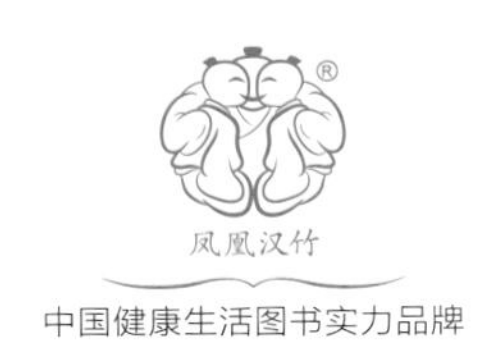

中国健康生活图书实力品牌

家用中药补养全家

主　　编	武建设
编　　著	汉　竹
责任编辑	刘玉锋　黄翠香
特邀编辑	张　瑜　蒋静丽　张　冉
责任校对	杜秋宁
责任监制	刘文洋
出版发行	江苏凤凰科学技术出版社
出版社地址	南京市湖南路1号A楼，邮编：210009
出版社网址	http://www.pspress.cn
印　　刷	合肥精艺印刷有限公司
开　　本	720 mm×1 000 mm　1/16
印　　张	13
字　　数	260 000
版　　次	2020年11月第1版
印　　次	2020年11月第1次印刷
标准书号	ISBN 978-7-5713-1104-9
定　　价	36.00元（附赠：中药讲解视频）

图书如有印装质量问题，可向我社出版科调换。